Les quarante piliers

Cette collection, aucune école ne la fonde, seulement l'énigme de l'architecture invisible que nous appelons civilisation, habitacle à l'intérieur duquel se reproduit le questionnement humain sans trêve ni réponse.

La coupole de Sainte-Sophie à Constantinople – église devenue mosquée, puis musée – inspire la métaphore poétique des Quarante Piliers : « cinq fois huit arcades de fenêtres lumineuses par où passe l'éclat de l'aurore ».

Cette voûte est « comme un ciel resplendissant », dit Paul le Silentiaire décrivant l'œuvre de son maître, l'empereur romain-byzantin, bâtisseur de la Grande Église et du Corps du Droit Civil, Justinien Ier (vie siècle), auquel l'Occident est d'abord redevable de sa capacité stratégique d'organiser.

Ayant pour horizon l'Anthropologie dogmatique, cette collection accueille des écrits anciens ou d'aujourd'hui. Dogmatique veut dire que toute civilisation, y compris donc l'occidentale, vit d'acclamations de ses images, d'interprétations, de discours aspirant au statut d'intouchables, dont les conséquences normatives tiennent à leur authentification selon les formes.

L'horizon rappellera au lecteur la structure oubliée : qu'il n'y a pas de pouvoir ni de légitimité ni de commerce social de la parole sans mises en scène, sans la théâtralisation du monde et l'emblème d'une Référence totémique. Et ce constat – pas de société humaine qui ne soit confrontée à l'enjeu de Raison – vaut pour la préhistoire comme pour l'ère ultramoderne.

Un vaste champ d'érudition est ici sollicité : la question du sujet et les montages de la filiation, l'enveloppe esthétique des civilisations et l'édification historique des Textes, la formation des espaces normatifs et les guerres de la représentation, la religion des sciences et l'homme automate de la Mondialité contemporaine.

Pierre Legendre

DOCTEUR SCHWEITZER,
UNE ICÔNE AFRICAINE

Augustin Emane

Docteur Schweitzer, une icône africaine

Note marginale
de Pierre Legendre

Fayard

Remerciements

À tous mes témoins, où que vous vous trouviez, sans vous jamais cette aventure n'aurait été possible. J'espère avoir été fidèle à ce que j'ai reçu de vous.

Au Wissenschaftskolleg zu Berlin, à l'Institut d'Études Avancées de Nantes pour leur soutien.

Aux miens d'ici et de là-bas qui m'avez accompagné pendant ces années.

À toi parti si tôt et qui aurait tant aimé voir ce livre.

À Homonyme, Nelson et Thelma pour une leçon de vie.

ISBN : 978-2-213-67254-0

Sur l'auteur

Augustin Emane est Maître de conférences à la faculté de droit de Nantes où il enseigne le droit de la protection sociale et les contrats civils et commerciaux.

Il est intervenu régulièrement à la Deutsche Richter Akademie (Académie allemande de la magistrature) de Trêves dans le cadre d'un séminaire portant sur la protection sociale en Europe.

Ses recherches portent, d'une part, sur l'assurance maladie et l'assurance accidents du travail-maladies professionnelles et, d'autre part, sur les questions de transfert des normes juridiques occidentales en Afrique dans les domaines du travail et de la santé. À ce titre, il a séjourné comme *fellow* au Wissenschaftskolleg de Berlin en 2005-2006. Il participe depuis 2007 à l'organisation en Afrique d'un séminaire doctoral thématique portant sur les questions de santé en Afrique dans le cadre d'un partenariat euro-africain financé par la Fondation Volkswagen et par la Deutsche Forschunggemeinschaft.

Il est membre correspondant de l'Institut d'études avancées de Nantes et du Point Sud Institute de Bamako.

Note marginale

La ligne de démarcation. Un regard d'aujourd'hui sur la logique coloniale et l'identité

par Pierre Legendre

Ce livre est une rareté. Composé par un Africain qui est aussi un Européen, il s'offre au lecteur comme un écrit ni d'avant-garde ni d'arrière-garde, mais simplement soucieux de saisir sur le vif la question existentielle dans l'après-coup des colonisations de l'ère industrielle.

Voici, sous la plume d'Augustin Emane, juriste instruit d'histoire et de politique, qu'après un demi-siècle d'oubli revient au jour le personnage Albert Schweitzer. Non pas en prix Nobel de la paix qu'évoquait le président américain Obama à Oslo en 2009, ni en vedette de la presse mondiale, laquelle, dans les années 1950, célébrait l'héroïque médecin et son hôpital des tropiques, mais en figure énigmatique du « *Grand Blanc de Lambaréné* », représentant d'un marquage ineffaçable : *la rencontre coloniale entre la France et le Gabon.*

Pourquoi ce retour ? Est-ce pour tourner une page ? Quelle page, quand il s'agit d'historicité, c'est-à-dire des sédiments qui soutiennent les habitats subjectifs et sociaux du présent ? Est-ce pour gloser sur le conflit ou la concurrence des mémoires ? Pas plus, car loin des rabâchages sans issue auxquels donnent lieu les formes modernes de colonisation, cet ouvrage est un regard informé et méditatif, dont la pertinence ouvre aux travaux sur l'Afrique d'aujourd'hui, et conséquemment sur l'Europe, un certain chemin de lucidité, le même chemin naguère suivi par Ashis Nandy pour le cas de l'Inde et de l'Angleterre[1].

De quoi s'agit-il, en vérité ?

On a beau, en Occident, prêcher le Bonheur universel, s'extasier devant le nomadisme touristique globalisé, s'enivrer des propagandes pour l'indifférenciation sociale, sexuelle, etc., à échelle planétaire, l'obscure et périlleuse question de l'identité / altérité est toujours là : où qu'il soit, et quelle que soit l'époque, *l'animal parlant est en proie au tourment existentiel.* Autant dire que, refoulée ou déniée, *l'énigme des identifications nous tient, comme elle tient le reste de l'humanité.* On sait seulement que les peuples sont égaux devant la vie de la représentation, devant le jeu, conscient et inconscient, des images.

Sur cette base, nous savons à quoi nous avons affaire : à ce que recouvrent les manifestations extérieures, visibles, répertoriées par les sciences sociales, de l'appartenance des individus. Être ressortissant de tel État, avoir telle couleur de peau, suivre tel code culturel, adhérer aux discours eux aussi codifiés de l'allégeance religieuse, politique, etc., ce sont là les inusables catégories qui, après l'ère de la vivisection des sociétés de tradition non occidentale, permettent à l'idéologie gestionnaire d'aujourd'hui de promouvoir *une notion lisse, autant dire superficielle, de l'identité.* On efface ainsi l'essentiel, à savoir le théâtre des images où se joue la radicale ambivalence du sujet humain.

Que s'ensuit-il ? Bafouée par les racismes tonitruants ou de basse intensité, mais aussi insidieusement masquée de nos jours par la dogmatique de la transparence, la vérité de la condition humaine ne porte à conséquence qu'au prix du retour sur soi et sur les certitudes sociales établies – entreprise pleine d'embûches, sans nul doute renouvelées en ce XXIe siècle où les simplifications

1. Ashis Nandy, *L'Ennemi intime. Perte de soi et retour à soi sous le colonialisme*, publié en anglais en 1983 à New Delhi, en 1984 à Oxford. Traduction française par Annie Montaut en 2007, dans la présente collection (préface de Charles Malamoud).

scientistes et les propagandes libérales-libertaires ont pris le relais des anciens fanatismes coloniaux.

Mais la langue, elle, ne ment pas et va nous guider. Si le mot *Black* tend désormais à destituer « Noir », lequel a éliminé « Nègre » (sauf pour faire l'éloge de l'« art nègre » !), c'est que, le vocabulaire des États-Unis faisant foi pour fonder la juste parole, nous pouvons disserter sur l'Afrique et les Africains sans crainte de blasphémer... Seulement voilà, une question demeure : que faire du mot « Blanc », autrement dit qu'est-ce qu'un « Blanc » ?

Lecteurs, ne vous effrayez pas de découvrir que « Blanc » n'est pas, dans la sémantique du Gabon, le terme traditionnellement utilisé pour nommer l'homme d'Occident, ce nouveau venu au XIXe siècle, s'emparant de la preuve matérielle, irréfutable, de la couleur, pour se démarquer d'une altérité inassumable. Or, la catégorie « *couleur de peau* », notamment à travers l'euphémisme du terme *Black*, continue de jouer comme un leurre, bouclier de langage qui reproduit sans s'en douter le stratagème défensif du colonisateur. Un stratagème que partagent à leur tour nombre de descendants des sociétés colonisées. Le livre-témoignage d'Augustin Emane sera une bouffée d'air.

*

* *

Ce livre risque de décontenancer les commentateurs qui, de part et d'autre de la ligne de démarcation entre deux camps, colonisateurs et colonisés – ligne tracée au cordeau par la logique de la colonisation –, rivalisent pour définir en quoi consiste ou doit consister une reconnaissance authentique, non seulement des valeurs africaines, mais de l'être africain... Avec Emane, nous ne sommes pas dans ce canevas classique ni dans la mémoire savante héritée des disciplines africanistes, mais dans l'esquisse, un essai qui, sur le mode de la narration, s'adresse au vécu du lecteur, quel qu'il soit et, de ce fait, déborde la pure et simple information dont s'alimentent les controverses, laissant place ainsi à ce que semble redouter aujourd'hui l'opinion commune : *la perplexité*.

Comme le suggère ce terme antique venu des Romains, on entre dans un univers ambigu, embrouillé, où la réflexion sollicitée par le contexte international contemporain s'éloigne des impasses de la pensée duelle. On découvre, dans l'après-coup de l'oppression coloniale, le *tripot des représentations* impossible à maîtriser par la puissance dominante, devenue au bout du compte la dupe de ceux qu'elle gouvernait d'une main de fer. Symétriquement, les sujets et groupes dominés se trouvèrent entraînés, consciemment et plus encore à leur insu, à s'emparer du plus précieux des pouvoirs, dont aujourd'hui encore la science politique sous-estime l'importance : *le pouvoir de signifier le pouvoir*, autrement dit la capacité théâtrale qui, de façon privilégiée, se traduit à travers les signes de la prestance.

En fait, la colonisation a réactualisé un phénomène qui traverse les siècles. Je proposerais volontiers de le qualifier de *mutualisation du leurre*, car il affecte toutes les parties concernées. On le retrouve partout dès lors qu'il s'agit, pour un peuple, de retourner la carte du destin. En saisir la portée ne va pas de soi, bien qu'au fil du temps n'ont pas manqué les esprits lucides qui en eurent l'intuition : tel fut au XIXe siècle notre Balzac, admiratif de la Chine, « ce peuple qui a conquis ses conquérants[1] ».

Cette digression m'a paru nécessaire pour situer clairement ce livre sur l'icône Schweitzer. Une subtile formulation d'Augustin Emane rend parfaitement compte de ce qui s'est joué, et sans nul doute continue de se jouer, au Gabon : « *un malentendu productif* ». Nous avons affaire à un enchaînement de questions entrelacées qui, en cette parcelle d'Afrique comme ailleurs, affecte toutes les parties concernées par l'entreprise coloniale de l'ère industrielle. Une entreprise dont personne ne sort indemne tout en restant, si l'on ose dire, entier. Et c'est sous cet éclairage que le chapitre final tire la leçon d'une rencontre de montages civilisationnels formellement incompatibles, rencontre où le médecin-bienfaiteur venu d'Europe subit *l'épreuve de vérité* : que signifie, pour lui-même *et* pour les autres, la figure théâtrale du « Grand Docteur » ? Plus précisément : quel genre de pouvoir signifie-t-elle ?

Nous voici devant la manifestation concrète d'une problématique universelle : *l'identité* et l'envers de cette médaille, *l'altérité*. À entendre : non plus d'après la conception lisse de l'identité

1. Dans *L'Interdiction* (1836), Balzac fait parler le marquis d'Espard : « À vingt-cinq ans je savais le chinois, et j'avoue que je n'ai jamais pu me défendre d'une admiration exclusive pour ce peuple qui a conquis ses conquérants… » *La Comédie humaine*, Paris, Gallimard, coll. « La Pléiade », (édition 1976), t. III, p. 487.

ou de l'altérité que j'évoquais plus haut, mais plutôt, selon une formule que j'emprunte à Victor Hugo, « *l'ordre profond du grand désordre*[1] », c'est-à-dire l'opacité du sujet, *le Moi aux prises avec l'énigme de l'autre – l'autre en soi-même et l'autre extérieur.* L'Africain, dont il est traité dans la casuistique gabonaise dévoilée par Augustin Emane, n'est qu'une version du « grand désordre » vécu par chaque sujet, quelle que soit son allégeance culturelle, et que mettent en ordre les procédures institutionnelles de l'identité à l'échelle sociale.

Les témoignages rapportés en cet ouvrage ouvrent un horizon prometteur, au-delà de la doxa établie. Ils engagent à étudier comment le sujet parvient à faire bon ménage avec son propre *scénario intérieur*, et simultanément de quelle manière une société agence la *mise en scène d'une identité collective* (que réfutent les idéologues de la société-magma, composée d'individus affranchis de la contrainte généalogique). Dans cette perspective, considérer *la condition théâtrale de l'espèce humaine*, au plan subjectif comme au niveau civilisationnel, rend compréhensible que la construction du sujet et l'édifice de la société soient obtenus par des moyens qui déconcertent les professionnels de la simplification. Ces moyens sont *les grandes manœuvres de l'identification* – c'est-à-dire l'autre construit comme image, reflet de soi-même –, les mises en scène de formulations et d'objets symboliques dont témoigne, dans le cas du Gabon, l'icône Schweitzer.

*
* *

Icône. Ce terme choisi par Emane pour intituler son étude est un concept-clé. Conformément à la précieuse distinction posée par la philosophie grecque, ce concept indique en creux que le « Grand Docteur » n'était pas une *idole*, notion qui pour la tradition antique renvoie à quelque *apparence vaine et mensongère.* Autrement dit, Schweitzer peut être honoré comme une sorte de monarque de la puissance médicale européenne exportée en

1. Je transpose un propos de Hugo contemplant la nature : « la vie universelle est là ; [...] partout l'ordre profond du grand désordre naturel », *Les Travailleurs de la mer*, Paris, Gallimard, 1975, p. 568 (« L'Archipel de la Manche, l'Herbe »).

Afrique, ou haï comme un odieux représentant du pouvoir colonial, le « filou [...] qui fait trimer les Noirs dans son hôpital à la gomme » (dénoncé par son cousin Jean-Paul Sartre en 1950, qui changea d'opinion vers 1960 quand Schweitzer milita contre l'arme atomique). Son image érigée en icône n'a rien à voir avec les idoles construites par l'industrie culturelle ou le marketing politique en Occident et qui suscitent des rituels inspirés de la religion New Age.

Pour conclure, j'invite le lecteur à méditer la couverture de l'ouvrage. L'auteur et l'éditeur ont choisi une scénographie éloquente : un instant de vie quotidienne à Lambaréné, avec au premier plan Albert Schweitzer, le « Grand Docteur », portant le casque colonial et tenant en main le stéthoscope, insigne de sa fonction médicale.

Cette photographie à elle seule illustre, sur le mode indéniable d'un réel dont le regard ne peut se détourner, l'univers embrouillé, ambigu, dans lequel s'entrecroisent les partenaires de la relation coloniale dont nous sommes tous, de force ou de gré, les descendants. Objet de rejet pour nous Européens d'aujourd'hui, le casque colonial n'est pas au Gabon affecté du même signe.

Ce livre paraît au moment où, en France et au Gabon, est commémoré le centième anniversaire de l'arrivée d'Albert Schweitzer sur la terre d'Afrique. En 1913, l'ancien pasteur protestant devenu médecin, le musicien, auteur d'une étude sur J. S. Bach, quittait sa terre natale, l'Alsace, alors sous juridiction allemande. En 2013, c'est à l'initiative d'associations et de personnalités françaises, allemandes et gabonaises, et sous le patronage d'autorités publiques de France, d'Allemagne et du Gabon, que se déroulent les manifestations à la fois d'hommages et d'études critiques.

P. L.

Prélude

Pourquoi Schweitzer aujourd'hui ?

Je suis né à l'hôpital Schweitzer à Lambaréné. Je ne le dois pas à un hasard de la vie, mais à la volonté de mes parents. Ils avaient choisi ce lieu plutôt que Port-Gentil, car, suivant la formule que j'ai si souvent entendue par la suite, « là-bas, on était sûr que tout se passerait bien pour la mère et pour l'enfant ». Je retiens des récits de ma mère que tout a dû bien se passer puisqu'elle a encore donné la vie à deux reprises dans cet hôpital. J'ai également perçu dans ses récits le sentiment qui était le sien, d'avoir eu le privilège d'accoucher dans un lieu fascinant sur lequel régnait un personnage extraordinaire : le docteur Schweitzer. Ces souvenirs étaient cependant d'abord ceux de ma mère. Pour ma part, mon seul lien avec cet homme est cette mention, qui figure sur mon acte de naissance : « *Était présent : Albert Schweitzer, docteur en médecine* ».

Pendant ma jeunesse passée au Gabon, ce détail de mon existence m'était tout à fait indifférent. Pourtant, dans mon environnement familial, et même au-delà, on continuait à chérir et à évoquer Schweitzer comme une divinité d'une époque révolue. Il a fallu que j'arrive en France, à Nantes, pour que naisse chez moi un début d'intérêt pour Schweitzer. Je n'y avais d'ailleurs aucun mérite. D'apprendre que j'étais né à Lambaréné suscitait immanquablement des questions ou des commentaires au sujet de celui que mes interlocuteurs français considéraient comme une figure emblématique de leur jeunesse. Pour autant, rien ne me prédestinait à consacrer un livre à Schweitzer. Ma venue à Nantes était liée à la poursuite de mes études de droit, et n'avait donc aucun lien avec cet homme. Durant ces années nantaises, j'ai eu la chance de rencontrer sur mon chemin des enseignants d'exception qui m'ont toujours rappelé que mon horizon ne devait pas se réduire à la seule étude des normes. Pour eux, l'Africain que j'étais se devait de comprendre et d'expliquer le monde dont il était issu. C'était pour eux, et c'est devenu pour moi, le meilleur moyen de lutter contre l'ignorance dans laquelle nous tendons si souvent à nous enfermer. Parmi ces personnalités, je veux citer ici mon directeur de thèse qui, sachant mes liens avec Lambaréné, m'encouragea à évoquer la pratique médicale de Schweitzer, pensant que cela pourrait être utile non seulement aux Gabonais, mais également à d'autres. Je m'engageai timidement à en savoir davantage sur l'œuvre de Schweitzer au Gabon, tout en considérant que c'était plutôt la tâche d'un historien ou d'un anthropologue.

Mon hésitation aurait pu s'éterniser si le cinéaste camerounais Bassek Ba Kobhio n'avait pas consacré un film à Schweitzer en 1995. *Le Grand Blanc de Lambaréné*, car tel est son titre, fut relativement bien accueilli par la critique en France. Au Gabon, les réactions allaient de l'enthousiasme à l'indignation. Les films ayant pour cadre le Gabon sont si rares que celui-ci ne pouvait que réjouir les spectateurs qui voyaient portés à l'écran les lieux qui leur sont familiers. J'avoue avoir fait partie de cette catégorie, mais j'estimai par ailleurs que ce film était une fiction et qu'il fallait le prendre comme tel. Les indignés, majoritairement des personnes ayant connu Schweitzer, étaient visiblement les plus nombreux. Je perçus dans leurs propos l'expression d'une colère sourde contre ce qu'ils considéraient être une entreprise de démolition d'une légende. C'est à ce moment que je compris que, pour de nombreux Gabonais, et surtout ceux qui l'avaient connu, Schweitzer n'était pas un personnage d'un passé révolu, mais une icône qu'il ne fallait pas laisser salir. Mon directeur de thèse et désormais collègue s'employa à me faire comprendre que je pouvais, avec la sensibilité qui m'est propre, montrer pourquoi ces gens, ces Gabonais âgés, tenaient tant à préserver l'image de Schweitzer alors qu'il était oublié en Occident.

Sans ligne directrice précise, j'entrepris alors d'aller à la rencontre des personnes qui avaient connu Schweitzer dans son hôpital. Mettant à profit mes différents séjours au Gabon entre 1996 et 2004, j'eus donc l'accasion de converser avec une soixantaine d'hommes et femmes qui, soit, avaient été soignés à l'hôpital Schweitzer, soit y avaient accompagné des malades. Pour mener à bien cette entreprise, je m'étais fixé les règles suivantes :

– Ne pas travailler en tenant compte du temps. Je m'appuyais en cela sur le proverbe gabonais que l'on peut traduire ainsi : « Le chasseur trop pressé n'atteint que les plumes ou les poils de la bête ou de l'oiseau qu'il vise. » Ce souci m'a parfois conduit à poursuivre des conversations pendant plusieurs années, certaines s'interrompant malheureusement avec le décès d'un témoin. L'éloignement du Gabon faisait émerger de nouveaux questionnements ou bien révélait la nécessité de précisions supplémentaires.

– Ne jamais venir avec des questionnaires. Il faut savoir en effet que chez beaucoup de populations du Gabon, il est malvenu de soumettre son interlocuteur à un flot de questions ininterrompu. S'agissant des questions directes, elles ont plus le don d'irriter que d'encourager à la prise de parole. De ce fait, j'ai laissé systématiquement parler mes interlocuteurs, ce qui a eu pour conséquence, d'une part, d'allonger souvent ces échanges, et, d'autre part, de conduire ces personnes à déborder largement du sujet qui me préoccupait. Ces débordements m'ont toutefois permis d'apporter un éclairage nouveau sur des points méconnus de l'histoire ou des cultures du Gabon.

– Ne converser en priorité que dans les langues de mes témoins. La difficulté n'était pas grande à ce niveau puisque dans la région de Lambaréné où a vécu Albert Schweitzer on parle surtout le fang[1] et le galoa, que je comprends parfaitement. J'ai écarté dans ces échanges à chaque fois que je l'ai pu l'usage du français. La représentation du monde varie en effet en fonction de la langue que l'on utilise.

Ne sachant que faire du matériau que j'accumulais ainsi, je me suis dans un premier temps rapproché de quelques amis

1. Le fang est une langue parlée au Gabon, en Guinée équatoriale et au Cameroun avec des variantes. Mes interlocuteurs parlaient le fang des régions du Moyen-Ogooué et de l'Ogooué-Maritime. C'est ce qui explique les quelques différences, que notera le lecteur averti, avec le fang parlé dans d'autres contrées.

historiens, pensant qu'ils pourraient en faire un meilleur usage que moi. Toutefois, au fil des conversations, je compris que ce que je faisais n'avait pas grand intérêt pour ceux d'entre eux qui ne jurent que par la vérité des archives. Je n'eus pas davantage de succès avec mes collègues anthropologues, mon péché étant de ne pas pouvoir présenter des états de service dans leur discipline. Finalement, ce que je retirai de ces conversations aurait pu connaître un sort incertain si un autre de mes maîtres à l'université de Nantes ne m'avait pas convaincu du grand intérêt de ces regards gabonais sur Schweitzer. Grâce à son aide, j'ai pu présenter mon projet d'enquête et d'écriture au Wissenschaftskolleg de Berlin, qui l'a agréé. Durant mon séjour dans la capitale allemande, je soumis les conversations recueillies au Gabon au prisme de ma propre analyse, mais surtout j'eus la possibilité d'accéder à l'immense littérature en allemand consacrée à Schweitzer durant la première moitié du XXe siècle. De ces rencontres et lectures, je suis ressorti avec la conviction qu'il n'y avait aucun intérêt à faire une énième biographie d'Albert Schweitzer ou le récit de sa vie au Gabon. Il m'apparut que, dans ces conversations, mes témoins me donnaient à voir comment, et sur la base de malentendus, se fabriquaient les mythes et les icônes, de même que leurs fonctions.

Le terme d'icône est souvent employé par les médias pour désigner une personnalité censée symboliser un domaine d'activité, une période donnée ; il sert aussi aux marques commerciales. Dans les années qui ont suivi la fin de la Seconde Guerre mondiale, Schweitzer a parfaitement correspondu à cette définition. En 1947, le magazine américain *Time Life* n'hésite pas à le présenter comme « le plus grand homme du monde », alors qu'en 1960 le *Spiegel* évoque tour à tour une « légende vivante » et un « mythe du XXe siècle ». Entre-temps, en 1957, la question de savoir s'il s'agit d'un saint est posée par le *Frankfurter Rundschau*. Dans cette période de l'après-guerre, Schweitzer, prix Nobel de la paix 1952, remis en 1953, incarne pour beaucoup la figure rassurante du père ou du grand-père. Sa vie et ses engagements sont célébrés dans de nombreux ouvrages, à destination notamment d'un jeune public auquel il est proposé comme modèle destiné à faire naître des vocations. Dans l'un de ceux-ci, on peut lire : « Le héros avec qui tu vas lier connaissance vit de nos jours. Il s'appelle Albert Schweitzer. Dès sa jeunesse, il était connu comme savant et artiste, mais un jour, il abandonna toutes ses occupations habituelles pour étudier la médecine. Il l'exerça en Afrique, où son œuvre a fait de lui le plus grand philanthrope de tous les temps[1]. »

Certains en viennent même à le considérer comme une personnalité capable de donner, au lendemain de la guerre, un nouveau souffle au christianisme. C'est ce qui conduit Gilles Cesbron, écrivain catholique qui s'est pris de passion pour lui, à lui consacrer en 1952 une pièce de théâtre, *Il est minuit, docteur Schweitzer,* qui devient un film la même année. Qui se souvient encore que Guy Mollet, secrétaire général de la Section française de l'Internationale ouvrière (S.F.I.O.), a même proposé de soutenir la candidature de Schweitzer à la présidence de la République au cours de ces années 1950, où la France découvre qu'il est un citoyen français[2] ? Cette ignorance s'explique, au-delà des vicissitudes de l'histoire qui ont séparé l'Alsace de la France, puis de l'Allemagne, auxquelles Schweitzer s'est trouvé mêlé, par le fait que tous ses livres ont été écrits en allemand (à l'exception de l'ouvrage qu'il a consacré à Bach) ; et seuls certains seront, d'ailleurs fort tardivement, traduits en français. Dans ces années-là, l'image même d'Albert Schweitzer est omniprésente aux États-Unis, en Allemagne de l'Ouest, en France, puisque comme le rappelle Pierre Lassus, « ses moustaches et son casque colonial appartiennent désormais à la culture populaire, comme la houppette de Tintin ou le cigare de Churchill[3] ».

Mais, qu'en est-il aujourd'hui ?

Certes, des rues et des établissements scolaires portent encore son nom, en France, en Suisse et en Allemagne notamment. En 2009, le nom de Schweitzer est même évoqué à Oslo par Barack Obama, lors de la remise du prix Nobel de la paix. Le président américain se dit surpris et non digne de côtoyer Nelson Mandela, Martin Luther King ou Albert Schweitzer dans la prestigieuse lignée des Nobel. Mais, pour le plus grand nombre, ce nom est aujourd'hui celui d'un parfait inconnu, en dehors de quelques cercles protestants et de l'Alsace, sa région

1. T. Fasmer Dahl, *L'Histoire merveilleuse d'Albert Schweitzer*, Paris, G. P., 1955.

2. Albert Schweitzer est élevé au rang d'officier de la Légion d'honneur par décret du 22 août 1950, et un an plus tard, il est élu à l'Institut de France et devient membre de l'Académie des Sciences morales et politiques.

3. Pierre Lassus, *Albert Schweitzer*, Paris, Albin Michel, 1995, p. 27.

natale. De ce fait, il est possible de se demander s'il y a encore un quelconque intérêt à parler de cet homme. J'ai en effet pu vérifier par moi-même que l'évocation de son nom suscitait des réactions allant du « Qui est ce Schweitzer ? », pour ceux qui n'avaient jamais entendu parler de lui, à un « Quel est l'intérêt de revisiter Schweitzer maintenant ? », provenant de ceux pour qui il n'était pas inconnu. Dans cette dernière catégorie, les uns le considèrent comme un « saint protestant » ayant consacré sa vie à sauver les populations de la forêt gabonaise de la maladie et de la misère, tandis que les autres l'accusent de colonialisme, de paternalisme ou encore d'incompétence en médecine. Généralement, son nom et son souvenir renvoient à la période coloniale, si peu conforme aux idéaux républicains français, que l'on couvre désormais d'un voile de honte comme pour mieux l'exorciser. Il est même recommandé de l'occulter, comme toutes les personnalités réputées l'avoir incarnée. C'est le sort qu'ont subi, par exemple, Savorgnan de Brazza[1], Faidherbe[2], Jamot[3] et autres héros de ce qui est considéré comme une parenthèse aujourd'hui fermée.

Pourquoi alors évoquer à nouveau un homme qui est devenu quasiment inconnu en Occident[4], puisque tel est l'objet de mon livre ?

La réponse se trouve dans la question elle-même. S'il est vrai que Schweitzer a sombré dans l'oubli en Occident, il n'en est pas de même au Gabon, pays où il a vécu pendant près de cinquante ans. Là-bas, et grâce à l'hôpital qu'il a bâti, il

1. Pierre Savorgnan de Brazza effectua trois expéditions (1875-1878 ; 1879-1882 ; 1883-1885) qui lui permirent d'explorer le bassin de l'Ogooué et d'atteindre le Congo au Stanley Pool où fut fondée plus tard Brazzaville. Grâce à divers traités signés avec des chefs locaux, il plaça sous protectorat français les territoires qu'il avait explorés et qui couvrent une grande partie des territoires du Gabon et du Congo-Brazzaville d'aujourd'hui.

2. Entre 1854 et 1865, le général Louis Faidherbe posa les bases de la future Afrique occidentale française (AOF). Il ouvrit à partir du Sénégal l'expansion vers l'intérieur par des expéditions en Mauritanie, en Guinée et jusqu'au Niger. Il conclut avec les chefs locaux une série de traités de protectorat.

3. Antoine Jamot était un médecin français qui, de 1916 à 1931, se consacra à la lutte contre la maladie du sommeil en inventant une médecine de masse mobile ; il créa une action médico-sociale en Haute-Volta (actuel Burkina Faso) et au Cameroun.

4. Le terme « Occident » renvoie ici à une catégorie culturelle et non pas géographique. C'est ainsi que les élites gabonaises, dans une certaine mesure, relèvent de ce champ.

demeure toujours une figure emblématique à la fois de la période coloniale et de la pratique médicale. En ce sens, il peut être considéré comme une icône. Ce terme est, faut-il le rappeler, tiré de la tradition chrétienne orthodoxe, dans laquelle il désigne une image représentant une figure religieuse que l'on vénère. Elle est plus qu'un simple signe de la présence de Dieu dans la personne ou l'événement qu'elle représente : elle est cette présence elle-même. Devant elle, chaque fidèle peut dire, comme le souligne Alfredo Tradigo : « Voici ma foi, ce en quoi je crois, les personnes divines et les saints rendus visibles par des formes et des couleurs[1]. »

Certes, il n'y a pas, en tant que tel, un culte des images schweitzériennes au Gabon, même si j'ai pu retrouver dans quelques villages au bord du fleuve Ogooué des personnes qui conservaient pieusement des photos jaunies du médecin. Néanmoins, chez le plus grand nombre, cet homme continue à jouir d'un prestige exceptionnel, et son nom vient dans les conversations dès qu'il est question des rapports à la médecine. Évoquer son nom aujourd'hui au Gabon revient à s'entendre dire : « Voici la médecine en laquelle nous croyons, voici les rapports que nous souhaitons voir établis entre le médecin et ses patients, voici l'hôpital que nous voulons, etc. » Si Schweitzer conserve une telle place, c'est certainement grâce à ses qualités personnelles, mais il le doit également, et peut être plus qu'on ne l'imagine – et c'est là tout le sens de mon entreprise –, au regard que les Gabonais ont posé sur lui et aux représentations liées à lui qui ont cours dans ce pays. Ce sont celles-ci qui font que, pour paraphraser le poète sénégalais Birago Diop, ce mort n'est pas vraiment mort.

1. Alfredo Tradigo, *Icônes et saints d'Orient*, Paris, Hazan, 2005, p. 6.

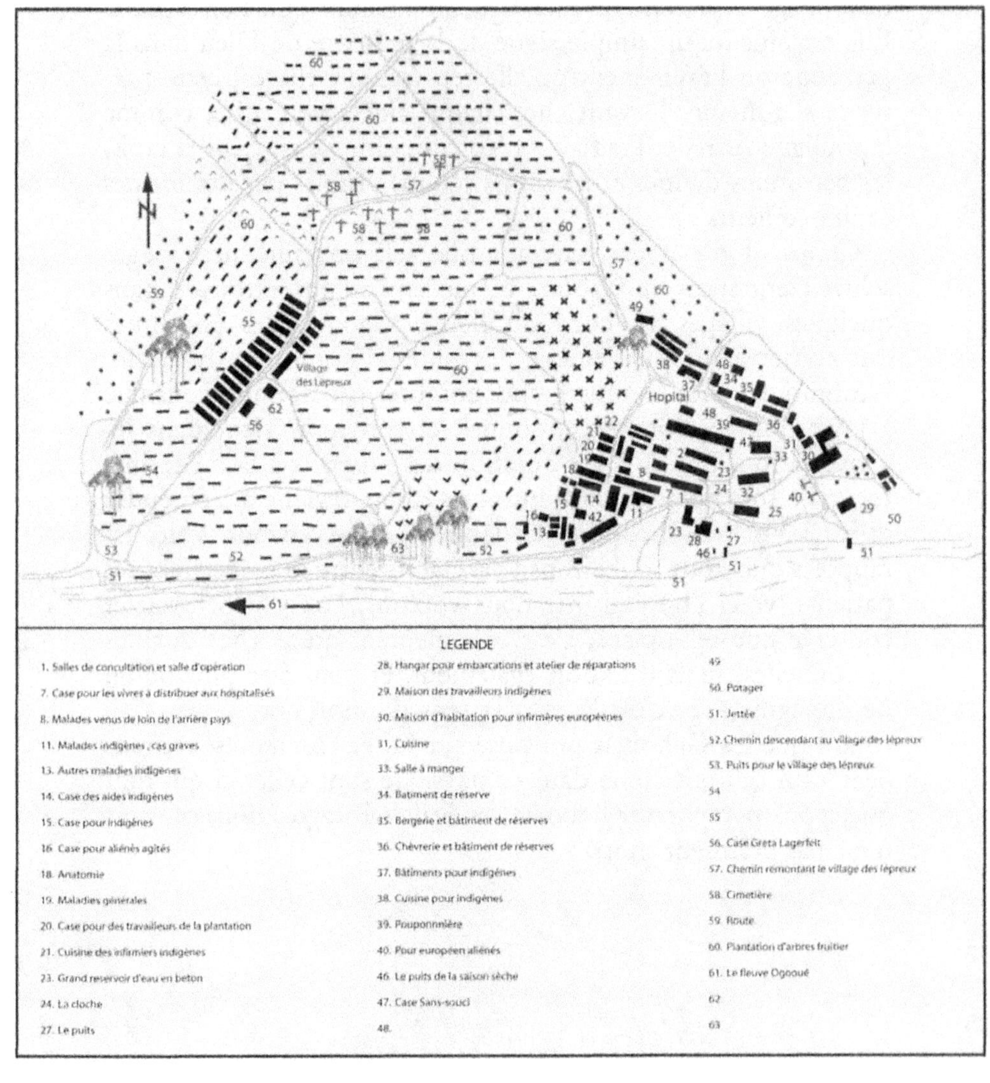

Plan de l'hôpital Schweitzer à Atadiè.

CHAPITRE I

Une icône dans la bataille des mémoires

Évoquer à nouveau Schweitzer est une réponse à la suffisance qu'affichent les tenants du point de vue que j'ai entendu tant de fois et qui peut être ainsi résumé : « Il n'y a plus rien à dire sur cet homme, il est temps de passer à autre chose. » Tout ayant déjà été écrit et dit sur Schweitzer, il n'y aurait rien de nouveau à ajouter. De plus, en revenant sur cette figure, n'irais-je pas conforter ce nouveau lieu commun voulant que l'Africain serait incapable de s'élancer vers l'avenir, et préférerait rester enfermé de manière irréductible dans le passé ?

Que pourrais-je dire de nouveau sur cet homme ?

Pour ceux qui s'en souviennent encore, Albert Schweitzer vient au monde dix ans avant la Conférence de Berlin qui consacre le partage de l'Afrique entre les puissances européennes : le 14 janvier 1875, à Kaysersberg, en Alsace qui est alors allemande[1]. Il meurt cinq ans après l'indépendance du Gabon le 4 septembre 1965 à Lambaréné. Souvent présenté comme un médecin qui a tout abandonné pour consacrer sa vie aux populations gabonaises, rien ne prédisposait pourtant Schweitzer à se retrouver un jour à « l'orée de la forêt vierge », pour reprendre le titre d'un de ses ouvrages[2]. La vocation de médecin est pour le moins bien

1. À la suite de la guerre franco-allemande (19 juillet 1870-29 janvier 1871), la France cède à l'Allemagne l'Alsace, la quasi-totalité de la Moselle et quelques circonscriptions administratives de la Meurthe.

2. Albert Schweitzer, *À l'orée de la forêt vierge*, Strasbourg, Librairie Évangélique, 1923.

tardive chez lui. C'est en effet à l'automne 1904, alors qu'il est déjà âgé de vingt-neuf ans, qu'il décide d'entreprendre des études de médecine après avoir lu dans le *Journal des missions évangéliques de Paris*[1] un article intitulé « Les besoins de la mission au Congo ». Il y était fait état du manque de personnel pour poursuivre l'œuvre missionnaire au Gabon et au nord du Congo. Avant de prendre sa décision, Schweitzer a une existence déjà bien remplie et s'est fait remarquer dans de nombreux domaines.

Brillant étudiant en philosophie, il a rédigé une thèse sur la religion chez Kant en 1898[2]. Dans la même discipline, il se rendra célèbre par la suite avec sa philosophie du *Respect de la vie* dont il aura la révélation au milieu du fleuve Ogooué[3], en aval de Lambaréné, un jour de septembre 1915. Protestant libéral[4], il est également un théologien de grande notoriété depuis le début du XXe siècle avec sa thèse de l'eschatologie conséquente. En 1901, il a publié un livre considéré comme révolutionnaire à l'époque sur le Jésus historique[5]. Dans cet ouvrage, il développe l'idée selon laquelle Jésus se serait trompé dans son annonce du Royaume de Dieu, vu que celui-ci n'est toujours pas apparu. Pour Schweitzer, l'attente eschatologique de Jésus doit donc être envisagée dans un sens purement symbolique et moral. En dépit

1. Schweitzer relate lui-même cet épisode dans son autobiographie, *Ma vie et ma pensée*.

2. Le titre exact de sa thèse soutenue en 1898 à Tübingen est : *Die Religionsphilosophie Kants von der Kritik der reinen Vernunft bis zur Religion innerhalb der Grenzen der bloßen Vernunft*, Tübingen, J.-C. Mohr, 1899.

3. L'Ogooué qui prend sa source au Congo et traverse quasiment le Gabon d'est en ouest, est le plus long fleuve du pays (1 200 km). C'est sur les bords de l'Ogooué que se construit la légende de Schweitzer.

4. C'est au début du XIXe siècle qu'apparut cette expression pour désigner la démarche liée à la liberté d'interprétation des textes bibliques qui s'oppose à l'interprétation littérale. Dans cette perspective, les doctrines ne peuvent être qu'indicatives, approximatives et provisoires, voire optionnelles, d'où la tolérance et l'option pour le pluralisme et la diversité.

5. *Le Secret historique de la vie de Jésus*, Paris, Albin Michel, 1961. Le titre d'origine de cet ouvrage publié en 1901 est : *Das Abendmahl im Zusammenhang mit dem Leben Jesu und der Geschichte des Urchristentums* [« La cène dans son rapport avec la vie de Jésus et l'histoire du christianisme primitif »]. Il est constitué de deux volumes : vol. 1. *Das Abendmahlsproblem auf Grund der Wissenschaftlichen Forschung des 19. Jahrhunderts und der historischen Berichte*, Tübingen, J.-C. Mohr, 1901 ; vol. 2. *Das Messianitäts- und Leidensgeheimnis. Eine Skizze des Lebens Jesu*, Tübingen, J.-C. Mohr, 1901. En 1906, il publie *Von Reimarus zu Wrede. Eine Geschichte der Leben-Jesu-Forschung* [„*De Reimarus à Wrede. Une histoire des recherches sur la vie de Jésus*], Tübingen, J.-C. Mohr (ouvrage qui n'a jamais été traduit en français).

de la controverse suscitée par cette thèse, il reste avant tout un homme d'Église. Vicaire à Saint-Nicolas de Strasbourg à partir du 14 novembre 1900, trois ans plus tard, il est nommé directeur du séminaire Saint-Thomas dans la même ville.

Au-delà de ce fort ancrage religieux, Schweitzer est une des personnalités qui ont fait redécouvrir Bach en France au début du XXe siècle. D'après des avis autorisés, il aurait complètement renouvelé la compréhension et l'interprétation des œuvres du Cantor de Leipzig après la sortie du livre qu'il lui consacra en 1905[1]. Il est également expert dans la facture d'orgue, publiant un ouvrage considéré comme irremplaçable à l'époque[2]. Organiste réputé, c'est son activité musicale qui lui permettra par la suite de financer son hôpital grâce aux nombreux récitals qu'il donnera en Europe jusque dans les années 1950. Enfin, dans les dernières années de sa vie, il sera une figure de proue du combat contre la course aux armes atomiques, avec son ami Albert Einstein.

Voilà pour les grandes lignes de son portrait, toutes connues. Toutefois, derrière l'argument selon lequel il n'y aurait plus rien à dire sur Schweitzer se dessine en fait ce que James Baldwin reproche aux Occidentaux dans *Meurtres à Atlanta* : « ils croient à une Histoire qu'ils ont entièrement inventée, ils ne soupçonnent pas à quel point la mémoire humaine est impitoyable et tenace ». Considérer que tout a été dit sur Schweitzer, c'est faire peu de cas de la mémoire de ceux que l'on appelait à l'époque les « Noirs d'Afrique », et c'est continuer à se complaire dans cette posture consistant à évoquer la période coloniale sans prêter attention à ce que disent les colonisés, au risque d'éliminer de manière arbitraire une partie du passé. Dans le schéma habituel de la rencontre entre l'Européen et l'Africain, seul le point de vue du premier, l'Européen, est retenu. L'Africain n'est, au mieux, qu'un spectateur, quand il n'est pas tout simplement réduit à l'état d'objet ou d'élément du décor. De ce fait, ce sont les Occidentaux qui observent les autres, les analysent et écrivent sur eux. Pierre Legendre exprime parfaitement ce travers en ces termes : « Notre histoire a fabriqué une “machine à voir” destinée à convertir tous les regards à voir ce que les Occidentaux

1. *Jean-Sébastien Bach, le musicien poète*, Leipzig, Breitkopf & Härtel, 1905.
2. *Règles internationales pour la construction des orgues*, Strasbourg/Vienne, 1909.

croient voir et savoir de l'humain et du destin des sociétés humaines[1]. » Il n'en va pas autrement à propos de Schweitzer. C'est ce que relève notamment le docteur Munz, qui a pris la direction de l'hôpital Schweitzer à la mort de son fondateur : « Nous avons sur Schweitzer beaucoup de témoignages, donnés par des hommes de tous horizons, que son œuvre et sa personnalité touchèrent au plus profond d'eux-mêmes, mais on n'avait pas encore dit quelle impression il fit sur les Africains et quel souvenir leur en reste aujourd'hui [...][2]. » Il est donc plus que jamais nécessaire de relire Jomo Kenyatta qui, dans *Au pied du mont Kenya*, estime que le colonisé doit cesser d'être uniquement un objet d'étude, mais se poser également en acteur réfléchissant sur sa propre culture.

Certes, il n'y a pas lieu de considérer comme faux, ou de contester ce qui a été écrit jusqu'ici sur Schweitzer, mais il est prétentieux d'affirmer que tout a été écrit. Il importe plutôt de reprendre ce que suggérait le peintre japonais Hokusei dans son célèbre tableau « 36 vues du mont Fuji », à savoir qu'un même objet offre plusieurs perspectives. Mon idée n'est donc pas de proposer un quelconque contre-discours africain sur Schweitzer, mais d'ouvrir une autre perspective et de montrer que d'autres points de vue ont été portés sur son œuvre et son séjour au Gabon.

Dans l'absolu, personne ne devrait du reste s'arroger le pouvoir de décréter qu'il s'agit d'un sujet clos, alors même que certains points de vue n'ont jamais eu de tribune. Pour faire émerger ces derniers, il faut, d'une part, retrouver le sens et la substance des mots, ainsi que les représentations qui ont cours dans ce pays où Schweitzer a vécu, et, d'autre part, se mettre à l'écoute de ses habitants. Certes, il pourrait m'être rétorqué que ce souci est sans intérêt dans la mesure où, malgré la diversité des langues, les hommes se sont toujours livrés à un effort de traduction quand ils entraient en contact les uns avec les autres. Cet exercice d'apprentissage mutuel leur permettant ensuite de se comprendre. Pour autant, l'examen des relations entre l'Occident et l'Afrique révèle une tendance dominante qui consiste à partir d'une vision européocentriste du monde pour décrire

1. Pierre Legendre, *Ce que l'Occident ne voit pas de l'Occident*, Paris, Mille et une nuits, 2005, p. 16.

2. Walter Munz, *Albert Schweitzer im Gedächtnis der Afrikaner und in meiner Erinnerung*, Bern und Stuttgart, Verlag Paul Haupt, 1991.

les autres. Cet examen se résume souvent, en partant du postulat de l'universalisme, au fait de considérer que tout ce qui est chez moi existe également chez les autres. Que l'on se rappelle quelques-uns des résultats passés de cette attitude : par exemple, les « traités » que l'on fit signer aux « rois » gabonais[1], ou encore la « cession » de la terre au bénéfice du colonisateur, alors que dans la plupart des cultures africaines la terre est incessible à titre définitif, même si par ailleurs elle peut faire l'objet de plusieurs autres contrats. Dans un domaine aussi sensible et essentiel que celui du rapport à la maladie ou plus globalement au corps, il est donc encore plus important de considérer avec une attention soutenue ces langages endogènes et les représentations du monde qu'ils véhiculent, et de ne pas plaquer une réalité qui est celle des Occidentaux.

Par ailleurs, pour décider qu'un sujet est clos, encore faut-il s'accorder sur la question posée. Or, dans le cas d'espèce, il s'agit de revisiter l'expérience de Schweitzer de l'autre côté du miroir en apportant la perspective gabonaise. Celle-ci n'a quasiment jamais été exposée jusqu'à présent, puisque le colonisateur s'est toujours construit un autre dans la personne du colonisé en lui attribuant certains traits immuables. Ce regard renversé, qui n'a presque jamais eu droit de cité, mérite que l'on s'y intéresse quelque peu à l'heure où l'on évoque sans cesse, et où l'on pratique moins souvent, la prise en compte des points de vue de tous dans la compréhension de notre vaste monde.

Pourquoi revisiter le passé ?

Les questions de mémoire tiennent une place de plus en plus importante dans les débats publics, mais leur appréhension, souvent univoque et convenue, rend de plus en plus difficile le partage des passés. Dans ce contexte, il y a lieu de s'interroger sur cette volonté, qui est d'ailleurs ancienne au Gabon puisqu'elle remonte aux lendemains de sa mort, de s'approprier le personnage de Schweitzer et de questionner son expérience pour des raisons qui peuvent parfois paraître contradictoires.

Face au manichéisme dans lequel il est d'usage de verser en ce qui concerne les relations entre colonisateurs et colonisés, mon attitude pourrait paraître déroutante à certains. Le simplisme ambiant voudrait en effet qu'il y ait eu obligatoirement

1. Souvent ce sont des chefs de petits villages qui ont été élevés à cette dignité.

un affrontement permanent entre le colon et l'« exploiteur » Schweitzer, et les « exploités » gabonais, lesquels n'auraient eu de cesse que de lutter contre ce prédateur. Comme l'on suppose que les méfaits reprochés à cet homme ont eu le sol gabonais pour théâtre et que les populations du pays en seraient les principales victimes, mes écrits devraient s'inscrire logiquement dans le registre de la dénonciation et de la condamnation sans appel de cette figure ayant participé et appartenu à un système honni. À l'heure des règlements de comptes planétaires, Schweitzer ne devrait-il pas être tenu pour un « vieux qui fait trimer les Noirs » ou encore le « plus grand filou qui soit[1] », suivant le jugement, au début des années 1950, de cette autre icône qu'était celui que l'on a présenté comme son neveu, Jean-Paul Sartre[2] ? Si telle est la disposition d'esprit du lecteur, il sera sans aucun doute quelque peu dérouté en découvrant les propos que des Gabonais ont tenus sur Schweitzer. Il sera même enclin à se demander si ces personnes ne sont pas sujettes à un refoulement de leur passé (comme je l'ai entendu si souvent), devant la difficulté à circonscrire la complexité des relations humaines dans le cadre des lieux communs habituels. Dans un monde où le rôle de victime est si prisé, pourquoi les Gabonais ne voudraient-ils pas eux aussi concourir pour grimper sur l'une des hautes marches du podium de la souffrance des peuples ? Pourquoi ne voudraient-ils pas se présenter comme les victimes de l'odieux colon Schweitzer ? De plus, un descendant de colonisés – en l'occurrence, moi, l'auteur – pourrait-il faire un choix autre que celui d'intenter un procès à cet homme ? Pourtant, ce n'est pas le chemin que j'emprunterai.

Pour éviter tout fâcheux amalgame, je tiens d'emblée à préciser qu'il ne s'agit nullement de ma part d'une quelconque volonté de réhabiliter, de quelque manière que ce soit, un demi-siècle après l'indépendance du Gabon, l'entreprise coloniale,

1. Après ces déclarations dans les années 1950, les relations entre les deux hommes s'amélioreront, même si le philosophe ne fera jamais le voyage de Lambaréné. Le fait qu'après l'obtention de son prix Nobel en 1953 Schweitzer ait engagé sa croisade contre les armes atomiques a joué un rôle considérable dans le rapprochement des deux hommes. En 1962, Sartre reconnaîtra dans une lettre adressée à son oncle qu'ils ont les mêmes buts sans avoir les mêmes principes.

2. Jean-Paul Sartre était un petit-cousin d'Albert Schweitzer. Le grand-père maternel de Sartre, Charles Schweitzer, professeur d'allemand, était un oncle d'Albert Schweitzer. La mère de Sartre était donc une cousine germaine de Schweitzer.

pas plus que le temps colonial, bien au contraire. Je souscris entièrement au point de vue d'Hannah Arendt qui, dans *Les Origines du totalitarisme*, a placé l'impérialisme colonial au même niveau que le stalinisme et le nazisme. Lorsque l'on s'adresse à ceux qui ont connu le temps colonial, il est constant de relever dans leurs propos de la nostalgie. Pour autant, il serait abusif de traduire cette nostalgie comme étant une forme d'adhésion ou de sympathie pour la colonisation. Je puis même affirmer qu'il est difficile de trouver au sein de la population gabonaise des individus qui portent le deuil de cette période. Il suffit en effet de demander aux uns et aux autres s'ils voudraient la revivre pour s'apercevoir qu'unanimement la réponse est négative. Pour justifier ce refus, les abus de la colonisation sont abondamment dénoncés. Le souvenir d'un monde harmonieux ne subsiste le plus souvent que dans la mémoire du colonisateur. Toutefois, ces débats ne sont pas au cœur de ma démarche, d'autant plus que Schweitzer est un personnage trop complexe pour le confiner dans cette simple perspective. La voie que j'ai choisie est donc toute différente.

J'ai en effet préféré revisiter les représentations relatives à Schweitzer, enfouies dans les mémoires, pour comprendre la permanence de la notoriété dont il jouit toujours au Gabon. La nostalgie de Schweitzer, et non de la colonisation ou de l'époque coloniale, est surtout une réaction aux frustrations du présent. L'homme que l'on a pleuré au lendemain du 4 septembre 1965 était certes un produit du monde colonial, mais plus que tout, il s'agissait d'un individu sur lequel les populations avaient projeté un certain nombre de leurs attentes. C'est pour cela qu'il faut, comme le suggère le philosophe gabonais Alain Elloue-Engone, « [...] considérer Schweitzer comme quelqu'un qui mérite une place non pas dans nos manuels d'histoire, mais dans nos discussions vivantes, la place de quelqu'un auprès de qui nous avons beaucoup à apprendre[1] ». Cependant, comprendre cette notoriété ne peut être une fin en soi. Cette attitude condamne souvent à se maintenir dans un temps définitivement passé et recèle le risque de nous cantonner indéfiniment dans des temps révolus. Il semble donc plus utile de s'interroger sur la

1. Alain Elloue-Engone, « De la théologie à la mystique », *Études schweitzériennes* n° 11, 2003, p. 137.

permanence de cette nostalgie. Malgré les nombreux hôpitaux modernes dont dispose le Gabon aujourd'hui et bien que la majorité des médecins qui y exercent soient des nationaux, nombre de Gabonais continuent en effet à considérer Schweitzer comme un bon médecin et son hôpital comme un modèle.

Trois questions sur Schweitzer

Dans l'entreprise qui est la mienne, trois questions me paraissent importantes. Schweitzer étant décédé depuis plus de quarante ans maintenant, peu de nos contemporains au Gabon ont réellement connu cet homme. Dans ces conditions, comment et avec quels outils va-t-on apprendre de cet homme ? Il importera ensuite de savoir, alors même que Schweitzer était au cœur de nombreuses controverses à la fin de sa vie, pourquoi il faudrait apprendre de lui. Enfin, en sachant que cet homme a évolué dans un contexte que l'on ne peut pas transposer dans le Gabon d'aujourd'hui, il y a lieu de se demander ce que l'on peut encore apprendre de lui.

S'agissant de la première question, il est nécessaire de partir de ce dont se souviennent les Gabonais en ce qui concerne cet homme. J'ai donc fait le choix de m'appuyer sur la mémoire, et parfois la nostalgie (celle-ci étant un registre de la mémoire), de ceux qui l'ont connu au Gabon, puisque c'était en définitive le seul matériau réellement disponible. La célébration de cet homme se déroule en effet de manière paradoxale dans ce pays. Contrairement à ce que l'on observe en Occident, et si l'on excepte le cas particulier de Lambaréné, il n'y a ni rues ni écoles à son nom dans aucune ville du Gabon. Certes, le gouvernement gabonais demeure le principal contributeur de l'hôpital Schweitzer, mais on ne voit aucune volonté officielle de commémorer la mémoire de Schweitzer ou d'en faire une icône[1], contrairement à ce qui s'est passé avec Savorgnan de Brazza, par exemple[2]. Les travaux universitaires ou la production littéraire

1. À l'approche de la célébration du centenaire de l'arrivée de Schweitzer au Gabon, que va marquer l'année 2013, il a été annoncé la création d'un centre hospitalier universitaire Albert-Schweitzer à Lambaréné sur le site de l'actuel hôpital.

2. Une statue de Brazza a été érigée à Franceville (sud-est du Gabon), ville qu'il fonda en 1880. En 2006, ses restes ont été transférés d'Alger à Brazzaville. Ce trans-

gabonaise ne sont pas davantage à même de fournir des sources susceptibles d'accompagner le chercheur dans sa quête. Si l'on excepte une thèse rédigée en allemand[1] et un roman[2], Schweitzer ne fait pas l'objet d'une attention particulière.

Certes, il existe d'autres modalités de narrer le passé : notamment, des récits de vie, de la photographie, de la musique, etc. Grâce à ces différents canaux non officiels, la mémoire de Schweitzer est entretenue. Dans les kiosques, la plupart des cartes postales de Lambaréné évoquent son nom, quand son visage n'apparaît pas tout simplement en médaillon. La musique n'est pas en reste avec notamment l'artiste gabonais Pierre Akendengué qui, avec son album *Lambarena*, qui a connu un très grand succès, a rappelé aux uns et aux autres que Schweitzer était également un musicien[3]. Le cinéma a permis aussi à Schweitzer de ne jamais sombrer dans l'oubli. Il suffit pour s'en convaincre de se rappeler les débats passionnés qui ont suivi la sortie du film *Le Grand Blanc de Lambaréné* réalisé par le Camerounais Bassek Ba Kobhio en 1995. Mais, pour véritablement appréhender son image, il est nécessaire de prendre en compte la manière dont les savoirs sont accumulés au cours des âges en Afrique noire. Ces savoirs ne se donnent pas à lire dans des corpus écrits, les bibliothèques se trouvant plutôt dans la mémoire des hommes. C'est dans ce sens que l'on peut comprendre la célèbre formule du grand savant malien Amadou Hampaté Bâ : « Quand un vieux disparaît, c'est une bibliothèque qui brûle[4]. » Ce sont ces « bibliothèques », qui ont conservé si précieusement les images du Schweitzer authentique aux yeux des Gabonais, que je suis ainsi allé visiter. Dans la fabrication d'une icône, il faut se rappeler que l'authenticité de l'image (et l'icône est, par définition, une image qui doit être authentique) résulte de sa

---

fert fit une étape à Franceville, avec l'organisation de nombreuses manifestations, et notamment un colloque scientifique.

1. Sylvère Mbondobari, *Archäologie eines modernen Mythos. Albert Schweitzers in europäischen und afrikanischen Text und Bildmedien*, Frankfurt, Peter Lang, 2003.

2. S. Ndaot, *Le Procès d'un prix Nobel*, Paris, La Pensée universelle, 1983.

3. *Lambarena* (Celluloid, 1993) est une rencontre entre les cantates de Bach et des chants traditionnels gabonais. Pierre Akendengué a voulu nous donner à écouter ce que l'on aurait entendu si Schweitzer en même temps qu'il jouait du piano avait laissé les musiques gabonaises s'exprimer.

4. Ceci n'exclut nullement l'existence de la mémoire par transmission orale en Occident, mais elle est suspectée de ne pas correspondre à la « vérité scientifique » dont l'Histoire écrite serait la garante.

ressemblance avec l'original. C'est ce qui fait dire à la sociologue Marina Maestrutti que « les pures icônes sont les images qui sont considérées comme les plus proches de la réalité : une photographie, une vidéo ou un film ressemblent en général à ce qu'ils sont censés représenter[1] ». Dès lors, qui mieux que le témoin oculaire peut donner l'image la plus proche de cet original ? De plus, de ce que j'ai observé au Gabon comme dans d'autres pays africains – même s'ils n'en ont pas l'exclusivité[2] –, il m'a semblé que la mémoire était d'abord attachée à un lieu plutôt qu'à une date. Rares sont en effet les personnes pouvant donner la date du décès de Schweitzer ou encore celle de son arrivée au Gabon, alors que pour tout le monde son nom est associé à la ville de Lambaréné.

C'est donc ce lieu qui conduit à faire resurgir le souvenir des mots ou des gestes de Schweitzer. Comme certains Gabonais me l'ont fait remarquer à plusieurs reprises, parler de quelqu'un alors que l'on ne connaît pas le lieu où il a vécu ou encore le lieu où il est enterré, relève de l'imposture. Il se forme ainsi une légitimité à parler de Schweitzer fondée sur la connaissance de Lambaréné. Seuls ceux qui connaissent cette ville et savent où est situé l'hôpital Schweitzer ou, mieux encore, ceux qui y ont vu cet homme peuvent en parler. Je ne partage pas nécessairement cette appréciation, mais force est de reconnaître que, dans ce contexte, le lieu commande tout. C'est lui qui permet au mythe de survivre et à la légende de prospérer. Pour s'en convaincre, il suffit de rappeler que de nombreux médecins coloniaux de grande qualité ont aussi exercé au Gabon, mais ils n'auront pas marqué les esprits pour la simple raison qu'il leur aura manqué cet élément essentiel qu'est l'enracinement dans un lieu. La durée moyenne des séjours étant de deux à trois ans, avec des tournées qui duraient de 200 à 250 jours par an, ces médecins ne disposaient pas d'un temps suffisant pour s'inscrire dans les mémoires. La vénération dont Schweitzer fait toujours l'objet s'explique, elle, par le fait qu'il a vécu suffisamment longtemps sur la même terre que mes interlocuteurs, et que c'est chez eux qu'il a choisi de reposer à jamais.

1. Marina Maestrutti, *Imaginaire des nanotechnologies. Mythes et fictions de l'infiniment petit*, Vuibert, Paris, 2011.

2. Que l'on pense, par exemple, à l'œuvre de Pierre Nora, *Les Lieux de mémoire* (3 tomes), Gallimard, 1997.

Le lieu, donc, pour se souvenir de Schweitzer, mais aussi le corps, car c'est à travers sa médiation que la rencontre avec Schweitzer s'est faite. Comme me l'a fait remarquer un de mes témoins, « c'est avec mes yeux que j'ai vu Schweitzer, ce sont mes oreilles qui ont recueilli ses paroles et c'est ma peau qui a été en contact avec la sienne. Tout cela est inscrit dans ce corps que tu vois, et je ne peux pas l'oublier jusqu'à la fin. On peut dire que vous qui allez à l'école des Blancs, vous avez vos livres ; nous, nous avons nos corps qui gardent tout ». C'est donc à cette dimension corporelle de la mémoire que je me suis le plus attaché pour aller à la rencontre des images de Schweitzer. Ce que j'ai reçu de mes interlocuteurs, c'est ce qu'ils ont vécu dans leur chair, et qui correspond à leurs représentations du monde et des rapports qui s'y opèrent. Il est aussi une dimension émotionnelle de la mémoire à laquelle j'ai eu recours, ce sont toutes les représentations de Schweitzer transmises par mon entourage familial, et que je garde au fond de moi.

Néanmoins, mon objectif n'est nullement de sacraliser la mémoire. Ses usages peuvent être multiples et parfois dangereux, dans le contexte actuel marqué par l'obscur débat entre mémoire et histoire. Ne s'agirait-il pas en effet, pour un descendant de colonisés, de se livrer, à travers ce processus de construction d'une mémoire autour d'un personnage, à un énième procès de la colonisation, avec en prime l'émergence d'une cohorte de victimes promptes à exiger des réparations, puisque le devoir de mémoire serait invoqué pour obtenir le statut de victime ? Certes, je suis amené à porter un regard, et donc à émettre des opinions, sur l'époque coloniale, mais mon ambition va bien au-delà. Il ne s'agit nullement de s'enfermer dans le passé et de s'y immerger. Il importe plutôt, comme l'écrit Tzvetan Todorov dans *Les Abus de la mémoire*, de dégager une leçon de ce que l'on a vécu individuellement et collectivement, pour en faire un principe d'action pour le présent. Dans la construction narrative de l'icône Schweitzer on retrouve toujours cette projection vers le futur avec la permanence d'un but à atteindre qui est l'amélioration de la santé des populations. Telle qu'elle existe aujourd'hui au Gabon, l'icône de Schweitzer n'est pas seulement une image passéiste, elle est d'abord et avant tout une projection vers le futur, elle porte en elle un objectif à atteindre, celui de l'amélioration de la santé des populations. Et ce but est toujours envisagé par rapport à la période actuelle. Mais quel est ce présent qu'il faut ainsi nourrir des expériences passées ? C'est ce qui permet justement de répondre à la question de savoir pourquoi il faut aujourd'hui encore apprendre de Schweitzer.

Selon le biologiste français Jean Roux, « depuis quelques décennies, le monde connaît une véritable révolution sanitaire, mais celle-ci semble avoir bien peu d'effet en Afrique subsaharienne[1] ». Dans cette partie du monde, l'on use couramment d'un vocabulaire relevant du registre du drame et de la tragédie. Qui n'a pas à l'esprit les images d'enfants mourant de faim ou encore comme le signale Jeanne-Marie Amat-Roze, « les parasites véhiculés par des mouches ou des moustiques, les eaux insalubres, un refuge de "vieux fléaux" pour les hommes du Nord, le paludisme, le choléra, la rougeole, mais aussi une terre de nouveaux fléaux, le VIH/sida, la fièvre hémorragique Ébola...[2] » ? L'impression qui se dégage chez les populations d'une situation sanitaire catastrophique est renforcée par des statistiques cruelles. Dans les différents classements établis par des organismes tels que le PNUD ou l'OMS, les pays africains ont souvent le triste privilège d'occuper les derniers rangs. Au-delà de ces chiffres, pour nombre de personnes que j'ai rencontrées, la situation catastrophique que l'on note traduit l'échec des systèmes de santé et de sécurité sociale conçus sur le modèle européen. Dans le cas du Gabon, ce système « peu efficient pour la majorité de la population et ne permettant pas aux plus pauvres d'accéder aux soins, est source d'un mécontentement croissant de la part de la population et d'un discrédit notable des services publics de santé[3] ». Dans un tel contexte, que faire pour que le présent soit meilleur ?

La tendance habituelle étant de considérer que la crise des systèmes de santé est due aux effets pervers des politiques initiées par des organismes tels que le Fonds monétaire international et la Banque mondiale, ou encore à la faiblesse des moyens

1. Jean Roux, « La tragédie sanitaire en Afrique noire est-elle une fatalité ? », in *Peut-on être vivant en Afrique ?*, Paris, PUF, 2000, p. 35.

2. Jeanne-Marie Amat-Roze, « La santé en Afrique, un continent, deux mondes », in Michel Lesourd (éditeur), *L'Afrique. Vulnérabilité et défis*, Nantes, Du temps, 2003, p. 377.

3. Ministère français des Affaires étrangères, *Évaluation de la coopération française dans le secteur de la santé au Gabon*, Paris, 2002.

financiers dont disposent les États africains, il suffirait d'accroître les budgets dans le domaine de la santé pour que tout aille pour le mieux. Cependant, comme le faisait remarquer Axelle Kabou en 1991 dans son pamphlet, *Et si l'Afrique refusait le développement ?*[1], les situations que l'on dénonce dans les pays africains ne sont pas dues au seul manque de capitaux. Certes, les difficultés financières existent, mais elles ne peuvent pas expliquer à elles seules les problèmes que l'on relève aujourd'hui en Afrique. L'exemple du Gabon est à cet égard particulièrement intéressant. Il s'agit d'un pays qui est considéré comme relativement nanti avec un PIB par habitant assez élevé (estimé à 16 000 dollars en 2010) et largement au-dessus de la moyenne des États africains sub-sahariens, ce qui le place dans la catégorie des pays à revenus intermédiaires. De plus, si l'on en croit de nombreux experts, le budget de la santé de ce pays couvrirait l'ensemble des besoins de la population. Cette problématique ne se réduit donc pas à des questions financières. D'autres explications doivent être avancées.

La crise du système sanitaire et hospitalier que l'on connaît aujourd'hui au Gabon est également la crise d'un modèle. Il importe donc de s'arrêter sur ce point pour constater que le choix a souvent été fait de l'importation d'un modèle occidental sans s'inquiéter ni des savoirs ni des représentations des populations locales que l'on prétendait soigner, ces savoirs et représentations étant présumés nuls et de nulle valeur. Ce qui peut être considéré comme un échec tient pour une grande part à cette raison, puisqu'il n'y a aucun espoir qu'un quelconque système fonctionne parfaitement si l'adhésion des populations lui fait défaut. Face à cet échec, la tentation se fait jour de troquer l'universalisme pour le culturalisme. Il est recommandé alors de rechercher dans l'anthropologie médicale et les tradipraticiens un *substitut* à la « médecine des Blancs » qui décidément ne conviendrait pas aux « Noirs », lesquels n'auraient de toute façon pas les moyens financiers, voire culturels, d'y accéder.

En réalité, dans ce domaine comme dans tant d'autres, il conviendrait de sortir de l'alternative « restez comme vous êtes ou devenez comme nous sommes ». La solution passe, me semble-t-il, par un travail d'apprentissage des manières dont

1. Axel Kabou, *Et si l'Afrique refusait le développement ?*, Paris, L'Harmattan, 1991.

les populations pensent le corps, la souffrance, la maladie et la mort. C'est justement de ce point de vue que s'avère intéressant et enrichissant ce qui a été dit sur Schweitzer. Certes, l'on se souvient de son hôpital comme d'un établissement disposant des « meilleurs appareils et des meilleurs médicaments », éléments importants aux yeux de tous, mais ce n'est pas ce dont on se rappelle le plus. Ce qui reste particulièrement ancré dans les mémoires, c'est la manière dont Schweitzer parlait aux uns et aux autres, l'accueil réservé aux arrivants à l'hôpital et les cadeaux les accompagnant à leur départ, la place allouée à chacun au sein de l'hôpital, etc. C'est donc à l'homme et à sa pratique qu'il faut s'intéresser pour trouver peut-être des solutions aux difficultés qui viennent d'être évoquées.

Pour les Gabonais, apprendre de quelqu'un, c'est au minimum le connaître. Apprendre de Schweitzer, ce sera à la fois connaître l'homme et appréhender sa pratique. Or, avec Schweitzer, rien n'est simple tant sont importantes les différences d'appréciation. On voit, en effet, se dessiner aujourd'hui une opposition entre les nombreuses images de cet homme selon qu'elles viennent d'Occident ou d'Afrique. Au sein des cercles protestants, où il continue à être évoqué, c'est sa conception du monde – ce que rend mieux le terme allemand *Weltanschauung* – qui prime. Dans cette optique, c'est surtout sa philosophie du respect de la vie qui est mise en exergue. Schweitzer continue d'ailleurs à servir de référence pour de nombreuses actions humanitaires dans le monde anglo-saxon. On trouve encore des médecins qui se réclament de sa démarche. Ceux-ci ont fini par forger l'image avenante d'un médecin humanitaire, image censée contrebalancer celle contestable du médecin au casque colonial – qui ne va pas sans une cohorte de sous-entendus. Après tout, Schweitzer n'a-t-il pas parlé de son œuvre humanitaire dès les années 1920, dans les dernières pages de son livre *À l'orée de la forêt vierge*, et cela ne justifie-t-il pas la filiation établie entre le docteur de Lambaréné et les médecins humanitaires d'aujourd'hui ? L'historienne Catherine Coquery-Vidrovitch est même allée plus loin en faisant de Schweitzer le premier fondateur d'une ONG moderne[1].

1. Cf. France Culture, émission « L'Histoire en marche », 18 janvier 1993.

Si l'on en croit le philosophe Jean-Paul Sorg[1], Schweitzer aurait pleinement sa place dans l'histoire culturelle de l'Europe, en tant que théologien, philosophe et musicien, mais pour les Gabonais, et même au-delà de ce pays, c'est son engagement dans la médecine qui lui a donné son statut de personnalité mondialement connue. Au Gabon, Schweitzer restera donc à jamais le « Grand Docteur », ce qui ne manquera pas de surprendre ceux qui savent les féroces critiques portées sur sa pratique.

Mes interlocuteurs, eux, comme on va le voir, ont construit des figures multiples de lui. Parmi celles-ci, il en est une qui éclipse toutes les autres, quand elle ne les englobe pas : c'est la figure du *nganga, onganga* ou *ngang* (selon les langues du Gabon). Dans son *Dictionnaire étymologique* des noms propres gabonais, Mgr Raponda-Walker[2] propose pour *onganga* (ou *nganga*) les traductions suivantes : « guérisseur », « médecin », « devin », « sorcier »[3]. Cette approche est cependant loin d'être satisfaisante, comme l'avait déjà montré dans les années quarante le prêtre franciscain Placide Tempels dans sa *Philosophie bantoue* : « Pourquoi l'universel "munganga" (quelles que puissent êtres les variantes vernaculaires de son appellation) se trouve-il désigné, chez les auteurs, de noms disparates tels que : sorcier, féticheur, nécromancien, guérisseur, homme de l'art, etc. ? Une définition précise fait donc défaut. Mais le Noir, que pense-t-il,

1. Jean-Paul Sorg, que je cite abondamment, a traduit de l'allemand en français et a édité plusieurs ouvrages de Schweitzer. Il a publié onze numéros des *Études schweitzériennes* et est le rédacteur en chef des *Cahiers Albert Schweitzer.*

2. André Raponda-Walker est né le 19 juin 1871 près de Libreville, d'un père anglais (Robert Bruce Napoléon Walker, fondateur de la célèbre maison Hatton & Cookson, explorateur du cours du bas-Ogooué et de la Ngounié, collectionneur de spécimens zoologiques) et d'une mère gabonaise. Il est le premier gabonais à être ordonné prêtre (1899), et il est également le premier directeur africain d'une école catholique au Gabon. Autodidacte brillant, il s'intéresse à plusieurs domaines de la pensée et de la science (histoire, ethnographie, botanique, linguistique...). Polyglotte, il parle une dizaine de langues gabonaises et en connaîtra plus de quinze autres, ce qui lui permet de rédiger par la suite de nombreux articles (plus de 150 publiés de son vivant) et ouvrages sur les croyances et les coutumes des peuples du Gabon. Sa rencontre avec l'ethnonaturaliste Roger Sillans en 1950 est le point de départ d'une collaboration fructueuse, qui donne lieu notamment à la sortie de deux ouvrages qui demeurent encore des références : *Les Plantes utiles du Gabon* (Le Chevalier, Paris, 1961) et *Rites et croyances des peuples du Gabon* (Présence africaine, Dakar, 1962).

3. André Raponda-Walker, *Dictionnaire étymologique des noms propres gabonais*, Paris, Les Classiques africains, 1993, p. 95.

lui, de ce personnage ? » Sans répondre à cette question, le sociologue gabonais Joseph Tonda considère lui que le *nganga* est d'abord une personne dont l'intelligence déborde « le monde naturel ou rationnel[1] ». Finalement, c'est le prêtre jésuite Éric de Rosny, lui-même *nganga,* qui fournit la définition qui me paraît la plus convenable : « À l'œil nu, le *nganga* apparaît comme un personnage plurivalent. La plus visible de ses fonctions étant de soigner des malades, on sera tenté de l'appeler "médecin traditionnel" ou, pour le distinguer de son collègue des hôpitaux, "tradipraticien". J'évite le terme de "guérisseur" qui en ferait un personnage marginal, alors qu'il se situe au cœur des sociétés africaines. [...] La maladie de ses patients n'atteint pas seulement leur corps, elle affecte le réseau de leurs relations familiales et professionnelles, au point d'engendrer des conflits. Le *nganga* doit alors se faire juge. Et comme les Esprits et les Ancêtres sont en jeu, il a aussi le rang d'un officiant. Sa fonction recouvre ainsi des domaines que la société moderne réserve à la santé publique, à la justice aussi bien qu'aux Églises[2]. » Le *nganga* a aussi pour caractéristique d'occuper un espace géographique bien identifié qu'il a soit créé soit amélioré. Contrairement aux médecins coloniaux, c'est un bâtisseur qui construit lui-même son hôpital. C'est ce qui a valu à Schweitzer un autre surnom que lui ont donné les populations fang, à savoir *bingoung.* Le caractère polysémique du mot *bingoung* illustre plus encore l'appropriation dont Schweitzer est l'objet au Gabon. Ce terme peut se traduire par « tôles », matériau que Schweitzer utilisait dans ses constructions. Le singulier *engong* renvoie, comme me l'ont dit mes interlocuteurs, à « quelque chose qui est durable », ou à « quelqu'un de solide », ce qui correspondrait à la personne de Schweitzer qui était, paraît-il, un véritable roc. Enfin, *engong* est dans le *Mvet*[3], le pays des immortels qui s'oppose à *Okü,* le pays des mortels. Schweitzer ferait par ces dénominations partie de la mythologie fang.

Au-delà de ces figures, Schweitzer est d'abord un « Blanc » (*Otangani* chez les Galoa ou *Ntangha* chez les Fang), ce qui

1. Joseph Tonda, *Le Souverain moderne, le corps du pouvoir en Afrique centrale (Congo, Gabon)*, Paris, Karthala, 2005, p. 96.

2. Éric de Rosny, *La Nuit, les yeux ouverts*, Paris, Le Seuil, 1996, p. 14.

3. Le *mvet* désigne à la fois un instrument de musique et un ensemble de récits relatifs à la mythologie fang qui se disent accompagnés par cet instrument.

permettra dans le contexte colonial et même postcolonial de comprendre comment il a été perçu tour à tour comme un pur produit de l'époque coloniale, emblématique de celle-ci, en même temps qu'il apparaît toujours comme quelqu'un de totalement atypique dans cet environnement. C'est ce qui va du reste justifier sa réputation de bienfaiteur. Ces trois premières figures viennent se confondre avec une quatrième qui est celle de l'employeur. En même temps qu'il prodiguait des soins, Schweitzer embauchait d'anciens malades, ou leurs parents, pour assurer un certain nombre de tâches à l'hôpital. Considéré comme un modèle d'insertion sociale, dont on devrait continuer à s'inspirer aujourd'hui, l'hôpital de Lambaréné est également dans l'esprit de beaucoup un lieu où, grâce au travail, on peut accéder aux biens du « Blanc ».

La dernière figure fixée dans les mémoires est celle du pasteur. Être chrétien dévoré par la passion christique et animé par l'amour du prochain, Schweitzer est décrit comme un homme de compassion toujours prompt à organiser et à encourager des solidarités entre ses semblables.

On relèvera toutefois que le Schweitzer théologien ainsi que le Schweitzer musicien n'apparaissent presque pas dans ces différents tableaux, pour des raisons assez aisées à comprendre : l'absence de la figure du théologien s'explique par le fait que les colonies étaient des terres de mission où l'on venait pour évangéliser et non pas pour discuter de théologie, ce que Schweitzer aura l'occasion de vérifier personnellement. Il suffit pour cela de se rappeler les difficultés qu'il a eues pour se rendre au Gabon à cause de la crainte des autorités qu'il ne professe ses idées libérales aux populations indigènes. Le Schweitzer musicien ou musicologue a lui aussi été absent de ces conversations, alors même que c'est grâce à son activité de musicien qu'il a pu à certains moments financer ses activités hospitalières, et bien que toutes les personnes rencontrées aient évoqué son piano. L'explication tient ici au fait que, s'il est vrai que Schweitzer jouait du piano le soir avant d'aller se coucher, il ne s'est jamais produit en concert au Gabon. La présence d'un instrument de musique a d'ailleurs été perçue par certains comme l'attribut indispensable à la fonction de médecin, par analogie avec les attributs de certains tradipraticiens ou *nganga*.

Dans le christianisme orthodoxe, l'icône n'a pas simplement vocation à représenter un personnage, elle se doit surtout de donner de lui une interprétation symbolique conforme à la pensée des pères de l'Église. Dans cet inventaire, c'est la figure du médecin qui a l'avantage d'englober les autres, que j'ai choisi de privilégier, eu égard à la fonction dévolue à l'icône. Pour les personnes que j'ai rencontrées au Gabon, il s'est agi bien entendu de décrire le plus fidèlement possible l'homme qu'ils ont connu. Mais, à travers leur description, il leur importait de dresser le portrait d'un Schweitzer conforme à ce qu'ils attendent d'un médecin et à leurs représentations du corps et de la maladie. Mes interlocuteurs n'ont au final fait qu'appliquer le précepte qu'enseigne la sagesse fang : « N'aie pas peur de regarder l'autre dans les yeux, tu finiras par t'y voir toi-même. »

La question qui se pose alors est double : d'une part, ce personnage a-t-il existé, et, d'autre part, pourquoi ces gens en ont-ils fait une icône alors que rien ne les y contraignait ?

La fabrication de l'icône

La première interrogation est, pour ma démarche secondaire, dans la mesure où il ne s'agit pas de la quête d'une vérité historique absolue. Ce qui m'intéresse avant tout, c'est de saisir le ressenti des personnes que j'ai rencontrées. Les récits qui m'ont été livrés ne correspondent pas toujours à ce qui s'est passé au sens où l'entendent les historiens, mais souvent à ce que mes interlocuteurs estiment avoir vécu, élément qui est tributaire de leur vision du monde[1]. Or, celle-ci n'est pas nécessairement la même d'une culture à une autre. Pour autant, donner une telle priorité aux significations ou interprétations endogènes recèle le risque d'une simple restitution de paroles d'informateurs. C'est la raison pour laquelle j'ai soumis ces différents propos à la fois au prisme de ce que Schweitzer lui-même a écrit et à celui de ma propre analyse, tout en sachant que, comme le dit un

1. Voir en ce sens ce qu'en dit Valentin-Yves Mudimbe : « Racialisation ? Non, pas ! Je pars du fait que ma conscience et mon effort sont d'un lieu, d'un espace et d'un moment donnés ; et je ne vois ni comment ni pourquoi ma parole, quel que puisse être son envol, ne devrait pas, avant tout autre chose, être le cri et le témoin de ce lieu singulier », in *L'Odeur du père*, Paris, Présence africaine, 1982.

proverbe soninké (Mali), « il n'y a rien de pire pour un pagne que les sarments qui sortent du cotonnier. »

À l'inverse, savoir pourquoi Schweitzer est-il devenu et demeure une icône est une question centrale, dans la mesure où chercher à y répondre permet de comprendre les aspirations et les attentes des Gabonais en matière de santé. Dans les propos de ces derniers, la vénération dont Schweitzer est l'objet tient à la complexité du personnage. Comme le résumait un de mes témoins, Schweitzer était à la fois « un Blanc comme les autres » et « un Blanc pas comme les autres ». S'il n'avait été que l'un ou l'autre il n'aurait sûrement pas accédé au statut d'icône. Le fait d'être un Blanc sous-entend une part de mystère difficilement cernable pour ceux que l'on appelait les indigènes. C'est ainsi que les vêtements immaculés ou l'alimentation végétarienne de Schweitzer, de même qu'un certain nombre de manies plus ou moins insolites – comme la protection de toute forme de vie –, ont suscité les interprétations les plus diverses. Cependant, le fait que Schweitzer soit considéré comme « un Blanc pas comme les autres » laisse supposer qu'une certaine proximité s'était établie entre ces gens et lui, ce qui tranche avec les rapports coloniaux habituels, où la règle était de développer plutôt ce que l'on pourrait appeler aujourd'hui des formes de communautarisme afin de ne pas se mélanger aux Noirs. Le Gabon n'étant pas une colonie de peuplement, le séjour des colons était toujours provisoire, même s'il est arrivé qu'un certain nombre d'entre eux y décèdent et y soient enterrés. Il était rare qu'ils aient réellement eu un ancrage dans le pays. Or, dans le cas de Schweizer, tout est différent. Tout d'abord, il s'est implanté dans un lieu qui a une charge symbolique extrêmement forte. L'hôpital a en effet été bâti, près de Lambaréné, sur le site de l'ancien village Atadiè où vivait *Nkombé* (Soleil) le « roi » des Galoa. Ce village était connu pour la colline d'Adolinanongo[1], et c'est sur cette colline que Schweitzer a dressé sa maison, tissant ainsi un lien avec une autre figure de la colonisation, Pierre Savorgnan de Brazza, qui aurait souvent séjourné à cet endroit durant ses explorations à partir de 1875. L'hôpital donne non seulement une visibilité à

1. Adolinanongo vient de *dolina* (« observer, épier, surveiller ») et de *inongo* (« espèce, genre, sorte »). C'est de cette colline que les Galoa pouvaient observer les mouvements des populations (ennemies) pouvant venir de la rivière Ngounié, affluent de l'Ogooué, ou de l'amont du fleuve Ogooué.

l'œuvre de Schweitzer, mais il atteste aussi de la permanence de celle-ci puisque plus de quarante ans après sa mort, cette structure continue de fonctionner. Le fait que Schweitzer ait décidé d'être enterré à Atadiè a renforcé particulièrement le sentiment de proximité évoqué plus haut.

Pour apprendre de Schweitzer, il faut tenir compte de l'apparente contradiction entre une dimension mystérieuse du fait de ses origines européennes et ce qui a été vécu comme une proximité entre les indigènes et lui. Que Schweitzer soit européen lui confère de nombreux pouvoirs. C'est uniquement parce qu'il est « Blanc » que Schweitzer peut se procurer pour son hôpital des médicaments ou des outils qui viennent directement d'Europe ou d'Amérique. Pour ceux qui savent la charge et la magie attachées à tout bien matériel venant d'Europe, il est aisé de comprendre que, dans le cas présent, la croyance en l'efficacité des remèdes distribués à l'hôpital Schweitzer en ait été décuplée.

C'est ainsi que l'hôpital en lui-même est un lieu où l'on vient non seulement pour se soigner, mais également pour acquérir des biens (les *biaumes* en fang) du monde des Blancs. Ce peut être de l'argent pour les personnes que Schweitzer emploie, des vêtements distribués pour les malades et ceux qui les accompagnent, voire des aliments comme le poisson salé ou le riz.

Pour autant, la « magie du Blanc » n'est rien si elle ne cadre pas avec les représentations locales, et son exceptionnalité ne peut s'apprécier que dans le registre de ce que savent mes interlocuteurs. Dès son arrivée, Schweitzer lui-même écrit que les populations l'appellent *Onganga* ou *Nganga*. Malgré son statut, pour nombre de personnes que j'ai rencontrées, tout dans son comportement semblait indiquer qu'il n'était pas un « Blanc comme les autres » et qu'il possédait tous les attributs que revendiquent les tradi-thérapeutes. Dans cette vision, « Schweitzer était un des nôtres », comme je l'ai parfois entendu, et tout ce qu'il a fait s'explique justement par cette caractéristique. Cette assimilation au *nganga* permet de comprendre combien sont vaines les oppositions dont il est souvent encore question entre « médecine des Blancs » et « médecine des Noirs », et surtout combien est exagéré le fameux rejet de la médecine moderne, que je n'ai d'ailleurs pas observé dans le cas du Gabon. Dans ce domaine comme dans bien d'autres, les deux médecines se situent souvent sur le terrain de la complémentarité, et répondent à des stratégies développées à partir des représentations que l'on se fait de la maladie.

Durant les échanges avec mes interlocuteurs, j'ai à plusieurs reprises entendu ce propos : « Il n'y aura plus jamais un médecin comme lui au Gabon. » De prime abord, ces mots renvoient au fait que Schweitzer était, et continue à être considéré, comme un médecin hors du commun, ce qui justifie pleinement son statut d'icône. En s'arrêtant sur cette image de Schweitzer, il est possible de recueillir de précieux renseignements sur la nature des relations que le praticien doit tisser avec ses patients. Au-delà des qualités professionnelles que l'on exige du médecin, une autre demande apparaît de manière plus implicite : il ne doit pas oublier qu'il est d'abord un homme en contact avec d'autres hommes. L'icône que les Gabonais ont ainsi fabriquée permet de mieux cerner ce que doit être aux yeux de la population l'attitude du médecin face aux phénomènes culturels qu'il ignore. Le succès de Schweitzer est dû au fait que l'on a toujours pensé qu'il comprenait les représentations des Gabonais alors même que l'on se trouvait dans un contexte colonial. Bien que celui-ci ne soit pas transposable, l'imaginaire qui s'est construit à cette époque continue largement à influencer la perception de l'efficacité des outils dont va user le praticien. Ceux-ci seront d'autant plus fétichisés que le médecin sera originaire d'une contrée lointaine.

Ayant passé de nombreuses années à recueillir la parole de ceux qui avaient connu Schweitzer, il m'a paru tout à fait naturel de partir de leurs propos pour illustrer ce que l'on peut apprendre de cette icône. Pour des raisons d'ordre pratique, il m'était impossible de reprendre tout ce que j'ai pu entendre et noter. J'ai donc choisi volontairement de retenir les paroles qui traduisaient le mieux les attentes de ces personnes. Comme tous les choix, le mien est sûrement contestable, mais il a l'avantage de me permettre de montrer ce que l'on peut considérer comme un malentendu productif. D'après l'anthropologue américain Marshall Sahlins, c'est le mécanisme par lequel s'opère la redécouverte des éléments symboliques étrangers dans sa propre culture et des éléments de sa propre culture dans la culture de l'autre. Dans le cas présent, l'on aboutit à l'analogie établie entre Schweitzer et le *nganga*. Cet homme a été investi de tous les attributs du *nganga*, de même que de toute la puissance fantasmée ou avérée de la médecine occidentale : il constitue donc un idéal accessible pour mes témoins. L'icône a pu ainsi se construire à la fois sur la base d'une violence symbolique et d'une violence de l'imaginaire. La première renvoie, chez Bourdieu, à une adhésion de soi-même à la domination sans même s'en rendre compte : en Schweitzer, on ne voit plus la colonisation, alors même que le médecin et missionnaire qu'il est font partie des quatre piliers de cette entreprise avec le marchand et le militaire. Mais, cette violence symbolique ne suffit pas, il faut qu'il y ait également une violence de l'imaginaire. Celle-ci repose, d'après Joseph Tonda[1], sur la croyance que des entités imaginaires ont une action réelle, matérielle, sur les corps vivants. Schweitzer et les marchandises qu'il apporte deviennent ainsi des corps ayant un contenu magique, capables d'une action sur les populations gabonaises.

Les cinq figures retenues

De la rencontre avec Schweitzer, le principal souvenir est celui du « Grand Docteur ». Ce qualificatif mériterait à lui seul que l'on s'y arrêtât longuement tant il est récurrent. Schweitzer est un grand docteur parce qu'il n'a rien fait comme les autres. Grand, il l'a été de son vivant puisqu'il a totalement éclipsé, du moins en notoriété, les autres médecins qui ont séjourné au Gabon, en raison d'un parcours en tous points différent du leur. Après sa mort, son statut d'icône ne s'est pas démenti puisque dans un environnement où le culte des grands hommes n'est pas une pratique courante, il continue à être évoqué avec des accents qui confinent parfois à la dévotion.

Tout grand homme est attaché à un lieu auquel on l'identifie, et ce lieu est également le siège de son pouvoir. Schweitzer n'a pas construit le plus grand hôpital du pays, ni le plus moderne, mais dans le monde entier le nom de Lambaréné a

1. Voir Joseph Tonda, *Souverain moderne, le corps du pouvoir en Afrique centrale*, *op. cit.* ; « La violence de l'imaginaire des enfants-sorciers », *Cahiers d'études africaines*, 2008, pp. 325-343.

toujours évoqué un accueil particulier du malade. Pour mes témoins, c'est également le lieu où l'on accède au monde du Blanc avec tout ce que cela sous-entend. L'hôpital Schweitzer étant d'abord un espace thérapeutique, mes témoins se rappellent tous que « Schweitzer avait la capacité de voir toutes les maladies, même les maladies des Noirs ». Cette qualité qu'on lui prête tranche radicalement avec ce qu'a pu écrire Schweitzer lui-même. Contrairement à ce qui est souvent avancé, Schweitzer n'a pas spécialement prêté attention durant son séjour gabonais aux représentations populaires des maladies, si ce n'est pour les brocarder. Il est donc difficile de souscrire à l'idée selon laquelle, dans son hôpital, il aurait permis à ces représentations de prospérer. Pourtant la lecture de mes témoins renvoie une fois de plus à l'analogie qu'ils ont établie entre Schweitzer et le *nganga*.

Si Schweitzer s'est tant singularisé par rapport aux autres médecins que l'on avait jusque-là connus au Gabon, c'est en raison de sa pratique et des relations qu'il a su nouer avec les malades. Cette pratique était certainement liée aux raisons qui l'avaient conduit à devenir médecin et à la place que la religion tenait dans sa démarche. Schweitzer a laissé l'image « d'un homme qui respectait beaucoup les Noirs ». Cette référence au respect peut surprendre ceux qui n'ignorent rien de l'univers colonial. Les relations entre le colon et le colonisé sont en effet difficilement imaginables sur le mode du respect mutuel. Comment alors envisager que Schweitzer soit sorti de ce schéma dans les représentations de mes interlocuteurs ? Pour comprendre ce qui peut paraître contradictoire, il importe de se rappeler que, pour mes interlocuteurs, Schweitzer n'était pas le seul colon qui vivait au Gabon, et le jugement qu'ils portent sur lui se fait toujours à la lumière de ce paramètre. Même s'ils n'ont pas hésité à lui adresser un certain nombre de reproches, mes interlocuteurs continuent à s'incliner devant son image parce qu'il s'agissait de quelqu'un qui leur reconnaissait une humanité dans un contexte où cette idée n'était pas partagée par le plus grand nombre. Lorsque l'on célèbre Schweitzer, n'est-ce pas également cette humanité parfois en retrait aujourd'hui que l'on demande au corps médical ?

Schweitzer s'incarne donc pour mes interlocuteurs dans ces cinq figures qui serviront de trame aux lignes qui vont suivre et qu'un de mes interlocuteurs a ainsi résumée approximativement : « Schweitzer a vraiment été un "grand docteur" qui vivait chez lui, à Atadiè, où il accueillait, soignait et nourrissait ses malades et leurs familles en les considérant comme des humains. »

CHAPITRE II

Le « Grand Docteur », l'autorité médicale

De son vivant, à Lambaréné, Schweitzer jouissait d'un titre exclusif, celui de « Grand Docteur ». Plus de quarante ans après sa mort, ce surnom lui est toujours associé, même par ceux qui ne l'ont pas connu. Ni le temps qui passe, ni la disparition progressive des témoins oculaires ne semblent avoir une quelconque emprise sur les représentations que les Gabonais ont de cet homme dont la légende est alimentée chaque jour par de nouveaux récits. S'agissant d'un être exceptionnel, certains vont jusqu'à se demander si Schweitzer a vraiment quitté ce monde le 4 septembre 1965. Certes, sa tombe, à quelques mètres du fleuve, pourrait ramener les plus sceptiques à la réalité. Mais le doute revient quand, en visitant sa maison, on découvre le lit où il aurait rendu son dernier soupir. Suivant les habitudes gabonaises, il n'est pas courant de laisser une pièce dans l'état où elle était au moment du décès de son occupant. Or, ce lit est régulièrement refait. Pour certains de ceux que j'ai rencontrés, ce rituel inhabituel tient au fait que, tous les soirs, Schweitzer reviendrait y prendre place. Il ne serait donc pas mort, et continuerait même à veiller sur son hôpital, racontent les anciens. C'est ainsi qu'il interviendrait chaque fois qu'une crise le menace afin que l'œuvre qu'il a créée ne disparaisse pas[1].

1. Cette croyance s'affirma davantage après la grève du personnel de l'hôpital en 1990 (du 20 au 25 avril). Alors que la situation empirait, Alain Douviogou,

Ces conceptions pourraient faire sourire celui qui ne s'est jamais rendu au Gabon. Elles ne sont toutefois pas très éloignées de celles que Schweitzer lui-même développait. Certes, il ne pensait pas un seul instant être immortel, mais il avait la conviction que la mort biologique ne mettrait pas un terme à tout ce qu'il avait bâti. C'est ce qu'il exprime, par exemple, dans *Une pure volonté de vie* : « Ce qui en nous est devenu pure volonté de vie ne disparaîtra pas, mais continuera à vivre en tous ceux qu'elle aura touchés, influencés, et c'est là que notre vie se poursuit. Il nous faut comprendre la vie éternelle comme action. » Au-delà de sa mort, Schweitzer continuerait donc à agir. C'est cette dimension qui est particulièrement intéressante chez lui, surtout si l'on tient compte du contexte colonial dans lequel il a vécu, et de la perception de ce contexte aujourd'hui. Pourtant, qui aurait pu penser qu'un siècle après son arrivée au Gabon, au cours de l'année 1913, l'expérience qui est la sienne passerait à la postérité, et que son nom serait associé pour longtemps à une pratique de la médecine que les Gabonais aimeraient voir perdurer ?

L'incertitude des débuts

Plus que celle de l'homme exceptionnel, l'image dont les Gabonais continuent à se souvenir et qu'ils chérissent encore, est celle du « Grand Docteur ». Pourtant, celle-ci ne s'imposa pas immédiatement. Lorsqu'il débarque à Lambaréné, le 16 avril 1913, avec sa femme Hélène Bresslau, qu'il a épousée l'année précédente, il est pour les populations locales un parfait inconnu qui foule le sol de la mission protestante d'Andendé. Certes, il s'est déjà fait connaître en Europe dans des domaines aussi divers que la théologie, la philosophie ou encore la musique, mais ce ne sont pas ses compétences-là qui l'amènent au Gabon. En 1905, après qu'il a lu une annonce parue dans le *Journal des missions africaines*, à trente ans, Albert Schweitzer s'est lancé dans des études de médecine afin de pouvoir se rendre en Afrique,

l'ancien lépreux devenu chef du personnel, aurait évoqué les anciens collaborateurs de Schweitzer en indiquant la direction du cimetière où ils reposaient. Pour d'autres, c'est Schweitzer qui lui serait apparu en songe pour lui suggérer les mots qu'il prononça et qui mirent fin à la grève.

répondant ainsi, comme il le dira, à l'appel de Jésus. Malgré un stage au printemps 1912 à l'Institut des médecines coloniales de Paris, il n'a aucune réputation en tant que médecin : il n'a jamais vraiment exercé quand il quitte la France. L'ancien sénateur du Gabon Luc Durand-Réville disait à cet égard de Schweitzer, en 1975, au moment de la célébration du centenaire de sa naissance : « Pas d'externat sans doute, pas d'internat, pas de médicat[1] des hôpitaux ne laisse-t-on pas de dire… »

Si les populations commencent à s'enthousiasmer de sa présence, quatre ans après son arrivée au Gabon, rares sont ceux qui, en dehors des cercles missionnaires protestants, ont entendu parler de son activité de médecin au cœur de la forêt équatoriale avant 1917, année où il est contraint de regagner la France pour des raisons qu'il convient de préciser.

Depuis le déclenchement de la guerre en Europe, la France mobilisant ses hommes le 1er août 1914, Albert Schweitzer et son épouse, citoyens de l'Empire allemand[2] (comme de nombreux Alsaciens), subissent de nombreuses vexations, entre assignation à résidence et interdiction d'exercer la médecine. Sa première assignation intervient dès le 5 août 1914. Il lui est interdit d'exercer la médecine et de communiquer avec l'extérieur. Ce n'est qu'en novembre 1914 que cette mesure est levée par le ministre des Colonies, même si l'on continuera d'exercer sur Schweitzer et sa femme une surveillance « discrète et permanente ». L'administrateur de Lambaréné est allé jusqu'à prétendre dans un rapport que Schweitzer a déclaré : « La France est un peuple pourri qui ne saurait résister à l'Allemagne[3]. » En septembre 1917, la levée de l'assignation est remise en cause par le ministre des Colonies qui prend un arrêté d'expulsion contre lui, en raison « de l'attitude suspecte de ce ménage, établie par ses relations avec des correspondants allemands ». Il dispose de vingt-quatre heures pour quitter Lambaréné.

1. Concours permettant d'obtenir le titre de médecin des hôpitaux qui a été supprimé après 1968, mais qui est invoqué de manière inappropriée ici puisque Schweitzer a obtenu son titre de docteur dans une Alsace sous administration allemande.

2. Le Traité de Francfort signé le 10 mai 1871 mettait fin à la guerre franco-allemande et reconnaissait aux Alsaciens-Lorrains le droit d'opter individuellement pour la nationalité française. Louis-Théophile Schweitzer, son père, choisit la nationalité allemande, alors que ses deux oncles « parisiens », Auguste et Charles (le grand-père de Jean-Paul Sartre), préférèrent rester Français.

3. *Dossier Schweitzer*, Archives coloniales d'Aix-en-Provence.

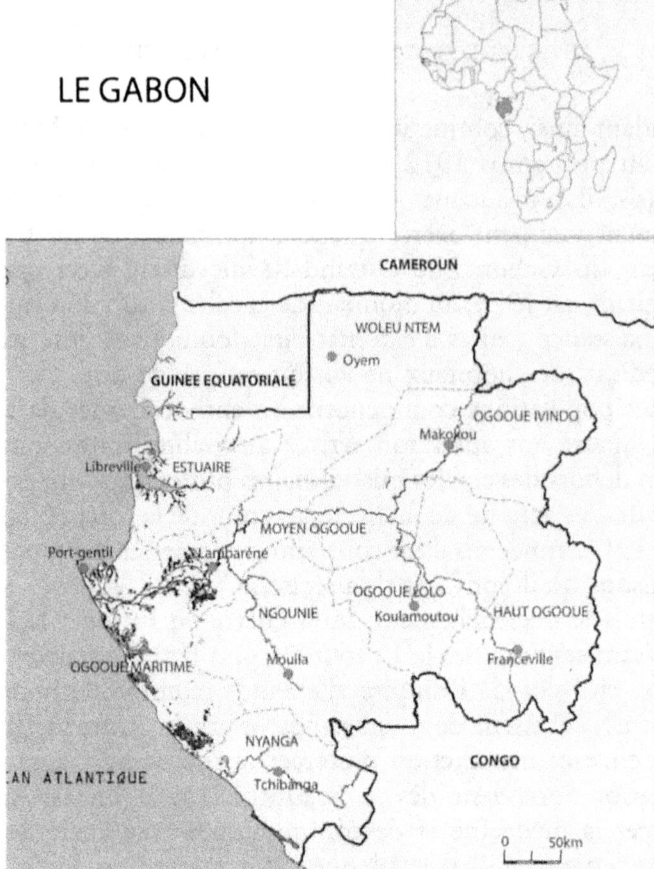

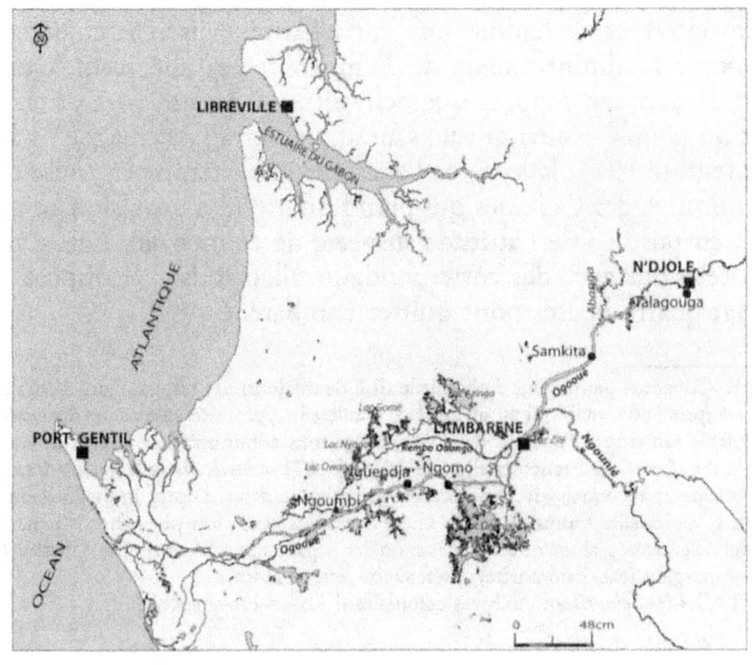

Carte générale du Gabon et aperçu du cours moyen de l'Ogooué.

À leur arrivée en France, les Schweitzer sont internés à Garaison (Hautes-Pyrénées), dans un camp destiné à accueillir des prisonniers austro-allemands. Ils y séjournent jusqu'au début de l'année 1918. Ils sont ensuite transférés à Saint-Rémy-de-Provence jusqu'à leur libération en juillet 1918.

Au sortir de la guerre, Schweitzer devient citoyen français, même s'il refuse de renoncer à sa nationalité allemande, estimant qu'il a une dette culturelle envers l'Allemagne, ce qui lui vaudra encore quelques ennuis[1]. Si une pythonisse lui avait alors annoncé qu'il retournerait à Lambaréné poursuivre son œuvre, il n'est pas certain qu'il lui aurait porté une quelconque attention. Le pouvait-il d'ailleurs ? Sans ressources, il ne peut pas rembourser les dettes qu'il a contractées auprès de la Société des missions. L'urgence du moment est de gagner sa vie pour nourrir sa famille, qui vient de s'agrandir, puisque le 14 janvier 1919 est née celle qui sera son enfant unique, Rhéna. Il retrouve son activité de vicaire à l'église Saint-Nicolas à Strasbourg en même temps qu'il occupe un emploi à l'hôpital de la ville dans le service de dermatologie.

Si, pour l'état civil, Schweitzer est né en 1875, pour ses thuriféraires d'autres dates sont toutes aussi symboliques. Citons 1913 qui marque donc son arrivée au Gabon, ou encore 1905, qui le voit prendre ce nouveau virage dans sa vie. Curieusement, 1920 est souvent ignorée. Pourtant, c'est à partir d'un événement qui se produisit cette année-là que l'aventure de Schweitzer au Gabon trouva un nouveau souffle. Peu avant Noël 1919, il reçoit une lettre de l'archevêque Nathan Söderblom l'invitant à donner des conférences en Suède à l'université d'Uppsala. Lors de ce séjour, l'éditeur Lindblad lui demande de rédiger un ouvrage sur son expérience africaine dont le titre doit être *Eau et jungle*[2]. Schweitzer a toujours considéré lui-même que c'est la rédaction de ce livre et le succès qu'il a eu qui l'a décidé à reprendre ce qu'il appelle son « œuvre » à Lambaréné. Cependant il doit attendre avril 1924, alors qu'il est déjà âgé de quarante-neuf

1. En 1919, la famille de Schweitzer fut menacée d'expulsion au prétexte qu'elle était allemande. Celle de sa femme fut mise à la porte de son domicile pour le même motif.

2. D'abord paru en allemand sous le titre *Zwischen Wasser und Urwald* (« Entre eau et forêt vierge »), il deviendra en français *À l'orée de la forêt vierge*.

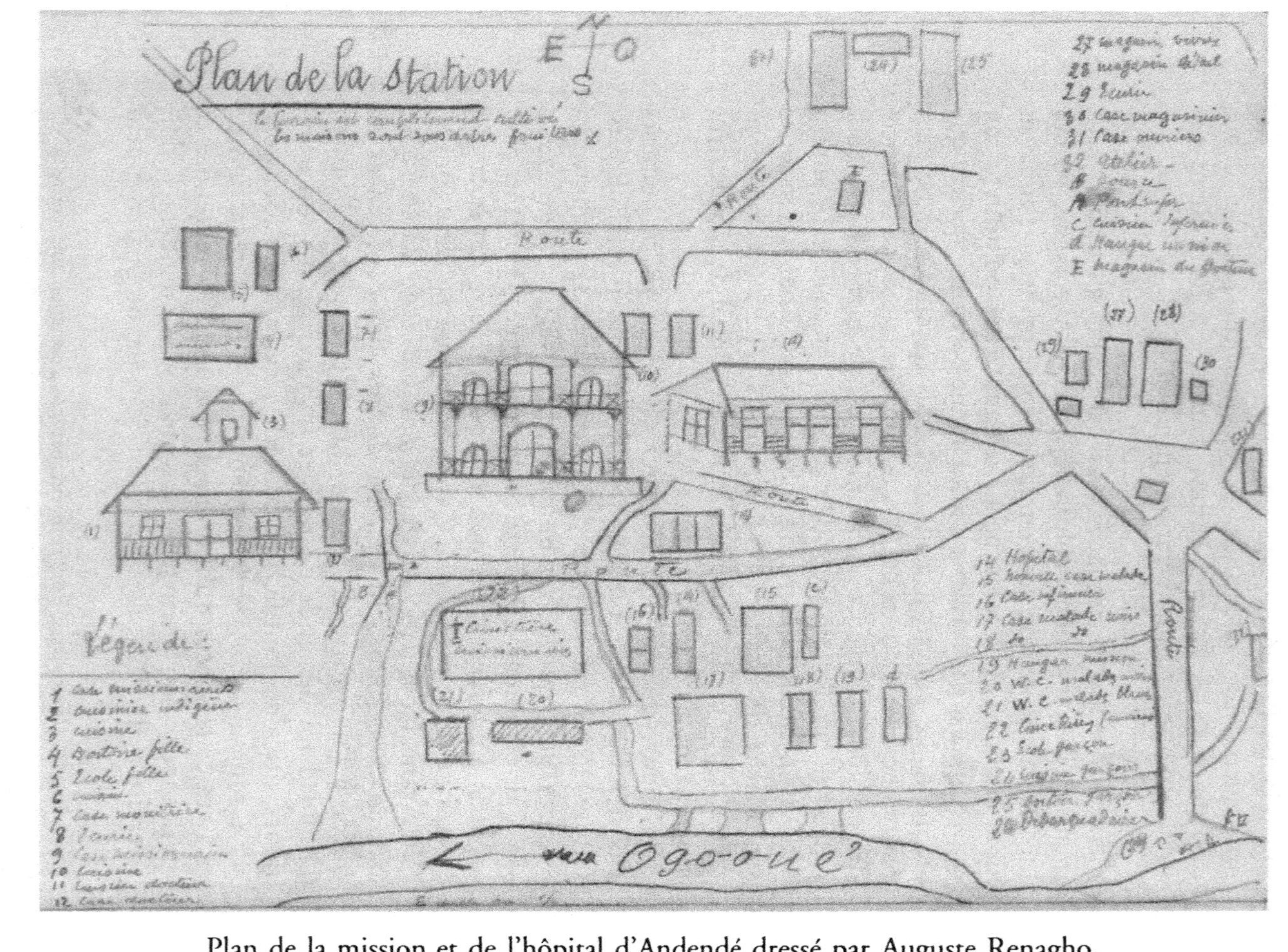

Plan de la mission et de l'hôpital d'Andendé dressé par Auguste Renagho,
écrivain public gabonais, ami du docteur Schweitzer

ans, pour regagner les rivages de l'Ogooué, sans son épouse : celle-ci est atteinte de tuberculose, sa santé montre des signes de précarité de plus en plus grande.

Ce retour au Gabon n'a été possible qu'une fois qu'il a surmonté de nombreux obstacles dressés tant par sa hiérarchie religieuse que par les autorités coloniales. Pour le président de la Conférence missionnaire, Schweitzer avait toujours fait passer les intérêts de la Mission après ceux de la médecine pendant son premier séjour. De plus, son caractère indépendant avait rendu toute cohabitation difficile à la station de Lambaréné. Comme si cela ne suffisait pas, il est même fait mention dans une lettre en 1921 du fait que Schweitzer a laissé l'idée d'un homme « qui aurait pris le parti de nos agresseurs, d'un "bochophile[1]" ». Ce soupçon est partagé par bien d'autres, notamment par les autorités coloniales. Le lieutenant-gouverneur du Gabon note par exemple que « le docteur a laissé un très bon souvenir parmi les indigènes et les exploitants forestiers, mais son attitude pendant la guerre a été suspecte. Il serait peu désirable qu'il revienne s'installer au Gabon ».

C'est à partir du tout début des années vingt que son œuvre commence à être connue en Europe, et en Allemagne notamment. Toutefois, il faudra attendre la fin de la Seconde Guerre mondiale (alors qu'il n'est pas revenu en Europe entre 1939 et 1949), et surtout le voyage qu'il effectue aux États-Unis en 1949, pour le voir accéder au statut d'icône planétaire. Pourtant, un quiproquo subsistera toujours à son propos. Si Lambaréné devient un lieu prisé où défilent nombre de célébrités de l'époque, ce n'est certainement pas parce que l'un des plus grands médecins du monde y exerce. Les raisons de ce succès tiennent plutôt au fait que l'on y pratique au quotidien l'amour du prochain et le service pour les plus démunis. Aux yeux de ceux qui visitent son hôpital, Schweitzer est un grand docteur parce qu'il n'a pas hésité à tout sacrifier au service d'un idéal. Il aurait pu avoir une brillante carrière universitaire ou musicale, comme ne cessent de le rappeler ses admirateurs, mais il a préféré devenir médecin dans un coin de la brousse africaine. À l'inverse, pour les habitants de cette brousse africaine qui

1. « Boche » est un terme péjoratif, qui sert à désigner les Allemands depuis la bataille de Sedan en 1870 – il servira encore jusqu'à la fin du second conflit mondial.

forment les bataillons de ses patients, Schweitzer est un grand médecin parce que c'est un « grand docteur ».

La genèse du surnom

Lorsque l'on évoque le nom de Schweitzer devant ceux qui l'ont connu, la première réaction avant même tout autre propos se résume souvent à cette exclamation : « Ah ! Grand Docteur ». Il se dit au Gabon que tout Africain (les Européens n'étant pas astreints à cette règle) qui s'adressait à Schweitzer en lui donnant simplement du « Docteur » avait droit à la remarque suivante de sa part : « Et l'adjectif ? » Pourtant, lorsqu'il arrive au Gabon en 1913, Schweitzer est souvent associé au mot *onganga* ou *nganga* par lequel les indigènes le désignent. Les malades le considèrent comme le pendant moderne des guérisseurs qu'ils connaissent depuis toujours. Ce n'est que plus tard qu'il deviendra le « Grand Docteur », ce qui aura pour conséquence de faire disparaître totalement *Onganga.*

Pour certains de ses admirateurs, le surnom de « Grand Docteur » se justifierait par le fait qu'il aurait été le premier médecin que les Gabonais ont connu. Cette antériorité expliquerait la place qui est la sienne au panthéon de la médecine gabonaise. Pourtant, cette assertion est contestable pour deux raisons au moins. Tout d'abord, elle n'apporte aucun éclairage sur le fait qu'on ait d'abord appelé Schweitzer *Onganga,* et que l'on soit passé ensuite à « Grand Docteur ». Ensuite, et c'est la réserve la plus importante, ces admirateurs oublient, ou ignorent totalement, le fait que depuis la seconde moitié du XIXe siècle, plusieurs missionnaires ont eu une activité médicale au Gabon. De plus, le décret du 7 janvier 1890 ayant créé un « Corps de santé des colonies et des pays de protectorat », les services de Marine procédèrent à partir de cette date à l'installation de structures hospitalières ; pour cela, ils ont fait appel, le cas échéant, au concours des congrégations religieuses.

Même sur les bords du fleuve Ogooué, Schweitzer n'est pas le premier médecin à soigner les populations, et lui-même ne l'a jamais prétendu. Il a été précédé par des médecins militaires comme ce docteur Jorryguibert, qui avait séjourné pendant un certain temps chez l'administrateur de Lambaréné quelques années avant 1913. Schweitzer a aussi été précédé par des personnalités religieuses. Dans *À l'orée de la forêt vierge*, il cite notamment Mme Lantz, missionnaire alsacienne à Talagouga, M. Robert à Ngomo et M. Nassau à Andendé, pour leur rôle sur le plan médical. Si la qualité de médecin ne peut être reconnue à Valentine Lantz, qui a suivi une formation d'infirmière et de sage-femme, ou même à Maurice Robert qui a pourtant fait des études de médecine, il en va autrement pour l'Américain Robert Nassau. Pasteur, c'est lui qui fonda la mission protestante d'Andendé en 1876, et c'est dans l'enceinte de cette même mission que Schweitzer va créer son premier hôpital. Avant de se rendre en Afrique, Nassau avait commencé des études de médecine en se disant que des connaissances dans ce domaine lui seraient utiles, eu égard aux conditions de vie difficiles et aux nombreuses maladies sur ce continent, alors habituellement tenu pour le « tombeau de l'homme Blanc ». Il est à noter que le doctorat en médecine de Nassau était assorti de la mention spéciale suivante : « Non valable pour pratiquer en Amérique ».

Contredisant également la thèse des admirateurs de Schweitzer, l'un de mes témoins[1], Janvier N. M.[2] estime que Schweitzer a bien commencé par être appelé *Onganga* et que les raisons de la mutation de son titre en « Grand Docteur » n'ont rien à voir avec une quelconque antériorité ni des prédécesseurs qu'il aurait supplantés. Pour lui, ce sont les interprètes qui ont permis l'émergence de ce surnom. Dans le monde colonial, l'interprète a une fonction et un pouvoir importants. C'est lui qui rend possibles les échanges entre deux mondes qui s'ignorent, et de ce fait, il est un auxiliaire précieux pour le colonisateur. Il jouit d'un certain pouvoir, dont il abuse parfois, dans la fabrication

1. Alors que je revendique une place ordinaire pour mes interlocuteurs, certains pourraient être surpris par le traitement particulier que je leur réserve en les désignant par leurs prénoms lorsque les auteurs des productions écrites le sont par leur nom. Il ne s'agit nullement pour moi de m'inscrire dans une quelconque tradition coloniale consistant à désigner les indigènes par leur prénom. J'ai choisi de rendre anonyme l'identité de ceux que j'ai rencontrés dans un souci de les protéger. Néanmoins, comme me l'avait suggéré l'un d'entre eux quelques jours avant sa mort, mettre en avant les prénoms avec les initiales des noms leur permet de se retrouver en même temps que cela les préserve.

2. Janvier N. M. a vécu au village Atsié sur la rive gauche de l'Ogooué, en amont de l'hôpital Schweitzer. Ses premiers souvenirs de ce lieu et du docteur Schweitzer remontent à 1928. Ils sont d'abord liés à son père qui y a travaillé comme blanchisseur et y est décédé. Janvier était présent aux obsèques de Schweitzer.

des représentations, aussi bien pour le colonisateur que pour le colonisé.

Ne comprenant aucune des langues du pays, et les malades ne parlant que rarement le français, Schweitzer est obligé de faire appel aux interprètes. Il a donc recours aux services soit des instituteurs de la mission, soit de malades possédant quelques rudiments de français, ceux-là mêmes qui finiront par trouver un emploi à l'hôpital. L'exemple le plus célèbre à cet égard est celui de Joseph Azoawanié. Schweitzer le remarque alors qu'il se trouve en soins à l'hôpital. Estimant qu'il s'exprime parfaitement en français (ce qui est exagéré[1]), il l'engage comme interprète et fait bientôt aussi de lui un infirmier, alors que Joseph était cuisinier de profession. Pour Janvier N. M., ce sont les interprètes qui ont dû dire à Schweitzer que les termes *onganga* et *nganga* se traduisaient par « docteur ». Par excès de zèle, comme c'est souvent le cas en pareille situation, et pour flatter certainement Schweitzer, ils se sont crus autorisés à ajouter l'adjectif « Grand ». Cette présentation a dû certainement à la fois amuser et plaire à Schweitzer, qui a fini par s'y attacher au point de revendiquer avec une certaine fierté ce surnom. Cette lecture me paraît d'autant plus plausible qu'elle correspond à une pratique que l'on observait autrefois selon mes témoins. Tous les Blancs recevaient en effet un pseudonyme qui pouvait ou non être porté à leur connaissance. Schweitzer fut lui-même confronté à cette réalité dès son arrivée, puisque le pasteur Kast qui l'accueillit à la mission d'Andendé lui annonça que les indigènes l'appelaient par le nom fang *Nome Nzok* (« le vieil éléphant »). Le pasteur Kast lui aurait également expliqué que le fait de recevoir un surnom était extrêmement important dans la mesure où celui-ci traduisait un trait de caractère marquant l'ascendant de l'Homme blanc. Dès lors, il est plus que certain que « Grand Docteur » ait plu à Schweitzer, et il était plus lisible que le simple *Onganga*.

Pourtant, pour nombre de mes interlocuteurs, l'adjectif « grand » ne signifie en rien que Schweitzer ait été le meilleur ou le premier médecin au Gabon, mais il sert plutôt à le désigner

1. Il suffit pour cela de lire, dans *À l'orée de la forêt vierge*, ce qu'écrit Schweitzer lui-même sur les descriptions de Joseph : « On s'accoutume sans trop de peine à ses expressions anatomiques, où son ancienne profession se trahit par une terminologie culinaire : cet homme a mal dans le gigot droit. »

comme le maître des lieux, ce qui en fait une personne particulièrement importante. Dans nos conversations, certains ont souvent opposé le « Grand Docteur » Schweitzer aux autres médecins qui étaient eux des « petits » docteurs. Si par la suite « Grand Docteur » s'est imposé, c'est outre sa volonté d'exiger de se faire appeler ainsi : pour les indigènes, une telle dénomination est un outil supplémentaire pour se rapprocher de la « civilisation » en possédant un terme français de plus dans leur vocabulaire. Peu importe le sens qu'on donne à « Grand Docteur », l'essentiel est de montrer qu'on utilise le français, contrairement aux malades qui arrivent des coins les plus reculés de la brousse et que l'on considère encore comme des « sauvages ».

Au-delà du rôle joué par les interprètes, il ne faut pas minimiser l'action de Schweitzer en tant que médecin. Pourtant, cet aspect fut l'un des plus difficiles à cerner au début des échanges avec mes interlocuteurs. Rares étaient en effet parmi eux ceux qui l'avaient réellement vu pratiquer un quelconque acte médical. De nombreux témoignages attestent que, après 1945, Schweitzer ne pratiquait plus la médecine si ce n'est de façon épisodique[1]. Ce sont de jeunes médecins qui se chargent des interventions chirurgicales et du suivi médical des malades. Même le film hagiographique réalisé à sa gloire entre 1954 et 1960 par la cinéaste américaine Erica Anderson, qui s'est prise d'une véritable passion pour lui, ne fait pas illusion[2]. Si l'on y voit Schweitzer dans la salle d'opération pendant une intervention chirurgicale, la veste et le nœud papillon qu'il arbore attestent bien que sa présence en ce lieu est étroitement liée à celle de la caméra et n'a que de lointains rapports avec l'exercice d'une quelconque activité médicale.

Dès lors, comment l'image d'un Schweitzer grand médecin a-t-elle pu demeurer intacte alors que le plus grand nombre ne l'avait pas vu exercer la médecine ? Pour appréhender ce qui semble tenir du paradoxe, il convient de s'arrêter à l'outillage mental de mes témoins. Pour eux, Schweitzer est un bon *onganga,* et c'est à travers cette grille de lecture qu'il faut comprendre sa notoriété persistante, de même qu'il faut toujours

1. Seuls quatre de mes témoins ont vu Schweitzer en train de soigner avant 1945 : Ce sont Hélène M., Anatole N., Émile N. M. et Janvier N. M.

2. Erica Anderson, Jerome Hill, *Albert Schweitzer*, 1960, 120 mn.

se situer sur le terrain du malentendu productif puisqu'il n'est pas certain une fois de plus que Schweitzer se serait reconnu dans ces lignes.

L'analogie avec l'*onganga*

À la question de savoir si Schweitzer a réellement été un médecin, beaucoup de personnes ne l'ayant pas vu à l'œuvre, mes interlocuteurs ont souvent balancé entre agacement et franche irritation. Si l'on part de l'idée que la fabrication de l'image du « Grand Docteur » s'est faite principalement à partir de ce qui s'est donné à voir, ces réactions peuvent surprendre. Mais très vite, je me suis dit qu'il fallait là aussi scruter l'histoire à l'envers, mes réserves partant d'un postulat qui n'est pas lui-même exempt de parti pris, à savoir l'existence de critères de l'exercice de la médecine à partir desquels il est possible d'envisager l'activité du médecin. L'observation de la réalité montre que ces critères peuvent différer d'une culture à l'autre. Pour mes interlocuteurs, les interrogations sur la réalité de l'activité médicale de Schweitzer ne pouvaient être formulées que par « quelques Blancs jaloux du succès de Schweitzer » ou encore par « des gens qui ne connaissent rien à un hôpital ». Régulièrement, l'argument suivant m'a été opposé : « Est-il utile de voir toutes les étapes du travail du bon *onganga* pour reconnaître son pouvoir et sa puissance ? »

Ce que ces personnes ont d'abord vu, ce sont les nombreuses similitudes entre Schweitzer et le *onganga,* et c'est à partir de ces similitudes qu'ils jugent le médecin. De ce point de vue, il n'est pas indispensable de savoir si ces hommes et ces femmes ont vu Schweitzer à l'œuvre, mais plutôt de savoir ce qui fait un bon *onganga.* Pour mes témoins, le bon *onganga* se reconnaît au lieu où il vit et exerce, puisque les deux se confondent. Dans la forêt gabonaise, c'est généralement un village qu'il a lui-même bâti et où il accueille les malades venant de toutes les contrées, y compris les plus lointaines. Il est assisté par des jeunes qui sont appelés à prendre un jour sa succession. C'est quelqu'un qui a des résultats probants dans son activité.

Le lieu est le premier élément qui participe à la renommée de l'*onganga* et accrédite en même temps l'idée de sa puissance et de son pouvoir. Ce lieu n'est pas uniquement envisagé comme l'espace où s'exerce l'activité professionnelle : il est un lieu de vie. Ces deux aspects sont indissociablement liés, et de là découle certainement le succès de l'hôpital Schweitzer et de son fondateur : le contact entre le malade et le thérapeute se déroule sur les terres du second nommé, puisque c'est le malade qui, sauf exception, se rend chez l'*onganga*. Les premières impressions que donne ce village influencent fortement l'opinion que l'on se fait du *nganga*. C'est cet espace qui permet de l'identifier. Habituellement, pour désigner un lieu, on fait une périphrase en disant le village de tel *onganga*. Dans certains cas, le nom du village finit par disparaître tout à fait derrière celui du thérapeute, surtout quand celui-ci a créé ce village.

Dans cette perspective, et dans la subjectivité des acteurs et témoins de l'époque, Schweitzer a donc tout d'un *onganga*. Lorsqu'il arrive à Lambaréné, c'est à la mission protestante d'Andendé qu'il s'installe, mais deux ans après son retour, il déménage pour occuper le site actuel d'Atadiè. Pour autant, qui sait encore aujourd'hui que ce lieu porte ce nom ? De même, qui, en dehors de quelques érudits, sait que le nom exact de cet hôpital est « Albert-Schweitzer-Bresslau » ? On n'évoque plus que l'hôpital Schweitzer ou, à la rigueur l'hôpital Atadiè, pour les habitants de Lambaréné ; Bresslau, le nom de son épouse, a totalement disparu.

Même si dès le début de sa présence au Gabon, Schweitzer est appelé *onganga*, c'est le déménagement à Atadiè qui lui permet de changer le rapport qu'il a avec le lieu où il exerce son activité, et d'accéder à son statut d'icône. Pour mes interlocuteurs, le malade qui se rend à Andendé ne va pas chez Schweitzer, mais à la mission protestante. Schweitzer n'est, pour reprendre une expression pittoresque gabonaise, que « sous couvert d'autres personnes ». Il ne dispose pas à Andendé de cette légitimité que confère le débarcadère, puisque ses malades accostent au débarcadère de la mission protestante. Le fait que le débarcadère porte le nom d'une personne marque déjà, ne serait-ce que symboliquement, son pouvoir. Il est, par exemple, indiqué au malade qui arrive d'accoster directement au débarcadère du *nganga*. Ce n'est qu'à Atadiè que Schweitzer aura ses propres débarcadères et que son nom sera accolé à tous les espaces.

Dans la genèse des lieux où se sont illustrés de bons *nganga*, il y a toujours une permanence dans les récits. Au commencement, le *nganga* s'installe dans le village où il a grandi ou alors dans celui du maître qui lui a transmis son savoir et son pouvoir. Cependant, et de manière progressive, il se sent de plus en plus à l'étroit dans ce village, à cause des problèmes de voisinage avec les uns et de la jalousie des autres. Devant ces tracasseries quotidiennes, il décide un jour de déménager pour occuper un espace vierge de toute présence humaine. Celui-ci, en fonction du talent du *nganga,* finit par devenir un village connu uniquement par le nom du thérapeute. Force est de constater que le parcours de Schweitzer au Gabon, tel que je l'ai décrit, cadre parfaitement avec ces représentations.

Dans le film *Il est minuit docteur Schweitzer,* qui a beaucoup fait pour sa gloire, on apprend que, « seul, il a édifié de ses propres mains un village hôpital ». Sans vouloir le contester, Janvier N. M. et Sylvestre M.[1] estiment toutefois que ce propos passe sous silence ce qui paraît le plus important à leurs yeux, à savoir les raisons qui ont conduit Schweitzer à quitter la mission d'Andendé pour s'installer à Atadiè. Ces raisons sont d'autant plus importantes qu'elles révèlent deux traits de son caractère, qui sont le courage et le refus d'être placé sous l'autorité de quiconque.

Tous les témoins de l'époque ont évoqué les difficultés auxquelles Schweitzer a été confronté, tant avec les autorités coloniales que les autres missionnaires protestants. Ce sont ces difficultés qui, selon mes interlocuteurs, portent les germes du transfert de son hôpital le 21 janvier 1927. Et ceux-ci ajoutent que les relations de Schweitzer avec les missionnaires protestants d'Andendé n'étaient pas excellentes pour diverses raisons. Même devenu Français, Schweitzer est vu dans les années vingt comme un Allemand[2]. De plus, il représente, sinon un danger, du moins une source de désagréments pour ses hôtes à cause des malades qui envahissent la station. C'est la même hypothèse que suggère l'ancien président de la Fondation internationale de l'hôpital Albert-Schweitzer, Othon Printz : « Non seulement

1. Sylvestre M. est né à l'hôpital Schweitzer en 1940 où il est revenu à plusieurs reprises.

2. Pour mes interlocuteurs, Schweitzer n'était pas vraiment un Français. Tous le disaient Alsaciens ou encore Allemand, mais jamais Français.

il manquait de place pour les malades qui affluaient, mais la coexistence d'un hôpital et d'une station missionnaire n'allait pas sans problèmes... humains[1]. » Dans ses écrits, Schweitzer est fort discret sur ce chapitre. Il se contente de faire observer que la mission catholique le traite mieux que les protestants, et que son transfert à Atadiè est commandé par le manque d'espace à Andendé. Qu'il ait choisi un lieu inhabité va encore le rapprocher des bons *onganga*.

Le village que l'*onganga* crée est un lieu de vie qui n'est pas rythmé par les contraintes horaires. On y arrive à tout moment et nul ne sait à l'avance le jour de son départ. De plus, on y vient toujours accompagné d'au moins une personne. Celle-ci, outre le fait qu'elle s'occupe du malade, a vocation à prendre part aux activités du village. Dans certains cas, elle sera tellement intégrée qu'il pourra lui être octroyé un lopin de terre à cultiver. S'agissant du séjour, il dure tant que l'état de santé du malade le justifie, mais il peut aussi se poursuivre au-delà de la période des soins. Parfois, d'anciens malades ou ceux qui les accompagnaient s'établissent définitivement dans le village parce qu'ils y ont trouvé un conjoint ou une activité. La similitude avec Schweitzer est à cet égard très frappante. Ceux qui connaissent l'histoire de l'hôpital Schweitzer se rappellent en effet des André Loembé, Joseph Azoawanié, Nyama, Ndolo, Antchouè, etc., tous anciens malades devenus, comme le disent mes témoins, « les grands infirmiers de Schweitzer[2] ».

Créer un village n'est que la première étape du processus de reconnaissance de l'*onganga*. Il importe maintenant de s'arrêter sur ce qu'il y fait. Contrairement à un village ordinaire, celui du *nganga* attire parce qu'on peut s'y soigner, et si ce résultat n'est pas obtenu, la réputation du thérapeute déclinera très vite. Si Schweitzer n'avait été qu'un vulgaire charlatan, comme les Gabonais le disent des imposteurs, plus personne ne parlerait de lui ni du lieu aujourd'hui. Il est considéré comme un bon médecin parce que, dit-on, « il soignait bien les gens ». À cet égard, il convient de noter que le mot « guérir » n'a presque

1. « L'idée de village thérapeutique dans le monde moderne », *Études schweitzériennes*, n° 7, 1995, p. 215.

2. Dans l'index de l'édition allemande d'*Histoires de la forêt vierge* (*Afrikanische Geschichten*), d'autres noms apparaissent : M'Buru, Mefane, Minköe, N'Dunde, M'Kendju, N'Zeng, N'Tsama, etc.

jamais été utilisé par mes interlocuteurs. Ceux qui parlaient le fang ont souvent employé le mot *èssè* qui correspond à « soigner », plutôt que *ellëre* qui se traduit par « guérir ». Toutefois, nombreux sont les récits de malades ayant consulté plusieurs guérisseurs sans succès, et que Schweitzer parvient à guérir. Il n'est pas rare non plus que l'on évoque des personnes qui, s'étant rendues dans un premier temps à l'hôpital public, ont réussi au final à être sauvées à l'hôpital Atadiè.

Quel que soit le crédit que l'on accorde à ces propos, il est intéressant de retrouver l'analogie avec le *nganga* dans le mode opératoire de Schweitzer. Après l'accueil du malade, le *nganga* va dans la forêt seul ou accompagné de celui qu'il a choisi pour prendre sa relève. Puis, il choisit la bonne plante et la « prépare ». Une fois revenu au village, il décide de la posologie et veille à ce que le malade suive les prescriptions. Tous les jours, il rend visite à ses malades pour juger de l'évolution de leur état. Enfin, il ne laisse la personne quitter le village qu'en cas de guérison totale ou alors lorsqu'il estime qu'il ne peut plus rien faire. Dans cette approche, la qualité du *nganga* ne se juge pas au fait qu'il guérisse toutes les maladies, mais qu'il suive ces différentes étapes, y compris la reconnaissance de ses limites.

Par rapport à ces exigences, Schweitzer se révèle bien être le pendant du *nganga*. Pour illustrer ces similitudes, Janvier N. M. insiste sur le fait que c'est Schweitzer qui « allait lui-même chercher des médicaments efficaces dans son pays ». Pour mes interlocuteurs, cette démarche tranche avec ce que l'on observe maintenant : les médecins se contentent de réceptionner des médicaments qu'on leur envoie sans savoir véritablement qui en est l'expéditeur, quand Schweitzer, lui, se déplaçait et allait à la rencontre de celui qui avait fabriqué le médicament. Sa présence physique est particulièrement importante puisque ceux qu'il rencontre, sachant que c'est un « grand docteur », ne peuvent pas lui remettre des médicaments n'ayant aucune efficacité. De plus, d'après mes témoins, Schweitzer « connaissait tous les médicaments ». Après sa mort, la situation se serait fortement détériorée. Schweitzer n'étant plus là, comme le dit Mme Agnès B.[1], « les Suisses n'envoient plus de bons médicaments ». Certes,

1. Trois des enfants de Mme Agnès B. sont nés à Lambaréné, dont le premier du vivant de Schweitzer.

ces propos contiennent sans doute une part d'exagération, mais il n'en demeure pas moins qu'ils méritent une attention de la part des pouvoirs publics lorsqu'il s'agit d'envisager les politiques de distribution du médicament. Ces points de vue apportent en effet un éclairage intéressant sur les mécanismes de perception de l'efficacité d'un médicament. Sans avoir besoin de reproduire à l'identique la démarche de Schweitzer, ce qui serait parfaitement impossible, il y a lieu d'en tirer des enseignements sur les moyens d'accroître la confiance dans les médicaments qui sont délivrés actuellement.

Aller chercher les « bons » médicaments n'est qu'une facette du travail d'un bon docteur, comme du *nganga* qui va dans la forêt. De retour au Gabon, Schweitzer doit ensuite prescrire ces médicaments aux malades. C'est ici que se pose la question du meilleur dosage. « Aujourd'hui on multiplie les médicaments et les ordonnances et on ne guérit pas les gens ! » s'exclame Janvier N. M. Comme le bon *nganga,* Schweitzer n'a pas besoin de prescrire beaucoup de médicaments. C'est d'ailleurs là un des aspects que les populations dénoncent le plus aujourd'hui, cette inflation de médicaments ayant un coût particulièrement élevé pour elles. Dans les différents récits, Schweitzer est décrit comme un médecin qui sait trouver le médicament le mieux adapté à la maladie. Pour certains, « avec un seul médicament il pouvait soigner les gens ». Ce point de vue ne me surprend pas du tout, mais il doit être replacé dans le contexte de l'époque. La prolifération des médicaments ne date vraiment que de la seconde moitié du XXe siècle, même en Europe où se posaient moins les questions d'approvisionnement et de financement.

À l'instar du bon *nganga,* Schweitzer possède les remèdes appropriés, et il a un avantage sur ses concurrents : ce sont les outils dont il dispose pour exercer son art. On sait que l'efficacité du *nganga* résulte à la fois de son savoir-faire, des médicaments et des outils dont il use. Ce qui attire à l'hôpital Schweitzer, c'est l'espoir d'accéder à ce savoir-faire que l'on assimile à de la magie et dont le « Grand Docteur » est le détenteur. L'utilisation de la narcose en fournit une excellente illustration. Avant l'arrivée de Schweitzer, elle était inconnue au Gabon, et le fait d'en user lui a aussitôt conféré le statut d'un *nganga* qui ressuscitait les morts. La magie et le malentendu ne sont pas non plus très loin quand il s'agit des outils qu'utilise Schweitzer. Pour Mme Agnès B., le choix d'accoucher à Atadiè s'explique par la raison suivante : « J'ai choisi d'aller accoucher à cet hôpital parce que mon père et mes sœurs m'avaient dit que là-bas, quand l'enfant est dans le ventre, on met des écouteurs et on l'entend parler. »

Le sentiment qui se dégage souvent quand on arrive dans le village du *nganga*, c'est celui de son omniprésence, qui fait oublier que d'autres thérapeutes l'assistent. Il en va de même pour Schweitzer, si bien que l'on a parfois l'impression qu'il n'y a eu qu'un seul « vrai » docteur à Atadiè : « les autres docteurs étaient comme ses enfants », pour reprendre le propos d'Émile N. M[1]. Comme les *nganga* importants, rien ne lui est inaccessible. Lorsque l'on relève les noms qui lui ont été donnés, on note par exemple qu'il n'a jamais été appelé « Tschinda-tschinda » (« celui qui coupe bien »), nom qui fut donné au docteur Marc Lauterburg qui arriva en 1925 à Lambaréné et qui effectuait des opérations chirurgicales[2]. Deux explications peuvent être avancées. La première consisterait à y voir la confirmation de l'idée selon laquelle il n'aurait jamais été un chirurgien, puisque si cela avait été le cas, les Gabonais l'auraient appelé « Tschinda-tschinda ». La seconde, qui est plus conforme à la réalité gabonaise, consiste à considérer que si Schweitzer n'a pas été appelé ainsi, c'est parce que les populations ne voulaient pas le réduire à cette dimension assez étroite. Dès lors qu'il est au dessus de tous les autres médecins, les doutes sur le fait qu'il a ou non prodigué des soins personnellement n'ont pas grand intérêt.

Jean-Paul M. N.[3] qui l'a connu à partir du milieu des années 1950, à un moment où il est établi que Schweitzer n'exerçait plus personnellement la médecine, atteste que « Schweitzer était déjà très fatigué, ce n'est pas lui qui soignait. Il avait des garçons braves comme Munz, des infirmières et d'autres jeunes médecins

1. Émile N. M. qui a vécu dans la région de Ndjolé, à une centaine de kilomètres en amont de l'hôpital, s'est rendu à l'hôpital Schweitzer pour la première fois en 1934. Il se trouvait à Lambaréné lorsque Schweitzer est mort.

2. Aucune indication sur la langue du Gabon dont il s'agit n'est donnée dans les différents ouvrages où cette appellation apparaît, mais cela se rapprocherait davantage du mot fang signifiant « couper ». Pourtant, dans cette langue, deux mots peuvent désigner le verbe « couper ». *Tchegh* et *e-salë*, le second correspondant davantage à l'action d'opérer.

3. Jean-Paul M. N. a passé son enfance au village Abongo (1,5 km environ en amont de l'hôpital) : il venait souvent à l'hôpital où il a séjourné à plusieurs reprises. Il était présent aux obsèques de Schweitzer.

qui faisaient tout ». Ne plus soigner n'a jamais fait perdre la qualité de *nganga*. Dans le cas de Schweitzer, cela n'enlève rien au fait qu'il a autrefois soigné, même si ceux qui en parlent ne l'ont pas vu le faire. La preuve qu'ils en ont est fournie par l'autre fonction du *nganga* que Schweitzer continue à remplir, à savoir la transmission de son savoir et de sa science. C'est ainsi que lorsqu'il se rend en Europe pour chercher les médicaments, il est toujours accompagné d'un médecin ou d'une infirmière afin qu'ils se familiarisent avec cet aspect de l'activité du médecin. S'il n'intervient plus, c'est pour permettre justement à ces jeunes médecins de pouvoir exercer leur travail sereinement et de préparer ainsi le jour où il ne sera plus là. Mes témoins ont souvent insisté sur la fonction de formateur du *nganga*. Sachant qu'il n'est pas immortel, il met tout en œuvre pour que d'autres prennent sa suite. Certes, cette préoccupation a une dimension égoïste, puisque le nom du *nganga* continuera ainsi à rayonner, mais il est indéniable que cette personne ne garde pas son savoir pour elle. Pour Douglas N.[1], si Schweitzer n'avait pas laissé les jeunes s'occuper des malades, quand auraient-ils appris ? On n'apprend pas en regardant seulement le maître agir, mais en répétant ses gestes !

C'est pour cette raison que, d'après Douglas N. et Hélène M.[2], « lui-même n'intervenait que dans les cas les plus graves ». Le fait de voir Schweitzer pénétrer dans la case d'opération était interprété comme un signe de sa participation aux interventions chirurgicales. Pourtant, le docteur Munz qui était aux côtés de Schweitzer pendant les dernières années de sa vie, affirme qu'il lui arrivait d'assister à quelques interventions, mais qu'il n'y participait plus depuis bien longtemps. Rhena Schweitzer-Miller, la fille de Schweitzer, a confirmé ce fait dans le film d'Erica Anderson : « Mon père a cédé le travail médical à ses médecins, mais il se fait tenir au courant de tout ce qui se passe à l'hôpital. Par sa longue expérience, il est un conseiller précieux pour les docteurs et les infirmières qui peuvent le consulter à chaque instant. » Toutefois, cela n'empêchera nullement les uns et les

1. Douglas N., né en 1944 à l'hôpital Schweitzer. Scolarisé à la mission protestante d'Andendé, il s'est rendu à plusieurs reprises à l'hôpital Schweitzer pour des soins.

2. Hélène M. est née vers 1920 et a passé sa jeunesse au village Adouma en aval de l'hôpital (2 km environ). Trois de ses enfants sont nés à l'hôpital Schweitzer.

autres de penser que jusqu'à la fin Schweitzer intervenait quand les situations étaient trop compliquées pour les jeunes médecins. De plus, même si on voit le *nganga* s'éloigner progressivement de l'exercice de son art, tant qu'il est toujours en vie c'est chez lui que vont les malades. On n'aurait pas pu imaginer un malade partant de son village dire qu'il se rendait chez les docteurs Munz, Friedmann, ou Percy – bien qu'ils aient été très connus et que tout le monde se souvienne encore d'eux. Ceux-ci ne s'en sont d'ailleurs jamais offusqués, sachant que leur tour viendrait un jour, puisque la consécration d'une carrière, c'est de devenir maître après le maître. Le malade ne retient donc pas que tel docteur s'est occupé de lui, mais qu'il était chez Schweitzer. Et s'il est guéri, c'est grâce à Schweitzer. Ce dernier n'a d'ailleurs pas l'exclusivité de cette personnalisation, qui est très présente en médecine. Dans les hôpitaux modernes, l'on évoque bien le service de tel médecin, et les autres sont parfois considérés comme de simples exécutants. De même, le découvreur ne voit-il pas son nom associé à sa découverte alors que l'aventure scientifique est tout sauf individuelle ? Qui n'a jamais entendu parler du bacille de Yersin (peste) ou du bacille de Koch (tuberculose), pour ne citer que ces cas, et qui a jamais contesté que ces deux noms soient mis en avant, renvoyant ceux qui ont travaillé avec ces savants à un anonymat perpétuel ?

Au-delà de cette fonction de soigner, le *nganga* peut également, pour diverses raisons, susciter des maladies. Dans certains cas, il peut s'agir d'une vengeance, ou d'un moyen de neutraliser une personne malfaisante. Schweitzer n'intégrera jamais cette catégorie aux dires de mes interlocuteurs, il usera de ce pouvoir dans d'autres circonstances. D'après Janvier N. M., « le *nganga* se sert de son *ngombi*[1] pour attirer les maladies et les malades lorsqu'il n'y a plus personne. Il faut qu'il y ait toujours du monde dans le village du vrai *nganga,* sinon les gens risquent de penser que personne ne vient chez lui. » Les instruments de musique sont souvent présents chez le guérisseur, la musique et la danse tenant une place importante dans le processus de soins. En revanche, lorsqu'il s'agit d'« appeler des maladies »,

1. C'est une harpe à sept ou huit cordes, souvent décorée de motifs symboliques, parfois d'une tête sculptée au sommet de la caisse de résonance. Elle joue un rôle très important dans de nombreux cultes du Gabon.

seule subsiste la musique. Dans les souvenirs de mes témoins, Schweitzer « fonctionne » selon le même schéma : ils en sont d'autant plus convaincus que le « Grand Docteur » est un excellent musicien. Son piano joue un rôle central dans la fabrication de cette image. Le fait de ne pas disposer d'un *ngombi* ne le dessert pas, bien au contraire.

Ceux qui sont passés par son hôpital savent que Schweitzer avait un piano avec pédales d'orgues spécialement conçu pour les tropiques. C'est la société J. S. Bach de Paris qui le lui avait offert pour lui permettre d'entretenir sa technique instrumentale. Il ne jouait que la nuit. Les journées particulièrement chargées qui étaient les siennes ne lui laissaient pas le temps de jouer, mais dans la perception de mes interlocuteurs l'explication tient au fait que le *nganga* ne joue pas de son instrument tant que le soleil n'est pas couché. C'est pour cela que Schweitzer attend qu'il fasse complètement nuit (d'après les témoignages les plus précis, vers huit heures du soir). La suite de ce qui est perçu comme un rituel ne fait que renforcer la croyance dans le fait que cet homme est finalement assez proche des *nganga*. Jean-Paul M. N. raconte : « ensuite une infirmière faisait sonner la petite cloche que l'on appelait "la voix du Grand Docteur[1]". C'était le signal annonçant le repos et l'extinction des foyers. Il ne devait plus y avoir aucun bruit. » C'est à partir du moment où tous les feux sont éteints – ce qui est relatif puisque l'on s'éclairait avec des « lampes tempête » et que celles-ci n'étaient jamais complètement éteintes – et que le silence enveloppe l'hôpital que Schweitzer se met à jouer. Pour Janvier N. M., il ne fait aucun doute que « c'est avec ce piano qu'il appelait les maladies, de même que l'on découvrait parfois de nombreux Blancs le matin alors que l'on avait entendu aucune embarcation accoster la nuit », et qu'il communiquait avec l'au-delà. Mais, contrairement aux *ngangas*, « lui ne faisait pas cela pour de l'argent, c'était uniquement pour mettre de l'ambiance dans son hôpital ».

Si la proximité avec l'*onganga* permet de comprendre le succès de Schweitzer, elle n'est toutefois pas suffisante. Schweitzer fascine parce qu'il correspond aussi aux représentations du médecin

1. L'autre cloche plus grande était appelée « la voix du Bon Dieu » puisqu'elle servait à appeler les fidèles à la prière le dimanche.

occidental qu'en ont les Gabonais. Dans une telle approche, le surnom de « Grand Docteur » se justifie pleinement.

La représentation du médecin

Pour mes témoins, Schweitzer était un docteur non pas parce qu'il détenait des titres universitaires, mais d'abord parce qu'il soignait des malades et qu'il avait construit un hôpital. Contrairement à l'*onganga* qui est un personnage plurivalent, le docteur exerce une action directement sur les corps. Cette notion doit elle-même être précisée par rapport aux conceptions dominantes au Gabon. Le corps ne renvoie pas uniquement aux seules personnes physiques, d'où les usages multiples du terme « docteur ». C'est ainsi que, par exemple, les choses étant également dotées d'un corps, il n'est pas rare de voir un garagiste se proclamer « docteur des voitures », ou encore certains revendiquer le titre de « docteurs des hors-bord » dans la région de Lambaréné. Dans le domaine sportif, le titre de docteur se retrouve également pour les virtuoses qui « soignent » le ballon. On a ainsi vu jusqu'à il y a quelques années, de nombreux footballeurs prendre ce surnom. Ce phénomène touche aussi la musique qui est considérée comme une entité corporelle que l'artiste « soigne ». Il ne se limite d'ailleurs pas qu'au Gabon. Les mélomanes amateurs de la rumba congolaise n'ont-ils pas encore en mémoire les mélodies du célèbre Docteur Nico dans les années 1960[1] ? Dans les relations intimes, le verbe « soigner » est fréquemment utilisé, certains amants étant considérés comme des « docteurs » « capables d'apporter du soulagement ».

Malgré ces différentes approches, le vrai docteur est quand même celui qui intervient sur le corps humain. On peut aisément l'identifier par les actes qu'il pose. Pour mes interlocuteurs, « il fait la piqûre et donne les médicaments ». En partant de cette énonciation, le risque de confusion est grand entre les différents métiers du monde de la santé, d'autant plus que les oppositions savantes entre le médical, d'une part, et le paramédical, d'autre part, n'ont aucune pertinence. Certes, on distingue bien les docteurs des infirmiers à Lambaréné, mais cela ne se fait guère sur

1. Nicolas Kasanda, de son vrai nom.

la base de critères en vigueur dans les milieux académiques. Pour mes témoins, il y avait à l'hôpital Schweitzer une division des professions en fonction de l'origine de ceux qui les pratiquaient. Tous ceux qui venaient d'Europe étaient considérés comme des docteurs. C'est ainsi que nombre d'infirmières étaient abusivement appelées « doctoresses » ou sages-femmes en fonction des circonstances, alors que les Africains étaient infirmiers ou tout simplement des travailleurs. La confusion entre les professions persiste encore aujourd'hui, même si elle ne repose plus sur la même perspective. Dans le milieu hospitalier, l'habit faisant le moine, toute blouse blanche pour le patient ou son parent renvoie au médecin. Cette situation ne manque pas d'inquiéter ou d'irriter les médecins dont l'image est ainsi banalisée. De plus, elle porte en elle les germes d'une perte de confiance dans le corps médical dans la mesure où tout le monde porte une blouse blanche, et le sentiment d'efficacité de la médecine diminue d'autant avec cette banalisation.

Dans les représentations populaires, est considérée comme docteur toute personne ayant atteint un haut degré de connaissance et de maîtrise dans un domaine. C'est souvent quelqu'un « qui a beaucoup pensé et réfléchi » et qui est, selon une expression gabonaise, « trop cerveau ». Ce terme est réservé aux personnes censées mettre « trop » souvent à contribution leur cerveau, faculté que tout le monde ne posséderait pas[1]. Pour les Gabonais, Schweitzer est assurément un docteur puisqu'il a, paraît-il, écrit beaucoup de livres. J'utilise à dessein ici le verbe « paraître » puisque rares sont mes interlocuteurs, y compris parmi les plus érudits, qui ont lu ses ouvrages. Pour autant, ils ont tous considéré cette donnée comme acquise puisqu'ils ont vu les livres qu'il a écrits dans différentes langues conservés dans sa maison à Lambaréné. Néanmoins, le titre de docteur n'est pas l'échelon suprême. Il existe en effet un palier supplémentaire avec le terme « savant », que l'on retrouve également dans les milieux académiques. Néanmoins, une différence perdure entre ces deux approches. Dans le cadre universitaire, le chercheur est consacré savant grâce à ses écrits et à ses découvertes. Il

1. C'est dans ce sens que l'on peut appréhender le docteur en droit alors que cela est impossible avec la première acception puisqu'on ne peut pas soigner le droit, qui n'est pas une entité physique.

en va tout autrement pour mes interlocuteurs pour qui c'est la qualité de ce que l'on enseigne et donc du savoir que l'on détient qui permet d'être considéré comme un savant. Ce n'est que par la qualité de la parole qu'il transmet que le maître se mue en savant. On peut ainsi citer, à titre d'exemple, Léopold Sédar Senghor, ancien président du Sénégal et surtout agrégé de grammaire, considéré au fil des générations comme un savant. Il ne le doit certainement pas à ses livres, que seuls les lettrés connaissent, mais plutôt au fait que, comme cela se dit souvent, « il a enseigné le français aux Français de France ». Dans le contexte de l'époque, il fallait être assurément doté de facultés exceptionnelles pour réussir une telle performance hors du commun, puisque c'est normalement le Français qui enseigne sa langue à l'Africain.

À l'heure actuelle, le mot « savant » est de plus en plus galvaudé puisqu'il finit par désigner tout universitaire en vue ou capable « d'emboucher les trompettes de sa propre renommée », pour paraphraser le chanteur Georges Brassens. Toutefois, cela n'enlève rien au fait que, pour tous ceux que j'ai rencontrés, Schweitzer était un savant. Nombre de Gabonais continuent d'ailleurs à proclamer qu'il était le troisième savant du monde. Cette affirmation a été si largement relayée par ceux qui ont connu Schweitzer qu'il est nécessaire de s'y arrêter quelque peu. Outre le fait que ce classement des savants ne manque pas d'étonner, il est difficile de lui trouver un fondement quelconque.

C'est à partir des années 1950 que ce titre a commencé à lui être attribué. Pourtant, aucun de mes interlocuteurs n'a été capable de dire qui avait décrété que Schweitzer était un savant, et surtout qui lui avait décerné ce troisième rang. Je n'ai pas non plus pu savoir qui étaient les deux premiers savants, précédant au palmarès le « Grand Docteur ». À cette question, la réponse était invariablement : « Ah ! C'étaient deux autres Blancs que nous ne connaissons pas. » Le Nobel de la paix obtenu en 1952[1] est à mon avis à l'origine de bien des confusions. Lorsque le 30 novembre 1953, l'infirmière Emma Hausknecht annonce la nouvelle à l'hôpital, d'après Émile N. M. qui y séjournait à ce

1. Le Nobel de la paix pour l'année 1952 ne fut attribué qu'en 1953, et Schweitzer ne vint recevoir sa récompense que le 4 décembre 1954 à Oslo.

moment-là, on parle « d'un diplôme que Schweitzer a reçu. Ce diplôme faisait de lui un des hommes les plus importants du monde ». Cette formulation a dû être choisie par celle qu'i était appelée Mademoiselle Emma, afin que les Gabonais puissent comprendre ce dont il s'agissait. Néanmoins, pour mes témoins et bien d'autres, la remise d'un diplôme sanctionne un examen ou un travail. Dans cette acception, quel pouvait être ce travail pour lequel Schweitzer recevait ce diplôme si ce n'est celui de médecin qu'on lui connaissait sur les bords de l'Ogooué ? Pour tous ici, remettre un diplôme à quelqu'un consacre la détention d'un haut niveau de savoir. Dès lors que, parmi tous les médecins, et même parmi tous les « Blancs » du monde, c'est à cet homme qui vit dans la forêt gabonaise que l'on décerne ce diplôme, comment douter encore de sa qualité de savant ? Devant ce qu'ils considèrent comme du scepticisme de ma part, mes interlocuteurs m'ont souvent demandé sur un ton ironique si je connaissais quelqu'un d'autre qui avait reçu ce « diplôme » au Gabon. Pourtant le Nobel qu'il a reçu n'est pas celui de médecine, mais les Gabonais n'en ont cure.

Pour ce qui est du troisième rang, aucune hypothèse n'est convaincante. On aurait pu penser que Schweitzer avait été le troisième Français à obtenir ce prix. Or, ce n'était pas le cas, puisque sept Français l'avaient précédé dans ce palmarès[1]. Se référait-on alors aux trois doctorats (philosophie, théologie, médecine) qu'il détenait ? Rien ne l'indique. Il s'agira donc là d'une page de plus dans la légende schweitzérienne que d'autres réussiront peut-être à mieux expliquer.

Schweitzer est toujours présent dans les esprits au Gabon en sa qualité de « docteur », et on ne manque jamais de faire précéder ce nom de l'adjectif « grand ». Quel sens lui donne-t-on au Gabon ?

Certes, physiquement, Schweitzer était un homme de grande taille, mais l'adjectif grand n'a jamais été lié à cette seule caractéristique physique. Pour Mme Sonia Poteau[2], qui a passé six ans à Lambaréné et qui s'occupe aujourd'hui du musée Schweitzer

1. Frédéric Passy (1901), Louis Renault (1907), Paul-Henri Benjamin Balluet d'Estournelles de Constant (1909), Léon Victor Auguste Bourgeois (1920), Aristide Briand (1926), Ferdinand Buisson (1927) et Léon Jouhaux (1951).

2. Mme Poteau a passé six ans à Lambaréné en tant qu'infirmière. Elle s'est occupée pendant de nombreuses années du musée Schweitzer à Gunsbach.

à Gunsbach, il était appelé ainsi « parce qu'il faisait des choses extraordinaires comme les anesthésies par exemple ». Aux yeux de mes interlocuteurs, l'adjectif « grand » renvoie d'abord et avant tout à son statut. Il est grand parce qu'il est une sorte de chef ou de patriarche supérieur à tous les autres médecins qui sont là. Il est donc le « docteur Mpolo » (« grand » en galoa), alors que les autres sont des « docteurs Nyango » (« petits »), ou tout simplement des docteurs ou des doctoresses. Dans la correspondance du docteur Nessmann avec ses parents entre 1924 et 1926, on apprend que Schweitzer est aussi appelé *R'Ogoula* alors que le docteur Nessmann est *Ndogoula*. Le conflit est évité entre les deux puisque la particule *ré* devant *ogoula* désigne le père (*rérè*) ou la noblesse. Pour établir une filiation entre Schweitzer et Nessmann, on use de la particule *ndo* que les Myénés ont emprunté à l'espagnol « Don », qui peut d'ailleurs être également utilisé pour moderniser le *rérè*. Ici le Don correspond à un monsieur ayant une certaine importance quoique inférieure à celle du père. Schweitzer est également appelé *Ogoula* ou *Ogoulyona* comme pour symboliser son ambivalence : *ougoula* désigne la tempête ou l'orage, et renvoie aux colères de Schweitzer, alors qu'*Ogoulyona* (*Ogoula e dyona*) est l'*ogoula* qui rit.

L'adjectif « grand » renvoie également à un ensemble de qualités extraordinaires ou encore à une idée de puissance. Schweitzer est grand parce que, comme disent les Gabonais, « il est très fort, puissant ». Dans les faits, c'est une accumulation de qualités – allant des techniques qu'il a apportées avec lui jusqu'à l'accueil qui est organisé dans son hôpital, prévoyant l'hébergement des familles accompagnant le malade –, qui lui permet d'accéder à ce statut.

Ces observations sont particulièrement intéressantes quand on les replace dans une perspective actuelle où « l'aura de la profession de médecin émane avant tout de la recherche fondamentale[1]. » On est donc un grand docteur parce qu'on est d'abord un grand chercheur. Or, Schweitzer n'a jamais revendiqué cette qualité. Pour les populations gabonaises, cela ne prête pas à conséquence : à supposer que Schweitzer ait été un grand chercheur, cela n'aurait rien changé à leur appréciation.

1. Bruno Dujardin, *Politiques de santé et attentes des patients, vers un nouveau dialogue*, Paris, Karthala/Ed. Charles-Leopold-Mayer, 2003, p. 67.

Le citoyen gabonais n'aurait pas eu connaissance des résultats de ses recherches publiés dans des revues auxquelles la grande majorité de la population n'avait (et n'a toujours) pas accès. Il est d'ailleurs permis de se demander quel est aujourd'hui l'impact de la qualité de grand chercheur pour le malade qui se rend dans un hôpital. Celui-ci n'est-il pas surtout sensible au fait d'avoir un médecin qui le soigne et qui l'écoute ? Il est possible, pour illustrer encore ce propos, de faire le parallèle avec d'autres activités de Schweitzer : celles de musicologue et de théologien.

Quand Schweitzer débarque en Afrique, il est considéré comme un musicologue jouissant d'une certaine notoriété. Son livre sur Jean-Sébastien Bach fait autorité depuis sa parution en 1905. Néanmoins, peu de Gabonais connaissent cet aspect de son œuvre, ce qui peut aisément se concevoir puisque l'activité d'un musicologue est inconnue au Gabon à l'époque et qu'il est difficile, pour celui qui n'a pas de contact avec cette réalité, de savoir réellement ce que fait un musicologue[1]. De même, la qualité de théologien de Schweitzer n'a pas eu beaucoup de retentissement au Gabon. Certes, il était reconnu comme un grand chrétien et un homme de Dieu, mais le mot théologien ne représente pas grand-chose pour nombre de mes témoins. La religion était très présente à l'hôpital Schweitzer. Mes interlocuteurs rappellent d'ailleurs que le culte y était célébré tous les dimanches avec une quasi-obligation d'y participer. Mais au Gabon la religion renvoie plutôt à la personne du missionnaire qu'à celle du théologien, aux contours flous.

Si Schweitzer est presque uniquement considéré comme un grand docteur au Gabon, c'est à cause de la spécificité de la médecine. En effet, contrairement à celui du chercheur, une partie du travail du médecin se fait au vu et au su de tous. Dès lors que le docteur intervient sur le corps, on peut mesurer assez rapidement les effets de son action, et tout le monde a la possibilité de pouvoir en juger. Si seuls quelques initiés peuvent dire si tel ou tel de leur collègue est un grand chercheur, chaque patient a une idée de ce qu'est un médecin et acquiert ainsi la possibilité de dire qui est un bon médecin. Le fait que

1. Il suffit de se rappeler, au milieu des années 1970, les railleries de nombreux Gabonais lorsque le chanteur Martin Rompavet avait évoqué les études de musicologie qu'il poursuivait. Pour le plus grand nombre, il s'agissait d'une mystification.

Schweitzer soit considéré comme un grand docteur résulte donc de cette différence de perception entre le monde universitaire et celui des patients.

Au-delà de la détention de ces outils de légitimation qu'octroie la science occidentale, Schweitzer n'a pu accéder au statut qui est le sien que parce qu'il possédait cet élément indispensable à la construction des légendes : l'extranéité. Comme le dit le proverbe, « tout le monde n'admire pas celui qui lui ressemble ».

La figure de l'*Ontangani*

Si Schweitzer est devenu une icône, c'est aussi parce qu'il est Blanc. (Et je mesure bien que cette constatation n'est pas très consensuelle.) « Blanc » renvoie globalement à une double acception. Dans son premier sens, à un au-delà symbolisant l'éloignement avec tout ce qui est endogène. Enfant, je me rappelle avoir entendu que le Blanc venait d'un endroit que personne ne pouvait connaître. Il vivait au-delà des mers. Pour les plus sceptiques, les Blancs que nous voyions n'étaient que des agents de liaison entre le monde des « vrais » Blancs et le nôtre. Du fait de cet éloignement, il est un être dont on ignore tout, ce qui conduit les uns et les autres à projeter sur lui un certain nombre de qualités... et défauts. Dans la deuxième acception, une grande proximité est établie avec le Blanc qui participe toujours d'un au-delà plus familier, dans la mesure où il est considéré comme un ancêtre réincarné.

Dans les échanges avec mes interlocuteurs, il m'est souvent arrivé de leur demander si les médecins gabonais auraient pu accomplir la même œuvre que Schweitzer. Sans grande surprise, la réponse était unanimement non. Pourtant, nombre de médecins gabonais ont fait des études brillantes et n'ont rien à envier à Schweitzer sur ce plan. D'autres, comme le docteur Chambrier, qui a été le premier médecin gabonais, ont créé eux aussi leur propre structure hospitalière. Toutefois, pour Janvier N. M., « ces médecins auront beau faire tout ce qu'ils voudront, ils n'arriveront jamais au niveau de Schweitzer ». L'impossibilité tient au fait que, toujours selon Janvier N. M., « il faut être soi-même un Blanc pour bien maîtriser la médecine des Blancs.

C'est comme si tu disais qu'un Blanc qui vient ici pourrait initier des gens à nos cultes aussi bien que nous-mêmes ».

À l'heure où les discours sur l'égalité et la fraternité entre les hommes doivent servir de bréviaire à chacun, beaucoup seront surpris de découvrir que, pour mes interlocuteurs – qui ne connaissent pas la haine de soi et sont au contraire fiers d'être gabonais –, les hiérarchies entre les hommes sont toujours de mise. Néanmoins, plutôt que de se draper dans sa vertu et de condamner ces propos, il est plus judicieux de comprendre ce qu'ils veulent dire et la raison pour laquelle ils le disent.

Mes témoins m'ont souvent dépeint le Blanc comme « un être bizarre qu'on ne peut pas comprendre » ou encore « quelqu'un qui n'est pas comme nous ». Mais, contrairement à ce qui est souvent avancé, ce qui fait du Blanc quelqu'un de différent n'est pas la couleur de sa peau. Au Gabon, comme dans d'autres pays africains d'ailleurs, les êtres humains ne sont pas désignés par la couleur de leur peau. En fang, la couleur blanche est *éfoumle* alors que l'on utilise le mot *Ntang'ha* pour désigner le Blanc. Chez les Akan du Ghana, le Blanc est appelé *Broni* – ce qui renvoie à quelque chose qui perd sa couleur, alors que la couleur blanche est *foufou*. Pour les Mina du Togo, le Blanc est *Yevo* (qui vient de *ye-ye*), que l'on peut traduire par « nouveau venu ». En lingala au Congo, le Blanc est *Mundele* alors que la couleur blanche est *mpembé*. Le terme *Toubab*, dont l'usage est venu du Sénégal et s'est propagé dans toute l'Afrique de l'Ouest pour désigner le Blanc, vient de l'arabe *tôbib* qui désigne le médecin. Les Fangs utilisent donc *Ntang'ha* quand les Galoa parlent des *Ontangani*. *Ntang'ha* vient du verbe fang *e-tang* qui a deux traductions possibles : « compter » ou « payer ». Ce qui frappe en effet chez le Blanc, c'est son obsession de quantifier le réel. Il a ainsi la manie de vouloir tout compter. Dès qu'il arrive quelque part, affirment mes témoins, il lui faut savoir le nombre de personnes qui vivent à cet endroit, le nombre d'enfants que l'on a, le nombre d'années que l'on a passées sur cette terre, etc. Toutefois, tous n'ont pas ce travers. C'est ainsi que Schweitzer n'a jamais été considéré comme un Blanc qui voulait tout savoir. À ce qu'il paraît, il ne commençait jamais ses phrase par l'adverbe « combien », contrairement aux autres Blancs. De là est certainement née l'idée d'un « homme qui respectait beaucoup les Noirs ». Idée promise à se développer encore.

Dans sa deuxième acception, *e-tang* correspond en français au fait de payer. Il faut préciser que, dans le langage courant au Gabon, « payer » s'utilise à la fois pour signifier « acheter quelque chose[1] », « verser une rémunération[2] » ou tout simplement « payer le prix[3] ». L'histoire coloniale permet de comprendre les positionnements des uns et des autres. Dans cette perspective, le Blanc se situe encore dans un au-delà puisqu'il est perçu comme un surhomme, qui est allé jusqu'à « payer » Dieu, alors que sur le Noir pèse du poids d'une véritable malédiction. Certains sont allés jusqu'à considérer que Dieu a créé le Noir la nuit, du poids et le Blanc le jour. Il faut préciser que ces représentations sont fortement liées à une interprétation spécieuse de la Bible à propos de la malédiction de Cham le fils de Noé. De ce fait, le Blanc devient le substitut de Dieu sur terre, ce qui lui permet d'être l'image de la puissance et de la richesse.

Comme ses semblables, Schweitzer est presque d'essence divine. Pour accéder au savoir qui est le sien, il a fallu qu'il ait une relation privilégiée avec Dieu, et le fait qu'il soit pasteur renforce encore cette conviction. C'est cette même relation qui lui permet au quotidien de pouvoir soigner toutes les maladies. Pour mes témoins, il existe aujourd'hui au Gabon de nombreux médecins qui soignent parfaitement de nombreuses affections. Néanmoins, aucun ne peut soigner toutes les maladies comme le faisait le « Grand Docteur ».

En tant que Blanc, Schweitzer détient des biens et en est également un pourvoyeur particulièrement apprécié. Le Blanc est – il ne faut pas l'oublier – celui qui fait accéder l'indigène à un autre monde grâce aux richesses qu'il apporte. Accéder à ces biens, c'est accéder à un peu de la magie du Blanc et à son existence de rêve. Cette aura de puissance des biens du Blanc ne s'arrête pas à Schweitzer puisque les membres du personnel de l'hôpital l'ont vécu à un moment ou à un autre. C'est ce qu'exprime ici le docteur Ostergaard-Christensen qui a séjourné

1. C'est dans ce sens que l'on va « payer le pain » tous les matins. De même on se rend au marché pour « payer de la nourriture ». Le verbe « acheter » est parfois utilisé, mais plus rarement.

2. Pour illustrer cela, il y a par exemple la question : « As-tu été payé par ton patron ? »

3. C'est dans ce sens que l'on pose la question : « Combien as-tu payé » tel ou tel produit ?

à Lambaréné en 1958 : « Quand je partis, expliqua le chirurgien, je fis cadeau d'une vieille paire de chaussures à mon fidèle assistant Noir, dans la salle des soins post-opératoires. Elles étaient, certes, bien meilleures que les vieilles qu'il portait, mais sa joie était tout de même excessive. Maintenant il allait recevoir une partie de la force vitale du médecin blanc...[1] » Lorsque mes interlocuteurs évoquent le « Grand Docteur », leurs récits reviennent invariablement sur le vêtement, la paire de chaussures ou encore le poisson salé qui venaient de France et qu'ils ont reçus à l'hôpital Schweitzer. On pourrait parfois se demander si finalement la magie de cet hôpital n'était pas attachée autant à la variété des biens du Blanc qu'on pouvait y recevoir – ce qu'il est difficile de retrouver aujourd'hui dans un hôpital gabonais – qu'aux qualités du médecin.

Le Blanc que je viens de décrire est un être totalement étranger à la réalité gabonaise, ce qui explique la fascination qu'il exerce. Pourtant, tous les Blancs ne sont pas logés à cette enseigne, et une fois de plus, on se trouve plongé, avec Schweitzer, dans une certaine ambivalence qui est d'ailleurs au cœur du processus de fabrication de l'icône. En même temps qu'il est pourvoyeur de biens et « demi-Dieu » dans son hôpital, Douglas N. le présente comme un « Blanc qui comprenait tout ce qu'on lui disait comme s'il avait déjà vécu à Lambaréné ». La première partie de cette affirmation ne peut manquer de surprendre dans la mesure où Schweitzer ne maîtrisait pas les langues locales et que le français dans lequel s'exprimaient les populations était souvent approximatif. Il ne faut pas oublier non plus que, Schweitzer ayant un accent alsacien très prononcé, certains de mes témoins pensaient qu'il n'avait pas une parfaite maîtrise du français. S'agissant de la seconde partie du propos, elle apparaîtra proprement déroutante à celui qui n'est pas au fait des cosmogonies du Gabon, et plus globalement de l'Afrique noire.

L'analogie de Schweitzer avec l'*onganga* a grandement facilité la fabrication de l'icône, mais cela n'a été rendu possible qu'à partir du moment où l'image de ce Blanc s'est conjuguée avec une certaine proximité avec les personnes, malades ou non. Schweitzer s'était-il déjà rendu à Lambaréné avant 1913 ? Pour

1. Lavrids Ostergaard-Christensen, *At Work With Albert Schweitzer*, Londres, Allen and Unwin, 1962, p. 68.

les esprits baignant dans la rationalité occidentale, la réponse est bien entendu négative. Pourtant, ce jugement catégorique n'est pas partagé par une partie de mes témoins, dont la position peut être résumée par les propos de Janvier N. M. : « Autrefois, on pensait que lorsque les gens mouraient ils allaient en France, et ceux qui revenaient donc de ce pays avec leur peau de cadavre étaient considérés comme des revenants. D'ailleurs, on pensait toujours que ceux qui se rendaient en France avaient au moins la chance d'aller voir leurs morts et de percer le secret des Blancs. » Dans *Rites et croyances des peuples du Gabon*, Mgr Raponda-Walker nous apprend que chez les populations Benga, on « admet la métempsychose : les âmes des chefs s'incorporent à des Européens qu'elles poussent à conduire les navires en Afrique, afin d'enrichir leurs compatriotes ». De même, on retrouve une autre croyance d'après laquelle les missionnaires baptisaient les moribonds pour les envoyer peupler le pays des Blancs qui manquait d'habitants. Néanmoins, tous ceux qui sont partis n'ont pas la possibilité de revenir parmi les leurs. Ce privilège n'est réservé qu'à quelques êtres bienveillants. Ce sont eux qui vont se réincarner en Blancs. Schweitzer n'aurait donc fait que revenir parmi les siens et c'est ce qui explique qu'il ait si bien réussi à plaquer sa démarche médicale sur celle du *nganga* puisqu'il a pratiqué dans un univers qu'il connaissait déjà.

Sur ce dernier point, et s'agissant des leçons que l'on peut tirer aujourd'hui, force est de reconnaître qu'il est difficile d'égaler Schweitzer en la matière. Pour autant, il me semble qu'il est plus important d'analyser la juxtaposition de l'analogie avec l'*onganga* et l'acquisition d'un haut niveau de connaissances médicales. Mes témoins, sans le savoir, ne font qu'appeler de leurs vœux ce qui est souvent au cœur des discours politiques et des approches universitaires, à savoir la nécessité de réaliser la synthèse de la science occidentale avec les exigences et les représentations du contexte gabonais. Schweitzer montre que cela ne nuit en rien ni à l'efficacité thérapeutique, ni à l'efficacité symbolique, bien au contraire.

CHAPITRE III

Atadiè, le siège du pouvoir

Si Schweitzer est éternel, c'est avant tout grâce à l'hôpital qu'il a construit et qui continue à avoir une place à part dans l'imaginaire des Gabonais. Que l'on soit ou non un admirateur de l'homme, nul ne conteste la place que tient Atadiè. Que serait-il advenu de Schweitzer s'il n'y avait pas bâti cet hôpital en 1926 ? Certes, c'est à Andendé qu'il s'est d'abord installé, mais ce lieu a toujours été considéré comme avant tout celui de la mission protestante. C'est donc à Atadiè que se sont fabriquées les images que l'on garde de Schweitzer aujourd'hui. De plus, le fait que le « Grand Docteur », comme sa femme et sa fille, soit enterré à Atadiè a fini par renforcer le caractère sacré du lieu.

Lorsque je repasse à l'hôpital Schweitzer, il me revient toujours en mémoire ces paroles simples que prononçait Janvier N. M. au début de nos échanges, en 1996 : « Sur cette terre, il y a deux types de lieux, ceux qui rassurent et ceux qui fascinent. » Au fil du temps, j'ai compris que ces mots ne renvoyaient pas forcément à une opposition entre les lieux, mais qu'au contraire nombreux sont les espaces où ces deux dimensions se combinent. Atadiè relève à mon sens de la deuxième catégorie, puisque ce lieu à la fois rassure et fascine de par sa situation géographique d'abord, mais aussi par tout ce que Schweitzer y a fait.

Atadiè rassure d'abord parce que, pour mes témoins, il s'agit d'un espace thérapeutique. On peut le vérifier dans le changement d'attitude que l'on note chez le malade dès qu'il y arrive. À l'inquiétude qui l'habitait peu auparavant succède le soulagement, qui ne doit pas du tout être entendu comme la certitude d'être guéri. Janvier N. M. l'exprime en ces termes : « Dès que tu descendais de la pirogue, ton cœur était apaisé parce que tu te disais que tu allais enfin pouvoir être soigné. » Le fait qu'Atadiè rassure tient à la présence en ce lieu du « Grand Docteur », qui est décrit comme un homme qui « voit toutes les maladies » et peut « même lutter contre les mauvais esprits des Noirs ». Pourtant, Atadiè ne peut pas être tenu seulement pour un espace thérapeutique. Schweitzer a évoqué à plusieurs reprises la communauté qu'il avait créée à cet endroit, qu'il considérait comme un village. En 1960, à l'abbé Pierre qui lui rend visite à Lambaréné, il explique : « On me reproche, mon Père, ces huttes, ce "village nègre", alors qu'on m'offrirait assez d'argent pour bâtir du moderne. Mais si j'avais cédé, j'aurais été doublement cruel. D'abord, j'aurais plongé le malade qui arrive dans des "commodités" qui lui sont inconnues. Puis je l'aurais rendu, une fois guéri, à sa forêt, privé de ce à quoi il aurait commencé peut-être à prendre goût... Non, ici ce n'est pas un hôpital, c'est un village où l'on soigne, où l'on guérit. Je sais bien que cela n'est pas "moderne", que cela ne flatte pas... mais n'est-ce pas mieux, puisque cela seul est vraiment humain ?[1] »

Qu'Atadiè soit un village est un des rares points sur lequel les thuriféraires de Schweitzer et ses sycophantes s'accordent. Dès lors, l'on pourrait être tenté de considérer que si mes témoins disent ce lieu rassurant, c'est tout simplement parce qu'il s'agissait d'un village et qu'ils n'y étaient pas dépaysés comme on peut l'être dans un nouvel environnement. Pourtant, et de manière paradoxale, cette interprétation n'a pas du tout paru séduisante aux personnes que j'ai rencontrées. Elle ne correspond pas à l'idée qu'elles se font de l'hôpital et surtout du lieu où a vécu le « Grand Docteur ». Il peut paraître étonnant d'insister sur ce que d'aucuns considéreront comme un simple détail. Néanmoins, le terme « village » se trouve au cœur d'un vaste malentendu. Au Gabon, il s'oppose à la ville, chargée de tous les attributs de la modernité, et qui passe donc pour l'idéal. De plus, dans le langage courant, traiter quelqu'un de villageois n'a rien de

1. Propos rapportés par Pierre Lunel dans son livre *L'Abbé Pierre, l'insurgé de Dieu* (Paris, Stock, 1989).

valorisant. On peut donc comprendre que le concept de village-hôpital n'ait pas toujours remporté un grand succès chez mes témoins. Ils ont même considéré que c'était une fois de plus un mauvais procès intenté au « Grand Docteur », qui ne lui aurait pas du tout plu, alors même que je ne manquais pas d'insister sur le fait que c'était lui qui avait parlé de « village-hôpital ». Quelques témoins ont toutefois consenti à évoquer les rares similitudes qu'ils voyaient entre Atadiè et le village.

Certes, les admirateurs de Schweitzer pourront toujours m'opposer l'existence à Atadiè du village des lépreux ou « Village de lumière[1] » que Schweitzer a pris la décision de construire en 1952. Le prix Nobel de la paix lui permet peu après de financer l'achat de tôles ondulées. Dans le film d'Erica Anderson, déjà évoqué, Victor, un lépreux qui était à l'hôpital depuis plus d'une quinzaine d'années, déclare : « Le Grand Docteur a construit un hôpital pour les autres malades, pour nous les lépreux, il a construit un village[2]. » A priori, le malentendu disparaît ici puisque les lépreux et Schweitzer s'accordent sur le fait qu'il s'agit d'un village. Néanmoins, ce propos ne saurait être généralisé dans la mesure où le traitement de la lèpre s'inscrit dans une durée particulièrement longue qui peut donner le sentiment au malade d'une installation définitive à l'hôpital. Toutefois, nous verrons que, quelle que soit la durée de ce séjour, il manquera toujours un certain nombre d'éléments pour faire du Village de lumière un véritable village.

Comme tout espace thérapeutique, Atadiè fascine beaucoup. Le malade se trouve plongé dans un environnement qui lui est totalement inconnu, il est le témoin de pratiques qui font naître les interprétations les plus diverses. Je repense ici à tout ce qui s'est raconté sur les autopsies que l'on pratiquait à l'hôpital.

1. On doit cette appellation à Joan Clent, une Anglaise arrivée à Lambaréné en 1962 qui s'occupait des lépreux. À l'époque, le village était tapi à l'ombre des manguiers et des palmiers. Alors qu'il n'était pas permis d'abattre le moindre arbre sur le territoire de l'hôpital, sans autorisation de la direction, Joan Clent passa outre cette règle. Elle voulait que les lépreux eussent de la lumière dans leur village et décida que celui-ci serait désormais le « Village de lumière », même si l'on parle souvent aussi du « Village lumière ». Cf. Jo et Walter Munz, *Cœur de gazelle et peau d'hippopotame. Les dernières années d'Albert Schweitzer à Lambaréné et l'évolution de son hôpital jusqu'à nos jours*, Colmar, Jérôme Do Bentzinger Éditeur, 2006, p. 82.

2. Erica Anderson, Jerome Hill, *Albert Schweitzer*, film cité.

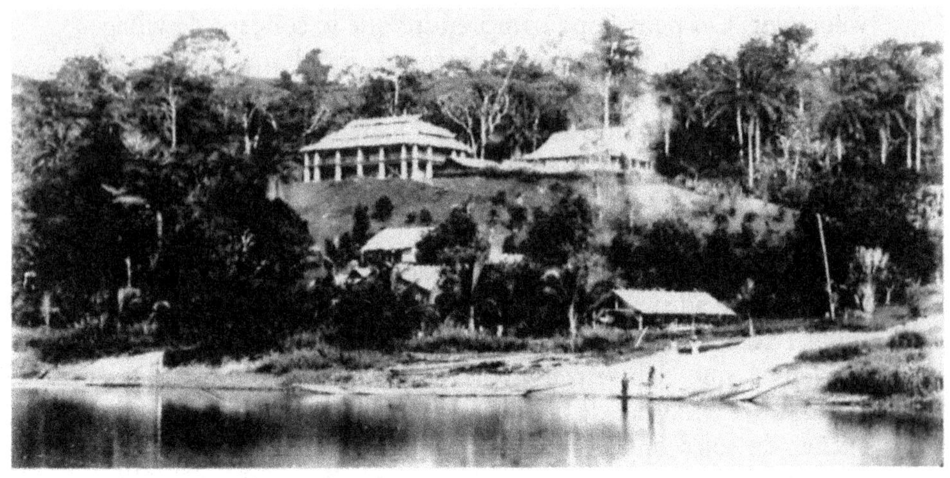

La station missionnaire d'Andendé, près de Lambaréné, en 1913.
À gauche, la maison des missionnaires de la Mission de Paris.
À droite, la maison de la famille du docteur Morel, plus tard maison de Schweitzer. Au premier plan, les constructions de l'hôpital.

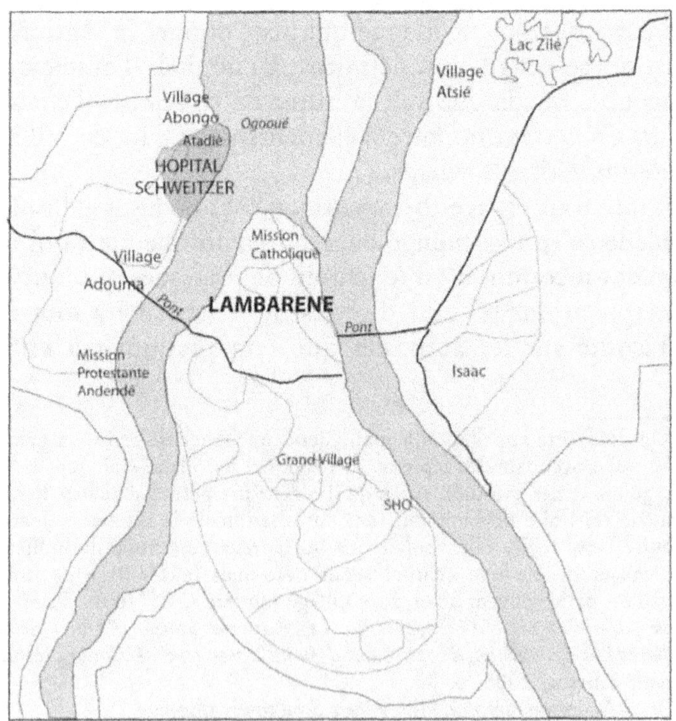

Situation de l'hôpital Schweitzer
à Lambaréné.

C'est d'ailleurs pour éviter l'autopsie que, d'après Firmine N.[1] et Pauline N.[2], les malades ne voulaient pas mourir à l'hôpital. L'idée selon laquelle les morts étaient délestés de leurs organes vitaux et avaient le crâne ensuite ouvert était en effet largement répandue. C'est certainement à cause de ces autopsies que circulait la rumeur selon laquelle Schweitzer aurait fait des expériences sur les corps des Noirs dans son hôpital. Au-delà de ces peurs, Atadiè est avant tout associé à la guérison et, ce, même après la mort de Schweitzer. C'est ce lien fort avec cet hôpital qui permet de comprendre que les populations sont prêtes à se mobiliser pour sa survie. Cela se vérifiera notamment en 1975, lorsqu'il est annoncé que, faute de moyens financiers supplémentaires, l'hôpital fermera le 31 décembre de ladite année. Au même moment, des rumeurs (qui s'avéreront non fondées) font régulièrement état de la volonté des autorités de transférer cet hôpital à Franceville, dans la région natale du chef de l'État ! Une campagne dite du petit sou est alors lancée dans la région de Lambaréné : elle permet de recueillir plus de 600 000 francs CFA, soit 12 000 francs français de l'époque (1 829,39 €) pour sauver l'hôpital. Certes, cette somme peut paraître dérisoire aujourd'hui, mais elle traduit surtout l'attachement des populations à l'hôpital Schweitzer. Cette mobilisation sans précédent a été l'un des facteurs qui ont conduit le président de la République et le gouvernement gabonais à prendre l'engagement de couvrir non seulement le déficit des frais de fonctionnement, mais encore de participer à la construction d'un nouvel hôpital, qui sera inauguré le 17 janvier 1981, l'ancien hôpital devenant progressivement un site historique.

Atadiè a toujours captivé mes témoins parce qu'il marque l'accession à ce monde peuplé de Blancs qui nourrit tant de fantasmes. Présenté comme quelqu'un dont il est difficile de percer le mystère, le Blanc, qui est en contact avec l'au-delà, dispose des biens matériels qui font du lieu qu'il investit un véritable Éden dans lequel le Noir vient se servir. Des échanges avec les uns et les autres, j'ai surtout retenu qu'Atadiè demeure

1. Firmine N. est née à l'hôpital Schweitzer où elle est souvent revenue par la suite, sa tante y travaillant. Elle a passé son enfance au village Adouma et a assisté aux obsèques de Schweitzer.

2. Pauline N. est née à l'hôpital Schweitzer tout comme ses enfants. Du village Adouma où elle a vécu, elle se rendait souvent à Atadiè.

dans les souvenirs de tous comme l'endroit où l'on accède à la modernité et où l'on échappe ainsi au village ; il répond à ce besoin-là qui est particulièrement grand.

Un lieu qui rassure, loin du village

Ce lieu nous plonge une fois de plus au cœur de cette ambivalence et de ce malentendu dont il est souvent question dès que l'on évoque Schweitzer. Ce sentiment est renforcé par le fait qu'Atadiè se trouve au croisement de plusieurs réseaux de sens. Pour mes témoins, c'est un lieu où l'on soigne. Mais ce lieu où l'on soigne doit, pour être sacralisé, se différencier de l'espace de vie habituel. Toutefois, pour que le malade s'adapte ou s'intègre à cet environnement, il faut qu'une médiation existe. Ici, ce sera ce que Schweitzer appelait le village, et il faut lui reconnaître le talent d'avoir tenté de faire naître des similitudes entre son hôpital et le village. Ce lieu rassure parce qu'il évoque le village d'où vient le malade en même temps qu'il s'en distingue tout à fait.

La plupart de mes témoins n'ont que difficilement admis que l'hôpital Schweitzer pouvait être considéré comme un village, ou qu'il puisse même avoir présenté des similitudes avec un village. Certains d'entre eux n'ont même pas voulu engager l'échange sur ce sujet, estimant que ce rapprochement n'avait aucun sens. D'autres, tout en reconnaissant que l'on ne pouvait pas rejeter ce point de vue, concluaient néanmoins qu'en définitive tous les hôpitaux pouvaient ainsi être considérés comme des villages. De ce fait, l'hôpital Schweitzer ne présentait pas pour eux cette spécificité que je voulais démontrer. Seuls Janvier N. M. et Douglas N., tout en contestant eux aussi vigoureusement la qualification de village, reconnaissaient qu'à certains égards, s'ils étaient rassurés en arrivant à Atadiè, c'était aussi parce qu'ils retrouvaient la disposition spatiale au bord de l'Ogooué qu'ils connaissaient dans leur village.

Nous verrons plus loin en quoi l'hôpital Schweitzer différait donc de la perception que mes interlocuteurs ont d'un village. Mais quelle qu'ait pu être leur perception, il fallait, pour entrer dans l'emprise de l'hôpital comme dans celle de tout lieu d'implantation humaine, une voie d'accès.

Le fleuve est un élément central dans la construction du rapprochement entre Atadiè et le village. Nombreuses sont les images du « Grand Docteur », au bord de l'Ogooué, coiffé de son casque devant un groupe de personnes, accueillant des malades ou saluant le départ des visiteurs ou des malades. Ce cérémonial, largement diffusé, a fini par faire croire que le fleuve était la seule voie d'accès à l'hôpital, alors même que, dans le film d'Erica Anderson, le commentaire mentionne des malades arrivant par la route. Il semble toutefois que la voie terrestre ait eu moins de charme que le fleuve. Elle ne permet pas la même mise en scène que celle conçue depuis un débarcadère : le ballet des pirogues ou encore les scènes de séparation qui s'éternisent, tandis que des échanges se poursuivent alors que la pirogue s'éloigne de l'hôpital, faisant naître plus d'émotion que le vrombissement du camion qui part dans un nuage de poussière. L'omniprésence de l'Ogooué et de l'eau tient de manière plus générale à Schweitzer lui-même. Dans ses récits, il ne cesse d'évoquer le fleuve, et il se considère comme le médecin des populations du fleuve. Lorsqu'il relate ses déplacements, la pirogue et le bateau sont les seuls moyens de locomotion qu'il cite. En Europe, il se déplace en train. À la fin de sa vie, alors que ses déplacements se font de plus en plus en avion entre l'Europe et l'Afrique, il continuera néanmoins à privilégier le bateau.

Quelle que soit la voie que l'on choisit pour accéder à l'hôpital, ce qui frappe le nouveau venu, qu'il soit le malade ou la personne qui l'accompagne, c'est la quasi-absence de délimitation matérielle de l'espace. Dans les autres hôpitaux gabonais, le modèle dominant est celui de l'enceinte, matérialisée par une barrière et un portail (à quelques rares exceptions, comme l'ancien hôpital provincial de Port-Gentil où les entrées étaient multiples). Il faut d'abord se rendre à l'accueil pour signaler sa présence (même quand l'on vient simplement rendre visite à un malade), et c'est seulement ensuite que l'on peut accéder aux différents services. L'hôpital gabonais se présente ainsi comme un monde fermé, replié sur lui-même. Ce modèle de « société enfermante », pour reprendre l'expression de Michel Foucault, s'est progressivement étendu dans la société gabonaise, avec la multiplication depuis quelques années d'habitations entourées de murs pouvant atteindre parfois deux mètres de hauteur. Ces nouvelles « forteresses » que l'on voit aussi apparaître dans les villages (bien que de dimensions plus modestes), sont considérées comme une inscription de cette modernité qui vient de la ville.

À Atadiè il n'y a pas de barrières, et comme le relèvent mes témoins, ce type d'architecture ne pouvait pas y prospérer puisque l'hôpital donne directement sur le fleuve. Les barrières n'auraient été d'aucune utilité en saison sèche car, lorsque les bancs de sable apparaissent devant les débarcadères, le visiteur qui arrive par le fleuve peut accoster où il veut et créer un chemin pour accéder à l'hôpital, la végétation étant moins abondante.

Plus que l'absence de clôture, c'est le fait de pouvoir ou non traverser cet espace qui rapproche l'hôpital du village. Dans un cadre moderne, comme on le voit désormais en ville, l'occupant d'un espace dispose sur celui-ci soit d'un droit de jouissance, soit d'un droit de propriété. Il peut alors en réglementer l'accès et, sauf s'il existe une servitude de passage, empêcher quiconque de le traverser. Le franchissement de cet espace n'est donc réservé qu'à quelques personnes autorisées à le faire par le maître des lieux. Atadiè est à cet égard un endroit atypique puisque ce qui vient d'être décrit ne s'y retrouve pas. On y voit plutôt l'illustration du « raccourci », qui est un usage désormais en recul du fait de la délimitation de l'espace et de sa matérialisation. Le « raccourci » est un chemin créé pour réduire les distances. Il peut passer par un espace privé avec – et parfois sans – l'accord plus ou moins implicite de son propriétaire. Or, que remarque-t-on quand on observe l'hôpital Schweitzer ? Du fait de l'absence d'enceinte, l'espace de l'hôpital continue à être un lieu de passage pour les populations qui circulent entre les villages d'Abongo en amont et d'Adouma en aval. Schweitzer n'a jamais, contrairement à d'autres, interdit aux populations de passer sur ses terres, pas plus qu'il n'a imposé de restrictions s'agissant des zones dans lesquelles ces personnes pouvaient se déplacer. Cette tolérance a perduré jusqu'à aujourd'hui, et il n'est pas surprenant par exemple de rencontrer des personnes qui commercialisent leurs produits dans l'espace de l'hôpital même. Jean-Paul M. N., originaire du village d'Abongo, m'a souvent parlé du manioc, du poisson, des œufs, des papayes ou encore du charbon que sa mère et ses tantes venaient vendre à l'hôpital, comme elles l'auraient fait dans un village. En contrepartie, elle recevait du savon, du riz ou encore du poisson salé. Il était seulement interdit de vendre du tabac et de l'alcool et, si l'on passait outre cet interdit, « Schweitzer pouvait vraiment se fâcher ».

Le rapprochement entre le village et l'hôpital tient également à la représentation du Schweitzer *nganga*. Schweitzer accueille le malade et organise son séjour selon des codes qui sont assez éloignés de ceux d'un hôpital moderne. Dans celui-ci, il existe ce que l'on peut considérer comme un principe de spécialité médicale. L'hébergement du malade est en effet organisé en fonction de sa pathologie. Il en va différemment chez Schweitzer car, comme il l'explique lui-même, « il y a ici des tribus différentes avec des langages différents, alors lorsque le malade arrive on lui dit : "Va où on parle langue pour toi." Alors il ira chercher un groupe de gens de sa tribu et ceux-là l'aideront s'il faut l'aider, parce que s'il avait affaire à des étrangers, ils ne l'aideraient pas. Tout se fait librement, le malade s'installe où il veut[1]. » C'est ainsi que les cases se voient attribuer des noms évocateurs des origines des patients : « Case Fang », « Case Eshira », « Koula-Moutou », etc. Le souci de Schweitzer, et il l'a souvent affirmé, est que le malade ne perde pas contact avec les siens. Il est donc important qu'il se retrouve avec des personnes qui parlent sa langue. Cette organisation, outre le fait qu'elle renforce le sentiment que Schweitzer est au fait des pratiques locales, rassure les populations puisque c'est ce qu'elles connaissent aussi bien dans leur village que chez le *nganga*. Le village est en effet souvent divisé en plusieurs parties, occupées par des lignages, des familles ou des groupes linguistiques différents. Il n'est donc pas concevable, dans ce contexte, qu'un individu aille s'installer dans un espace qui n'est pas dévolu à son groupe. Chez le *nganga*, même si cela n'est pas systématique, un grand soin est pris pour que des personnes pouvant se comprendre soient regroupées ou encore que les citadins se retrouvent dans les mêmes cases.

Ce dont se souviennent également mes témoins, et qui fait d'Atadiè un lieu que l'on peut rapprocher du village, c'est le fait qu'il y avait, pour reprendre les termes de Janvier N. M. « une absence totale de surveillance ». Le malade pouvait aller et venir à son gré sans se faire contrôler par qui que ce soit, et les

1. Cf. « Docteur Schweitzer », « Cinq colonnes à la une », ORTF, émission du 2 juin 1961.

Observations médicales rédigées par Albert Schweitzer
concernant les malades hospitalisés.

médecins ne posaient pas autant de questions qu'aujourd'hui. Les contraintes que l'on connaît dans les hôpitaux modernes y étaient totalement inconnues. Selon Janvier N. M. et Douglas N., pour illustrer ce propos, il suffit de prendre comme exemple le nouvel hôpital de Port-Gentil, un bâtiment construit dans les années 2000 dont l'accès est strictement réglementé et placé sous le contrôle d'un personnel aussi sourcilleux que zélé. Les visites sont autorisées à la mi-journée, entre 12 heures et 14 heures, et le soir entre 18 heures et 20 heures : l'argument avancé est qu'il faut préserver à la fois la tranquillité des patients... et la propreté des murs. À l'hôpital Schweitzer, ce modèle ne pouvait pas être reproduit avec des visiteurs venant parfois de contrées éloignées. Comme chez le *nganga,* quand il va voir un parent malade, le visiteur s'arrange (puisque ce système perdure encore) pour trouver un endroit où dormir au village. On fait de même quand on rend visite à un parent ou à un ami en ville. Même si l'habitation n'est pas grande pour accueillir tout le monde, il sera toujours question de se « "débrouiller" pour trouver une place où poser son corps », plutôt que d'aller à l'hôtel, ce qui est particulièrement mal vu et constitue un indice prouvant que celui qui choisit cette solution est en train de devenir un Blanc.

Pourtant, et même si mes témoins ne sont pas d'accord sur ce point, il existait des formes de surveillance à Atadiè. La consultation des archives de l'hôpital atteste que Schweitzer et ses médecins tenaient à jour toutes les informations à caractère médical relatives aux patients, et que ceux-ci ne pouvaient pas quitter l'hôpital quand ils le voulaient. De même, la distribution des aliments faisait l'objet d'un contrôle assez rigoureux pour éviter les fraudes. Ce sont d'ailleurs ces aliments qui établissaient un autre lien avec le village. Pour ceux qui se sont rendus à Atadiè, il revient comme en écho toujours les mêmes paroles : « Quand tu allais à cet hôpital, tu mangeais comme chez toi puisque c'est celui qui te gardait qui te faisait la cuisine. » Ce modèle schweitzérien était fondé sur l'idée qu'il fallait faire preuve de délicatesse avec l'indigène, qu'il ne fallait pas changer ses habitudes de manière radicale. Pour cela, il convenait qu'il continuât à consommer ses aliments habituels. De plus, et pour contredire une rumeur parfois malveillante qui voulait présenter Schweitzer sous les traits d'un Harpagon de la forêt, amassant une fortune gigantesque grâce à ses activités et aux dons provenant du monde entier, il faut préciser que l'hôpital fournissait une grande partie de l'alimentation puisque chaque semaine un camion partait d'Atadiè pour acheter les vivres ensuite distribués aux malades et à leurs familles. Aux produits gabonais, comme les bananes et le poisson, on ajoutait du riz et du poisson salé. Pour se faire une idée de cette dépense, il faut savoir que l'hôpital Schweitzer hébergeait dans les années 1950 environ 1 500 personnes, dont 400 malades seulement. Cette distribution de nourriture est l'un des facteurs qui explique le mieux le succès de l'hôpital : certains lui associent encore le souvenir d'aliments à l'époque considérés comme de luxe, à l'instar du riz ou du poisson salé.

Si, aujourd'hui, dans la plupart des hôpitaux publics gabonais, le malade s'alimente comme chez lui, cette situation ne doit rien à une quelconque conversion au modèle schweitzérien. Il s'agit plutôt là d'une adaptation aux difficultés financières que rencontrent les hôpitaux gabonais. L'obligation pour le malade de ne consommer que les repas confectionnés à l'hôpital, – ce qui avait encore cours il y a une vingtaine d'années –, a fini par se révéler désuète dans la mesure où les structures hospitalières ne servent plus de repas.

Au-delà de ces différentes similitudes que l'on peut établir avec le village, pour mes témoins, il existe un détail que l'on oublie souvent, alors qu'il a une importance considérable pour les populations de l'Ogooué : la visibilité de la fumée. Cette observation peut paraître surprenante, voire totalement incongrue pour celui qui ne connaît pas cet environnement. À plusieurs reprises, mes témoins m'ont en effet fait remarquer que lorsque l'on navigue sur le fleuve, c'est la fumée que l'on aperçoit au loin qui renseigne sur une présence humaine. L'abondante végétation qui couvre les rivages de l'Ogooué et les multiples méandres du fleuve ne permettent pas toujours de distinguer au loin le prochain village. Atadiè était toujours reconnaissable au loin à cause du panache de fumée que décrit Janvier : « Quand tu arrivais à l'hôpital en pirogue, ce qui te frappait, c'est le nuage de fumée qui s'élevait d'Atadiè comme dans un vrai village. » Cette fumée, marqueur particulièrement important qui inscrit le lieu en dehors de la modernité, renvoie implicitement au village : en ville, il est habituel d'utiliser le gaz pour la cuisine alors que les villageois continuent à ramasser le bois. Certes, du vivant de Schweitzer l'usage du gaz n'était pas aussi répandu qu'aujourd'hui dans les villes, on y avait aussi recours au bois. Mais, ce qui distingue la fumée de l'hôpital Schweitzer de celle que l'on peut trouver en ville, c'est qu'elle provient de plusieurs foyers allumés par les malades dans la cour même de l'hôpital. Comme le dit encore Jean-Paul M. N., « avec cette fumée parfois, tu te demandais si tu étais vraiment dans un hôpital ». Au-delà de ces formes d'aveu qui traduisent le rapprochement qui était fait dans les imaginaires entre l'hôpital et un village, il se retrouve surtout dans les souvenirs de mes témoins le souci de montrer que si Atadiè est un lieu rassurant c'est parce qu'il s'éloigne de tout ce que peut représenter le village. Deux explications peuvent être mises en avant ici. La négation de l'idée du village s'agissant d'Atadiè est d'abord liée à l'inadaptation du terme village à ce lieu. Dans les langues parlées dans la région de Lambaréné, le « village » porte l'idée de sédentarisation qui n'est pas adéquate pour Atadiè. De même, dans l'esprit du plus grand nombre, le village crée un rapport avec une terre. Cette relation spécifique à la terre est difficile à démontrer dans ce cas précis'.

L'absence de sédentarisation

Si Atadiè avait été perçu comme un village, il aurait certainement perdu une partie de sa puissance, celle que lui reconnaissent mes témoins. Ce lieu est justement devenu emblématique d'une certaine médecine et d'un certain type de relation aux malades parce qu'il n'était pas un village. De nombreux éléments que j'ai relevés m'ont permis d'établir qu'il n'a pas les attributs du village, et que c'est cette absence qui, pour des raisons diverses, a été appréciée par le plus grand nombre. Pour mieux cerner cet état de fait, il importe dans un premier temps de s'arrêter sur le terme de village avant de voir en quoi cette caractérisation par défaut a participé de la légende de l'hôpital.

Étymologiquement, tiré du latin *villagium,* le village est un groupement d'habitations rurales. Ce sens premier n'est pas contesté au Gabon, mais il est complété par d'autres. En fang et galoa, qui sont les langues dans lesquelles se sont déroulés mes échanges, le village renvoie à plusieurs termes désignant des établissements humains qui correspondent à des réalités différentes. Chez les Fang, les mots *nlam* ou *dzal* (ou encore *dzah,* pour d'autres groupes fang) renvoient à un lieu d'habitat sédentarisé. Sont également employés des mots comme *nfini,* qui désigne le campement de plantation, lequel est proche du village eu égard au temps que l'on peut y passer[1], comme *mbaa,* le campement de pêche élaboré, ou encore *mvogha,* le campement de pêche sommaire. Chez les Galoa, on trouve la même diversité, avec *nkala* qui désigne le village, *mpindi,* le campement de plantation, *olako*, le campement structuré de pêche, et *mbogo,* le campement de pêche sommaire. Dans l'entendement des Gabonais, *nlam*, *dzal* ou *nkala* symbolisent une idée de permanence et d'appropriation d'un lieu. Il est à noter qu'aucun de ces termes n'a été employé par mes témoins lorsqu'ils ont parlé d'Atadiè du vivant de Schweitzer. Pour autant, les situations ne sont pas figées, puisqu'un campement peut au bout de quelques années se transformer en village. De même, le mot village peut servir à désigner une école que l'on fréquente ou, ce qui est plus surprenant, un rivage de l'Ogooué ou un banc de sable où l'on s'arrêtera souvent pour passer la nuit quand la navigation est rendue difficile. Le débit de boisson peut aussi être le village de celui qui est « abonné[2] » à ce lieu. Pourquoi l'hôpital ne serait-il pas alors considéré comme un village ?

On pourrait croire que le refus de voir Atadiè comme un village serait lié à un rejet du village. Dans les faits, il n'en est rien. Il y a plutôt là comme une double volonté de sacraliser ce lieu, en évitant de le ramener à la dimension du village, et de ne pas inscrire le séjour du malade à l'hôpital dans la permanence. C'est certainement pour cette raison que nombre de mes témoins ont toujours utilisé les mots évoquant le campement pour parler d'Atadiè. Pour eux, ce lieu est davantage un campement, qu'il s'agisse des conditions de vie, comme des attentes des malades ou de leurs accompagnants.

Le rapprochement avec le campement trouve du reste toute sa pertinence dans cet échange entre un journaliste et un patient de

1. L'agriculture itinérante qui est pratiquée dans la forêt fait que le campement a une durée de vie qui ne dépasse que rarement les cinq ans. Il faut en effet abandonner les terres dont la fertilité a diminué et aller s'installer ailleurs.

2. Au Gabon, « abonné » se dit de quelqu'un qui fréquente régulièrement un débit de boissons.

l'hôpital Schweitzer, que j'extraie de l'émission « Cinq colonnes à la une » diffusée le 4 février 1966 :

> LE JOURNALISTE : Comment ça va ? Vous êtes malade ?
> LE PATIENT : Oui.
> LE JOURNALISTE : De quoi vous souffrez ?
> LE PATIENT : À la poitrine [...].
> LE JOURNALISTE : Ici on soigne bien ?
> LE PATIENT : Oui, on soigne bien.
> [...]
> LE JOURNALISTE : Des fois on dit que si vous vivez comme ça, c'est parce que vous vivez pareil dans les villages ?
> LE PATIENT : Dans les villages, non, on ne se couche pas comme ça, dans les lits.
> LE JOURNALISTE : Aussi serré que ça ?
> LE PATIENT : Non.
> LE JOURNALISTE : Vous faites la cuisine comment au village ? Vous la faites devant la porte ?
> LE PATIENT : On cuit les « mangers » dans la cuisine.
> LE JOURNALISTE : C'est plus propre au village ?
> LE PATIENT : Oui, c'est plus propre...
> LE JOURNALISTE : Ici, quand vous avez besoin pour aller au « water », comment vous faites ?
> LE PATIENT : Ici, il n'y a pas de « water », on passe partout, on fait les cabinets partout.

Ce dialogue se trouve au croisement des significations évoquées plus haut. Pour les Occidentaux, Atadiè impressionne et doit être considéré comme un modèle de village africain, où les malades se sentent comme chez eux. Chez ceux qui en reviennent, l'accent est mis sur les aspects qu'ils jugent pittoresques, et qui doivent convaincre de la pertinence du rapprochement opéré avec le village. C'est ce que l'on note notamment sous la plume de Marco Koskas dans son *Albert Schweitzer* :

« Aussitôt qu'il est inauguré, l'hôpital prend un air de village africain, avec des marmites qui fument devant chaque baraque, des palabres à n'en plus finir, des marchands de bananes et manioc assis derrière leur tas, bêtes et hommes se disputant un coin d'ombre ou une couche. » Cette vision d'une réalité qu'ils connaissent eux aussi ne trouve pas grâce aux yeux de mes témoins. Unanimement, elle suscite en réaction une question, ainsi formulée : « Où Schweitzer et tous ces gens ont-ils vu un village comme ça ? » Quel est ce village où l'on dort à plusieurs dans une pièce et surtout avec des inconnus ? Et quel est ce village où l'on cuisine ses repas devant la maison ? Enfin, quel est ce village où il n'y a pas de latrines ?

Les films de l'époque l'attestent encore, dans les fameuses cases sont souvent hébergés plusieurs malades avec leurs proches. Certes, chacun peut admettre qu'il était difficile de faire autrement à l'époque et que, de plus, même dans un hôpital moderne, n'est jamais seul dans sa chambre que celui qui accepte d'en payer le prix. Dans ces conditions, il aurait été totalement irréaliste d'imaginer que Schweitzer construisît des cases individuelles pour chaque malade, quand on sait que cet hôpital accueillait environ quatre cents malades en même temps. Pour mes témoins, la différence avec le village se trouve justement dans cette très grande promiscuité qui régnait dans les cases : nombre d'entre eux ont souvent évoqué « des cases où on était serré ». Le mot fang *andzumé,* que l'on peut traduire par « grand fouillis » est souvent revenu dans les descriptions. Pourtant, que plusieurs personnes dorment dans la même case n'a rien de surprenant, c'est même une pratique courante qui ne concerne toutefois que des parents avec leurs jeunes enfants. En revanche, on n'imagine pas plusieurs familles se retrouver dans la même pièce. Même dans un campement où l'habitat est sommaire, cette éventualité est à exclure puisque même les moustiquaires sous lesquelles on dort sont individualisées.

L'hôpital Schweitzer se démarque encore du village quand on observe les conditions dans lesquelles la cuisine est faite. Que ce soit dans les récits ou dans les films que j'ai pu visionner, les femmes font cuire les aliments devant les cases, ce qui contraste avec la pratique habituelle dans les villages. Si l'on excepte les jours de fête où les cuisines se révèlent trop exigües, et où l'on voit les femmes s'installer à l'extérieur, la préparation des repas ne se fait jamais dans la cour. De plus, dans le cas du village fang, par exemple, la devanture de la maison ou *nseng nda* est à la fois un espace consacré aux jeux des enfants et un espace typiquement masculin. C'est d'ailleurs au milieu de la cour du village que l'on retrouve l'*aba'a* ou case des hommes (corps de garde[1]). On ne peut donc que s'étonner à entendre, dans nombre de reportages, que les « indigènes font la cuisine devant les cases comme au village ». Même en se montrant indulgent, il est difficile d'admettre que cette pratique ait existé au moment de l'arrivée de Schweitzer. Pour mes témoins les plus âgés, il y avait des cuisines dans les villages de leur enfance et l'on trouve le terme *kisini*[2] dans des récits du début du XXe siècle chez les Galoa : il désigne une case collective partagée en plusieurs foyers en fonction du nombre de femmes.

La seule explication possible de ce qui paraît être une grave erreur que commettent les admirateurs de Schweitzer, c'est une mauvaise lecture de la place que peut occuper un foyer dans un village gabonais. On peut en effet trouver du feu devant des maisons, voire au centre du village, mais en aucun cas ce feu n'a pu servir à la cuisson des repas. Allumé le soir, il constitue plutôt un lieu de socialisation : là, on peut venir évoquer les problèmes les plus graves qui touchent au groupe ; là, les grands-parents ou les parents racontent à leurs petits-enfants et enfants les récits dont ceux-ci sont friands. Or, à l'hôpital Schweitzer, cette fonction du foyer n'existe pas puisque, comme cela a été dit auparavant, à partir de 20 heures, règne une sorte de couvre-feu : tout devait être éteint. Il n'était donc nullement question d'organiser une quelconque veillée autour du feu.

Le troisième point sur lequel insiste le malade dans l'entretien qu'il donne au journaliste de « Cinq colonnes à la une », par lequel il montre la différence entre cet hôpital et le village, c'est l'absence de latrines. Certes, cette carence ne concernait en fait que les indigènes puisque Schweitzer et le personnel blanc disposaient de latrines, certes rudimentaires. Dans tous les villages de la région de Lambaréné, se trouve, derrière les cases, une fosse servant de lieu d'aisance à tous les habitants. Toutefois, lorsqu'en saison sèche, on s'installe dans un *olako* (campement) pour pêcher, il n'y a pas lieu de prévoir spécialement ce genre de commodités. Il faut pourtant nuancer ce

1. Chez les Fang, le corps de garde est la case à palabres, c'est le lieu de rencontre entre les hommes du village.

2. Le mot *kisini* vient de l'anglais *kitchen*, comme beaucoup d'autres mots que l'on trouve au Gabon. Il faut se rappeler que les commerçants anglais, ainsi que les missionnaires américains, ont été très présents au Gabon avant que les Français ne s'y installent au milieu du XIXe siècle.

propos en distinguant encore les campements situés au bord de l'Ogooué de ceux qui sont près des lacs. Dans les premiers, le problème des latrines ne se pose pas en tant que tel puisque l'on peut se rendre au fleuve, dont l'eau est toujours en mouvement. Dans les seconds, il est impossible d'agir ainsi pour une raison qu'explique ici Douglas N. : « Si tu décides de transformer le lac en w.-c., comment tu crois que tu vas continuer à vivre là ? En saison sèche, l'eau ne bouge pas beaucoup, et tu vas te pénaliser toi-même. »

Cette absence de latrines est à mettre en rapport avec un autre grief fait à l'hôpital pour lui dénier la qualité de village. Pour nombre de mes témoins, l'hôpital était vraiment sale. Janvier ne manque d'ailleurs pas d'égratigner le « Grand Docteur » en ces termes : « Schweitzer pensait que les Noirs étaient sales, mais là il a dépassé le stade de la simple saleté avec toutes les mauvaises odeurs qu'il pouvait y avoir. » Pour sa part, Mme Agnès B. nous a confié qu'à cause de cette absence de latrines, les zones aux alentours de l'hôpital étant mises à contribution, de nombreuses personnes avaient fini par refuser de manger un certain nombre de fruits, notamment les mangues, se méfiant des endroits où elles avaient pu tomber. Divers commentaires de cette nature ont fini par me plonger dans une certaine perplexité, car rompant avec ce discours qui voudrait voir en Schweitzer un homme soucieux de la protection de l'environnement. Lorsqu'on sait que, aujourd'hui encore, de nombreuses populations vivant dans des villages en aval de l'hôpital refusent de boire l'eau du fleuve, considérant qu'elle charrie toutes les immondices de l'hôpital Atadiè, on peut être quelque peu surpris que le « Grand Docteur » n'ait rien trouvé à redire à ces pratiques. Certes, je me souviens l'avoir entendu dire dans un entretien avec un journaliste que c'est le fumier qui a marqué le début de la civilisation, puisque, favorisant l'agriculture, il a permis la sédentarisation des hommes. S'agissait-il dès lors d'appliquer cette règle dans cet environnement pour permettre à la civilisation de s'y développer ?

Pour mes témoins, tous ces éléments inscrivent Atadiè dans une expérience provisoire, qu'il n'y avait pas lieu de prolonger spécialement – même si l'on verra par la suite que ce sentiment était forcément ambivalent, eu égard à la « belle vie » que proposait par ailleurs l'hôpital. Pour que le processus de soins réussisse, il est important que la rupture avec le village soit faite. Se retrouver dans ce qui est vécu comme un environnement nouveau, et notamment dans la promiscuité des cases, renvoie le malade à sa condition. Toutefois, pour Janvier, Obieghe[1] et Douglas, c'est ce qui aide à guérir aussi : « Tu sais que tu n'es pas là pour la vie, il faut donc que tu suives tout ce qu'on te dit si tu veux partir de là très vite. » Même s'ils ne l'ont pas dit de manière explicite, il appert que si l'hôpital Schweitzer avait été particulièrement luxueux, il n'aurait pas pu s'affirmer comme une structure de soins. D'après Douglas N., « tu aurais vu beaucoup de gens venir habiter tout simplement à l'hôpital sans penser à rentrer chez eux ». De manière paradoxale, le fait d'arriver dans cet hôpital et de savoir que l'on aura à affronter de telles conditions attestent, pour mes témoins, sa qualité d'hôpital.

L'absence de rapport à la terre

La négation d'Atadiè comme village tient également au fait que l'on n'y retrouve pas cette relation que les Gabonais ont à leur terre. Pour le plus grand nombre, le village, c'est la terre qui voit naître ses enfants et qui les recouvre à la fin de leur vie. Entre ces deux moments, d'autres événements créent avec le village une relation particulière que l'on ne retrouve pas dans le cas de l'hôpital Schweitzer. Parmi les différents récits que j'ai recueillis, j'ai choisi trois moments qui permettent d'illustrer ce rapport à la terre. Ce sont les périodes des vacances, les périodes électorales et les enterrements.

A priori, les mots vacances, ou encore congés pour reprendre une formulation gabonaise, et village sont fortement liés. C'est durant cette période que l'on assiste à un vaste mouvement de déplacement des citadins vers les zones rurales. Dans d'autres contrées, avec le développement du tourisme de masse, il s'agit d'un moment privilégié pour aller à la découverte de destinations nouvelles. Au Gabon, les congés, ou même les week-ends,

1. Obieghe a vécu au village Adouma (1,5 km de l'hôpital Schweitzer) et s'est rendu à de multiples reprises à l'hôpital Schweitzer à partir des années 1930 jusqu'à la mort de Schweitzer.

sont mis à profit pour « se rendre au village ». Il s'agit d'abord d'aller revoir les siens qui y vivent parfois encore. Mais ce peut être l'occasion pour la famille, au sens large, de se retrouver à un endroit où ceux qui ne sont plus là ont vécu et de perpétuer leur souvenir[1]. En règle générale, on y bâtit une maison qui est le reflet du statut social de son propriétaire. Dans la région de Lambaréné, ces constructions sont particulièrement importantes. Elles permettent de juger de l'attachement des uns et des autres au village, ce qui donne lieu à des comparaisons entre les ressortissants du même village, ou plus souvent entre villages. Il n'est pas rare d'entendre vanter les mérites des « enfants de tel village qui ont construit chez eux », alors que dans un autre il n'en est rien. L'une des complaintes préférées des populations est de dénoncer le fait que tel cadre de la province « n'a même pas une maison chez lui », pour reprendre une expression typiquement gabonaise. Pour autant, il ne faut pas s'illusionner sur la frénésie de construction au village que l'on remarque chez certains. Elle est aussi parfois liée, comme on le verra par la suite, à d'autres ressorts que le seul attachement à la terre des ancêtres.

Néanmoins, l'une des explications les plus fréquemment données à la construction d'une maison dans son village, c'est que l'on « prépare sa retraite ». Certes, il y a deux décennies encore, nombre de citadins regagnaient leur village le moment venu pour y finir leur vie. Mais, progressivement, ce phénomène ne touche presque plus que les retraités les plus modestes qui, du fait de la faiblesse de leurs ressources, peuvent difficilement continuer à vivre en ville. Désormais, même s'il faut être prudent sur ce point, on observe qu'avec l'extension des villes, ces retraités s'installent de plus en plus à la périphérie de celles-ci. Ils n'iront donc pas s'installer dans leur village, mais dans la ville la plus proche de ce dernier. On continue donc d'assister à un dépeuplement des villages, qui tendent de plus en plus à devenir des lieux occupés par les citadins pendant leurs vacances, car c'est à cette période qu'on y rencontre le plus de monde. Pour les personnes les plus aisées, la maison construite au village est une sorte de résidence secondaire, puisqu'ils en possèdent au moins une autre à Libreville, où se concentre plus de la moitié

1. En fang, il est souvent question de venir « réchauffer » le village (*E vë ayoung*).

de la population du pays. Lorsque sonne l'heure de la retraite, c'est plutôt en ville que l'on résidera, même si on continuera à se rendre au village ponctuellement, comme lorsque l'on était actif. On peut donc dire que les liens avec le village participent d'un certain « folklore du retour aux sources » pour des populations désormais urbanisées mais qui ne veulent pas l'admettre. À cet égard, on peut dire que cette situation n'est pas du tout spécifique aux Gabonais, qu'elle est celle de toutes les populations rurales amenées à choisir l'exode vers les villes.

Le deuxième moment que j'ai choisi est celui des élections. Ces périodes sont l'occasion de cerner une autre fonction du village, apparue depuis les changements politiques qui ont affecté le Gabon en 1990. Cette année-là marque en effet le retour au pluralisme politique, qui avait été supprimé en 1968. Le rétablissement des élections avec des candidatures multiples a permis au village de jouer un rôle nouveau dans le choix des responsables politiques. Puisque tout le monde ne peut pas être élu à Libreville, il faut se trouver une circonscription où sollicite les suffrages des électeurs. Le terme « village » a alors pris une acception plus large : le futur candidat se présente devant les personnes avec lesquelles il se sent en proximité. Ce sentiment repose souvent et avant tout sur la communauté de langue, si l'on excepte les cas particuliers de Libreville, Port-Gentil et, dans une moindre mesure, de Lambaréné, qui sont des villes cosmopolites. C'est ainsi qu'il est impensable à l'heure actuelle qu'un *Gisir* de la Ngounié aille se présenter dans une circonscription de l'Ogooué Ivindo où les populations fang et kota sont majoritaires. Mais au-delà de ce premier critère, il en existe un second, décisif puisqu'il marque l'enracinement au village et à la terre, c'est la possession d'une maison dans la circonscription où l'on se présente. Il est difficile d'imaginer un candidat qui se ferait domicilier à un hôtel, comme cela a été le cas pour un ancien président de la République française par exemple. Posséder une maison, c'est rassurer les électeurs potentiels. Le candidat apporte ainsi la preuve qu'il y a un lieu de résidence où il pourra par la suite recevoir ses électeurs, que ce soit pour fêter sa victoire ou pour recevoir les doléances qu'ils ne manqueront pas de lui soumettre. C'est également dans cette maison qu'on viendra le pleurer le jour de sa mort, lui évitant de subir le sort d'un homme politique gabonais du début des indépendances[1]. On comprend alors qu'il n'est pas rare que les électeurs soient réticents à accorder leurs suffrages à un candidat qui n'aurait pas un lien avec leur terre.

La dernière illustration de l'importance de ce rapport à la terre est le lieu de la sépulture. Quel que soit l'endroit où il a vu le jour, et même s'il a passé son existence en ville, l'individu sera particulièrement attaché au fait d'être enterré « chez lui », c'est-à-dire dans son village. Le temps des obsèques permet d'ailleurs de tester les solidarités, puisque l'ensemble du groupe doit réunir les moyens financiers pour faire en sorte que la dépouille du défunt soit transférée au village natal, où il reposera à côté des siens. De ce fait, ne sont enterrés à Libreville que les ressortissants de cette ville et ceux dont les parents ne peuvent prendre en charge financièrement les frais de transport d'une dépouille.

Il est inimaginable que l'hôpital Schweitzer soit le théâtre de l'un des trois moments que je viens de décrire. Il convient même d'écarter d'emblée le deuxième, puisqu'Atadiè est insusceptible d'appropriation pour de futurs combats électoraux. S'agissant ensuite du lieu de vacances, aucun de mes témoins n'a évoqué l'hôpital en ces termes, même si dans des circonstances exceptionnelles cette éventualité a pu être envisageable. De manière épisodique, on relève en effet la présence à l'hôpital de personnes qui mettent à profit leur période de congés pour venir veiller un parent hospitalisé. De même, rien n'empêche un citadin de rendre visite à un parent ou à un ami qui travaille à l'hôpital. Toutefois, en dehors de ces situations marginales, il n'y a aucune raison d'aller passer ses vacances à l'hôpital Schweitzer puisque l'on n'y possède pas d'habitation, et parce que ce lieu appartient à quelqu'un d'autre, en l'occurrence le *nganga*. Néanmoins, cet argument en lui-même n'est pas suffisamment pertinent dans la mesure où l'on a vu des malades ou des visiteurs finir par s'approprier un espace et s'installer au village du *nganga*. Cette installation, qui passe par la construction d'une maison, confère

1. D'après les récits que j'ai recueillis, la veillée mortuaire de René-Paul Sousatte (1913-1969), qui était chef du Parti pour l'unité nationale gabonaise (PUNGA), se serait déroulée dans une salle publique à Port-Gentil. Pour ceux qui ont vécu cet événement, cela prouvait simplement qu'il n'avait pas de maison. De ce fait, dans ma jeunesse, dire à quelqu'un qu'il faisait penser à Sousatte, c'était lui signifier qu'il n'avait pas de maison.

un nouveau statut. Par cet acte, on devient vraiment « quelqu'un du village », ce qui suppose qu'on puisse y être enterré alors que ses ancêtres n'y sont pas. Cette évolution dans la relation à la terre n'est pas possible à Atadiè. Quel que soit le temps que l'on aura passé à l'hôpital, et même si l'on a été au service de Schweitzer pendant toute son existence, il ne sera pas possible de bâtir une maison à Atadiè. Certes, de nombreux anciens travailleurs comme Loèmbè ont fini leur vie à l'hôpital, mais d'après Janvier N. M., au fond d'eux-mêmes, ceux-ci savaient que ce n'était pas leur village.

Plus que toutes les autres illustrations, la relation que les Gabonais entretiennent avec le lieu de la sépulture est celle qui installe le mieux l'hôpital Schweitzer en dehors de la catégorie des villages. Pourtant, nombre d'anciens malades et de travailleurs reposent au cimetière situé à l'extérieur de l'hôpital, sur la route qui mène à Adouma. Lorsque l'on cherche à apprendre les raisons pour lesquelles ces personnes ont été enterrées à Atadiè, on s'aperçoit qu'il s'agit généralement soit de personnes ayant été abandonnées à l'hôpital, soit de malades décédés trop loin de leurs villages et dont le transport du corps aurait été particulièrement difficile dans les conditions de l'époque. Les départs précipités de l'hôpital étaient interprétés comme des fuites par Schweitzer quand ils s'expliquaient en fait par cette relation à la terre natale. Se fiant à leur seul instinct et au mépris de toutes les prescriptions médicales, des malades quittaient l'hôpital sans avertir qui que ce soit. Cette pratique est non seulement comprise, mais aussi justifiée par Douglas N. et Jean-Paul M. N. : « Dans cet hôpital, quand les gens sentaient leur mort proche, ils décidaient avec l'aide de leurs parents de partir. Ils le faisaient la nuit, comme il n'y avait pas de surveillance. [...] Au moins, ils avaient l'assurance de pouvoir être enterré dans leur village. »

Paradoxalement, venir à l'hôpital pouvait participer d'une motivation inverse, surtout pour les personnes converties au christianisme : mourir à Atadiè, c'était l'assurance de pouvoir être enterré à la mission protestante ou à la mission catholique, en terre chrétienne. Néanmoins, et mes témoins me l'ont souvent fait remarquer, Atadiè n'est jamais désigné parmi les lieux où l'on souhaite être inhumé. Pour Douglas N., « ceux qui sont enterrés chez Schweitzer, c'est parce qu'on ne pouvait pas faire autrement ! [...] Même dans ce cas, certains étaient enterrés à la mission catholique ou à la mission protestante. Si c'était un vrai village, tu aurais eu des personnes décédées ailleurs dont on aurait ramené le corps à l'hôpital. » Comme pour mieux insister sur cette non-reconnaissance de l'hôpital comme village, il me faisait remarquer qu'aucune cérémonie marquant la fin d'un deuil ne s'est jamais déroulée à Atadiè, contrairement à la coutume qui veut que, un certain temps après le décès, soit organisée une célébration – dont les formes varient d'une région à l'autre. Ces cérémonies se déroulent soit sur le lieu où la personne a vécu, soit sur le lieu où elle est enterrée. Or, à Atadiè, il n'a jamais été question d'organiser un retrait de deuil. Pour mes témoins, c'est bien la preuve que l'on n'était pas là dans un village, mais dans un espace qui avait une autre fonction.

Un espace thérapeutique protecteur

Lorsque l'on pose la question de savoir pourquoi les populations se rendaient à l'hôpital Schweitzer alors même qu'il existait un hôpital public à Lambaréné depuis 1927, la même réponse vient invariablement : le « Grand Docteur soignait et gardait bien les gens ». Pour mes témoins, Atadiè était aussi un endroit où ils se sentaient « tranquilles ». Dans le souvenir de tous, l'hôpital Schweitzer avait un aspect protecteur pour des raisons qui paraîtront évidentes au lecteur : on y trouve des médecins et des infrastructures à même de soulager les différents maux dont souffrent ceux qui s'y rendent. Au-delà de ce caractère évident, Atadiè est surtout envisagé comme un espace protecteur par opposition au village. En parlant de l'hôpital Schweitzer comme d'un « endroit paisible », plusieurs de mes témoins m'ont souvent signifié que, a contrario, le village ne l'était pas.

Alors qu'il s'agit d'un lieu auquel mes témoins sont fortement attachés, le village se révèle être le théâtre de conflits relevant à la fois des univers profanes et du monde invisible. Ces tensions conduisent parfois à des départs définitifs de ceux dont la vie est en danger. Dans cette optique, et en tenant compte de ce proverbe gabonais qui dit que « le mal ne vient jamais de loin », le malade plus que tout autre a intérêt à fuir cet environnement. Il évitera ainsi de se faire soigner dans son village ou dans tout autre lieu qui ressemblera à celui-ci. Est-ce ce souci de se démarquer du village et de rassurer les patients qui justifie l'installation des *nganga* dans des endroits reculés au confort sommaire ?

Atadiè est un « endroit paisible » parce que, selon mes témoins, la personne qui y arrive est protégée contre tous les agissements qui relèvent du monde et de la cosmogonie des indigènes. L'adjectif « paisible » sous-entend ici l'absence de conflit. Sans méconnaître le fait que les Blancs se sont livrés à des guerres, puisque Lambaréné a été le théâtre de violents combats entre gaullistes et pétainistes durant la Seconde Guerre mondiale, mes interlocuteurs estiment qu'en dehors de telles périodes, ils ont vécu dans un univers apaisé. Atadiè, qui fait partie du monde des Blancs, est pour le plus grand nombre un refuge du fait de la double qualité de *nganga* et de pasteur de Schweitzer.

À Atadiè, on ne retrouve pas les conflits qui sont le lot quotidien du village : pas de revendication sur la terre, sur les arbres ou sur les bêtes. Atadiè est un lieu insusceptible d'appropriation privée, on n'y possède que ce que l'on a apporté avec soi, et les différents objets que l'on reçoit à l'hôpital à titre personnel. De plus, les velléités de conflit sont rapidement étouffées par l'autorité incontestable de Schweitzer. S'agissant des autres conflits qsusceptibles de naître au village et dans lesquels interviennent des êtres issus du monde invisible, ils ne se développent pas davantage à Atadiè. Pour mes témoins, la puissance des forces occultes est annihilée au contact des Blancs. Or, Schweitzer est non seulement un Blanc mais, d'après certains, il reviendrait lui aussi du monde invisible dans lequel nombre de maladies trouvent leur origine. Ces qualités du « Grand Docteur » font d'Atadiè un endroit où, pour reprendre l'expression de Janvier N. M., « les gens ne pouvaient pas venir faire le désordre qu'ils font dans les villages, surtout que du temps de Schweitzer tout le monde avait vraiment peur des Blancs ».

Séjourner à Atadiè allait donc avec l'assurance d'être tranquille. C'est ce qui explique que, toujours selon Janvier N. M., « dans cet hôpital, la nuit tu pouvais dormir tranquillement sans être dérangé par les sorciers qui se transforment en hiboux et qui viennent "hululer à tes oreilles" au village ». De ce fait, Atadiè devint la destination rêvée et un refuge idéal pour tous ceux qui se sentaient en danger chez eux, comme Douglas N. l'explique ici : « [...] à cet endroit tu ne pouvais pas venir faire le vampire. L'esprit de Schweitzer était trop fort. Quand tu voulais fuir les "vampireux", tu pouvais venir là. » Schweitzer reconnaît lui-même, dans son livre *À l'orée de la forêt vierge*, que cette dimension a parfois été présente dans la démarche de certains : « Dans bien des cas, ce n'est pas tant l'espoir de trouver l'aide du médecin qui les a amenés ici, que le besoin de gagner un asile, où les puissances démoniaques n'aient plus de pouvoir. Car les indigènes, même ceux qui sont encore complètement imbus des idées ancestrales, inclinent à croire que sur le terrain de la mission et de notre hôpital, les tabous, les malédictions et les sortilèges restent sans effet. »

Du fait des nombreux pouvoirs occultes que l'on prêtait à Schweitzer, ceux que l'on considère comme les sorciers ne pouvaient pas prendre le risque de se livrer à leurs activités dans cet endroit, ne sachant pas trop quelle était leur marge de manœuvre. Ce sentiment est renforcé chez mes témoins par le fait que Schweitzer mettait formellement en garde les uns et les autres contre des activités de ce type dans son hôpital. Cette attitude correspond parfaitement à ce que l'on peut observer dans les villages. Il n'est pas rare en effet que le chef de famille ou de lignage mette en garde ceux qui arrivent chez lui contre des éventuels agissements « nocturnes », précisant bien que s'ils passaient outre ils pourraient le payer de leur vie.

La fonction de refuge d'Atadiè s'illustre plus encore avec les lépreux. Souvent marginalisés dans leurs villages quand ils n'étaient pas tout simplement suspectés d'être les responsables de leur maladie, les lépreux trouvaient chez Schweitzer un lieu où ils pouvaient non seulement accéder à une certaine humanité, mais surtout aspirer à une existence moins tourmentée. Pour Jean-Louis M., lui-même ancien lépreux[1], l'hôpital était d'abord envisagé comme un lieu pouvant leur offrir une vie un peu plus supportable[2]. Néanmoins, pour que cette protection soit effective, il a fallu que Schweitzer construise le « Village de

1. Il s'est présenté à nous comme le « doyen du Village de lumière ». Par ailleurs, il a été au service de Schweitzer.

2. Cela rejoint quelque peu ce que disait le docteur William T. Close : « l'hôpital est un endroit où se reposer sur un matelas et manger deux fois par jour ». Voir W.T. Close, *Médecin de Mobutu. Vingt ans au Congo parmi les puissants et les misérables*, Bruxelles, Le Roseau vert, 2007, p. 93.

lumière » puisqu'au sein même de l'hôpital, les autres malades ne supportaient pas la présence des lépreux parmi eux.

Schweitzer étant également pasteur, l'espace qu'il occupe est placé sous la protection divine. Sur ce plan, Atadiè est dans la même situation que les missions catholiques ou protestantes, dans lesquelles il n'est pas envisageable de se livrer à de la sorcellerie. De tels actes ne connaîtraient aucun succès, mais ils se retourneraient contre leurs auteurs. Pour mes témoins, l'hôpital public, du fait de l'absence de Dieu, ne bénéficie pas de ce type de protection ; les mauvais esprits et toutes les entités appartenant à l'univers invisible peuvent s'y livrer sans crainte aucune à leurs diverses activités nuisibles aux ressortissants du monde profane.

Aujourd'hui, depuis la mort de Schweitzer, qu'est-il advenu de ces représentations ? Atadiè demeure-t-il toujours un lieu protégé, qui rassure ?

Je ne saurais dire si des esprits malfaisants investissent désormais ce lieu. En revanche, s'agissant de l'interdiction faite par Schweitzer aux *nganga* de se livrer à leurs activités dans son hôpital, elle est loin d'être respectée. De ce que j'ai pu observer, des *nganga* interviennent parfois à l'hôpital même, à la demande des familles qui tentent de mettre tous les atouts de leur côté en vue de la guérison du malade. Pour autant, la fonction de refuge n'a pas disparu, et, aux dires de mes témoins, la situation n'a guère changé. Schweitzer est certes mort, mais comme le plus grand nombre le pense, il est toujours présent dans son hôpital : de là où il se trouve, il continue à assurer la protection des lieux.

Avec cette fonction de refuge, l'hôpital est perçu comme un espace de libération, puisque non seulement il permet d'échapper aux esprits malfaisants, mais aussi puisqu'il offre l'opportunité à l'indigène d'intégrer la société des Blancs, porteuse de tous les rêves, car donnant accès aux *biaumes* (« richesses »). C'est là que certains vont pouvoir élaborer des stratégies de ruse et de tricherie pour tirer le plus grand avantage possible du monde des Blancs.

Un lieu qui fascine, ou l'inscription dans une longue filiation

L'espace qu'a occupé le « Grand Docteur » fascine pour des raisons liées à la fois à sa fonction thérapeutique, mais également et peut-être plus encore au fait qu'il constitue une porte d'accès à un autre monde, celui des Blancs. Sur le premier point, Atadiè ne se distingue pas des autres espaces thérapeutiques. S'il fascine, c'est parce que, à cet endroit, le Blanc « opère sa magie » par des actes médicaux qui impressionnent le plus grand nombre. Comme pour donner raison à ces gens, le docteur Munz a lui aussi insisté sur le fait que « c'était un hôpital où l'on réalisait des opérations et des traitements fort complexes. Le mot "chirurgie" désignait à Lambaréné un vaste domaine comprenant toutes les sortes d'opérations que nous réalisions, qu'il s'agisse d'interventions sur l'appareil digestif, sur les goitres ou au niveau de la poitrine, sans compter les urgences en cas de fractures ou de mutilations dues à des accidents [...]. Vous vous rendez bien compte qu'il s'agit là d'une médecine lourde, nécessitant des moyens importants et une grande compétence technique, qu'aucune médecine "douce" ne saurait remplacer[1] ». Dès lors que l'on est sur un lieu où sont effectués des actes aussi complexes, le parallèle avec le *nganga* est toujours tentant. Comme chez ce dernier, l'endroit où le « Grand Docteur » exerce est particulièrement « chargé », selon l'expression de Janvier N. M, c'est-à-dire investi par les affects et les représentations des patients et de leurs accompagnants. Il va s'y dérouler un certain nombre de rituels qui ne sont pas accessibles, à toute personne qui relève du monde profane, et ce lieu ne peut être qu'un espace peuplé par des esprits. Ce qui fascine, c'est la maestria avec laquelle Schweitzer, maître absolu d'Atadiè, impose son autorité sans recourir à la violence habituelle, qui est le propre du monde colonial. Ces perceptions d'Atadiè ont nourri tous les récits se rapportant à certain nombre d'événements confinant au merveilleux qui se seraient produits en ce lieu inscrit, pour ceux qui y passent, dans le registre du provisoire.

1. *Études schweitzériennes*, n° 8, 1998, p. 186.

Ntsé yi Nkomb'Ademba[1], ou la terre d'un « roi »

Atadiè a gagné un statut doublement symbolique dans la mesure où, d'une part, Schweitzer y a vécu en y accomplissant des actes qui s'inscrivaient parfois dans le registre du merveilleux, et que, d'autre part, il a choisi d'y reposer à jamais pour pouvoir continuer à veiller sur son hôpital. Au-delà de cette explication bien connue, Atadiè fascine également par le prestige qu'il doit à sa qualité de lieu de résidence de grands hommes, ce qui en fait depuis longtemps un lieu de pouvoir – ce que beaucoup ignorent aujourd'hui au Gabon[2]. Schweitzer s'est en effet installé sur le site d'un ancien village galoa où résidait le « roi » Nkomb'Ademba ; point d'établissement des Européens le plus avancé à l'époque, l'explorateur Savorgnan de Brazza y aurait débarqué pour la première fois en novembre 1875 en remontant l'Ogooué. Il y séjourne quelques semaines, jusqu'au début du mois de janvier 1876.

Pour mes témoins, comme d'ailleurs pour l'ensemble des Gabonais, les forces du hasard ne jouent aucun rôle dans le choix du lieu où l'on vit et de celui où l'on veut être enterré. Ce constat est encore plus valable lorsqu'il s'agit d'un *nganga*. Lorsqu'il part à la recherche d'un nouvel endroit où s'installer, le *nganga* n'envisagera que très rarement de s'installer à nouveau dans un village. Les mêmes causes produisant les mêmes effets, il risque d'y affronter une fois de plus les situations qui l'ont conduit à quitter son propre village. C'est la raison pour laquelle, il fera le choix d'un lieu en apparence totalement abandonné et isolé. Pourtant, comme le relève Janvier N. M., « le *nganga* ne va pas habiter dans n'importe quel coin de brousse. Comme c'est un "esprit très fort", il va s'installer dans un endroit où des hommes ont déjà vécu ». Ce choix s'explique par deux raisons :

1. La « terre de Nkombé d'Ademba » en langue galoa.
2. Il y a quelques années, lorsqu'une statue de Nkombé a été installée à Lambaréné, faisant face à l'hôpital Atadiè, une mini-polémique a éclaté au motif que le « roi » galoa avait le regard tourné vers l'hôpital. Pour certains, il s'agissait d'une aberration puisqu'un chef galoa aurait dû regarder vers la ville de Lambaréné, occupée par les Galoa, plutôt que vers ce côté, investi désormais par des villages fang. On voit à travers cette situation plutôt cocasse combien les souvenirs se perdent bien vite, car peu de Gabonais savent aujourd'hui que cette partie de l'Ogooué était, il y a un siècle et demi, un territoire galoa.

l'une, que les profanes peuvent comprendre, tient au fait que s'installer dans un lieu précédemment occupé par des hommes a l'avantage considérable que la forêt soit moins impénétrable à cet endroit ; de ce fait, il sera beaucoup plus aisé de défricher et les constructions seront plus faciles à élever. L'autre raison, liée aux croyances des peuples du Gabon, veut que si l'on s'installe sur une terre ayant déjà été occupée, c'est parce que l'on nourrit l'espoir de bénéficier de la bienveillance des esprits de ceux qui y ont autrefois vécu. Ces esprits accorderaient d'emblée leur protection, sauf dans quelques cas bien particuliers, aux nouveaux occupants, leur souci étant que le lieu où ils ont vécu ne meure pas lui aussi. C'est la raison pour laquelle on n'hésite pas à accueillir l'étranger qui veut s'installer au village, puisqu'il pourra participer à la perpétuation du village. Les Fang, qui sont les dernières populations à être arrivées au Gabon, à partir du milieu du XIXe siècle, ont souvent bénéficié de cette bienveillance. Pourtant, pour mes témoins, l'ignorance des Gabonais de l'histoire de leur pays les empêche de cerner cette dimension.

La démarche de Schweitzer sinscrit parfaitement dans ce qui vient d'être décrit. S'il s'est installé à Atadiè, c'est parce qu'il s'agissait d'un endroit où la forêt était moins inhospitalière. L'épouse du neveu de Schweitzer, Mme Woytt-Secretan, dans son ouvrage, intitulé *Albert Schweitzer construit l'hôpital de Lambaréné*, décrit comment son choix s'est porté sur ce lieu : « Le quatrième jour, ils n'étaient qu'à quatre kilomètres de la mission, lorsqu'ils arrivèrent au sommet d'une grande colline. Là, aux nombreux palmiers à huile et à la rareté des arbres anciens Monsieur Morel reconnut l'emplacement d'un grand village disparu. L'endroit où s'était autrefois élevé un village pourrait bien convenir aujourd'hui à un hôpital, avait-il pensé avec satisfaction et il avait noté l'emplacement. Maintenant que le moment était venu, il y conduisit le docteur Schweitzer et lui montra la colline qui s'étageait en pente douce au-dessus du fleuve et se prolongeait par un long dos de terrain à l'intérieur des terres[1]. »

La lecture qui est faite du choix d'Atadiè doit beaucoup à la place que Schweitzer occupe dans les imaginaires : grâce à ses multiples pouvoirs, il ne pouvait que savoir que la colline

1. Marie Woytt-Secretan, *Albert Schweitzer construit l'hôpital de Lambaréné*, Strasbourg, Éditions Oberlin, 1959.

d'Adolinanongo qui domine Atadiè avait été autrefois habitée par un grand chef, par'un « esprit fort », à savoir par Nkombè y'Ademba. Ce site était occupé par les populations galoa qui ont fini par l'abandonner à la fin du XIXe siècle sous la pression des Fang qui se sont installés progressivement à Abongo, en amont, et à Adouma, en aval. La colline d'Adolinanongo est également connue grâce à Savorgnan de Brazza. Lorsqu'il célèbre son jubilé, le 18 avril 1963, Schweitzer ne manque pas de rappeler ce détail : « Il [Brazza] a logé dans la paillotte où maintenant se trouve ma chambre à coucher. Brazza de tout temps a aimé Lambaréné. Quand il revenait de l'intérieur, il allait dans sa paillotte, que le roi avait construite et qui servit même à des chefs[1]. » Dans cette évocation, il y a comme la confirmation d'une filiation, ou du moins d'une continuité que certains ont trouvée entre l'action de Brazza et celle de Schweitzer, du fait d'une simple coïncidence : le grand explorateur est mort l'année où le « Grand Docteur » prend la décision de devenir médecin. Schweitzer aurait-il repris le flambeau de Brazza ? Le fait que Schweitzer choisisse d'installer sa chambre à coucher là où dormait de Brazza n'est pas fortuit. Pour mes témoins, c'est là une preuve supplémentaire de sa volonté de se placer sous la protection de Brazza. Comme pour réaliser une sorte de synthèse, Schweitzer se place aussi sous la protection de Nkombé, qu'il contribue, en contrepartie, à installer dans les mémoires et dans l'Histoire. Car, après le départ des Galoa d'Atadiè, le lien entre ce lieu et Nkombé était destiné à disparaître, puisque les Fang ont progressivement occupé l'espace qu'ils abandonnaient. Néanmoins, ceux-ci ne sont 'pas allés jusqu'à investir le lieu où avait vécu Nkombé. Mes témoins ont vu là comme le signe d'une volonté manifeste, à moins que ce ne soit plutôt celui d'une crainte, ou de la précaution, de ne pas s'attaquer aux esprits des morts galoa qui hantent ces lieux.

Bravant toutes les peurs, ou tout simplement ne tenant pas compte de ces croyances ou n'en sachant rien, Schweitzer a implanté son hôpital à cet endroit hautement symbolique. S'il a pu le faire, c'est parce qu'il est Blanc, et que, comme le

1. Cependant, contrairement à ce que laissait entendre Schweitzer dans ce discours, Nkombé et de Brazza ne se sont pas connus. Le premier est mort en 1873 alors que le second n'est arrivé à Lambaréné pour la première fois qu'en 1875. C'est avec Renoké, le « roi » aveugle des Enenga, que Savorgnan de Brazza signe un traité.

rappelle Janvier N. M., « ces gens ne peuvent pas être atteints par nos histoires ». Dans cette optique, l'arrivée de Schweitzer à Atadiè et la permanence de son œuvre à cet endroit sont aussi la preuve que le village de Nkombé n'est pas mort, bien au contraire, et qu'il en va de même pour le roi galoa. Ce qui renforce la fascination par ce lieu « chargé », protégé par autant de figures puissantes. Mais encore faut-il rapporter un épisode supplémentaire, qui augmente cette aura : il concerne la sépulture de Schweitzer.

En décidant d'y être enterré, tout comme sa femme et sa fille, Schweitzer a voulu, d'après mes témoins, montrer son attachement à cette terre en même temps qu'il voulait inscrire son œuvre dans cette éternité qu'il évoquait si souvent à propos de la volonté de vie qui ne disparaît pas. Sans pour autant minimiser les rôles de Savorgnan de Brazza et de Nkombé dans la fabrication de la légende d'Atadiè, force est de reconnaître que sans Schweitzer, cet endroit n'aurait pas accédé à la notoriété qui est la sienne aujourd'hui. C'est en effet lui qui, en s'appuyant sur un édifice symbolique préexistant, a su, en se l'appropriant, volontairement ou non, s'inscrire dans la lignée de ceux qui l'ont précédé. De ce fait, avec ces figures tutélaires combinées aux qualités qu'on lui prêtait, Schweitzer ne pouvait pas vivre dans un endroit banal. Plus de quarante ans après la mort du « Grand Docteur », Atadiè continue à fasciner parce qu'à cet endroit se réalise ce que Schweitzer voulait, aux dires de mes témoins : la rencontre entre le monde des Blancs et celui des Noirs. Une rencontre sans les conflits habituels, inhérents à ce face-à-face.

Oma w'anivi owaro, ayè tev' ivungino ou la loi du « maître de pirogue »

La fascination qu'Atadiè exerce s'explique par le fait que c'est un endroit où Schweitzer a pu, comme le disent mes témoins, « faire sa loi ». Il ne s'agit là, pour Ferdinand T., que de l'application du proverbe nkomi : « *Oma w'anivi owaro, ayè tev' ivungino* ». Réticent à mes traductions savantes, Ferdinand T. me précisa qu'en français, ce proverbe donnerait : « Celui à qui appartient la pirogue, c'est lui qui indique le lieu du mouillage. »

Je préfère garder cette formulation, qui en fera sourire certains à cause de l'analogie que Ferdinand T. fait avec Schweitzer : c'est en effet le « maître de la pirogue » qui choisit la voie à emprunter et qui indique le point d'accostage. Néanmoins, il est tout à fait possible de discuter, voire même de contester, ce que le maître de la pirogue a dit, soit parce que l'on pense aussi savoir comment naviguer sur le fleuve, soit que l'on ait le sentiment que l'endroit où il veut accoster est dangereux. Rien de tel avec Schweitzer : aurait-il exercé l'autorité dans son hôpital sans susciter la moindre contestation ou la moindre opposition violente ? Le fait est que, du vivant de Schweitzer, on n'a jamais enregistré un quelconque mouvement d'humeur de la part des malades ou du personnel de l'hôpital. Pour mes témoins, l'explication tient à l'absence de règle dans cette espace : dès lors que Schweitzer n'aurait rien imposé, il aurait été impossible de s'opposer à quoi que ce soit ; on pourrait être tenté d'en conclure que ce lieu fascine parce que Schweitzer n'a pas eu besoin d'y appliquer des règles.

Pourtant, dès les premières années de mes conversations avec les témoins, j'ai eu du mal à comprendre et à partager cette lecture de la fascination qu'exerçait Atadiè. Elle me paraissait d'autant plus déroutante que, régulièrement, mes interlocuteurs n'arrêtaient pas de me rappeler le « commandement[1] » qui régnait dans cet hôpital, comme pour mieux stigmatiser les autres hôpitaux gabonais qui auraient été des espaces sans normes. De même, pour les nostalgiques, comme Mme Agnès B., « quand Schweitzer lui-même était là, il n'y avait pas les bêtises que l'on voit aujourd'hui, et le désordre qui règne maintenant [...] ». Cette opposition entre le temps de Schweitzer et aujourd'hui n'a pas manqué de m'interroger ; au fil des ans, j'ai abouti à la conclusion que plus qu'une absence de règles en tant que telle, Atadiè sous Schweitzer a fasciné par l'acceptation de celles-ci. Mes interlocuteurs évoquaient en fait l'absence de normes perçues comme contraignantes car imposées de l'extérieur. Atadiè me paraît être un espace auquel devraient s'intéresser les juristes gabonais dans le cadre des débats sur l'effectivité ou l'efficacité du droit. Comment, dans une situation coloniale,

1. Le mot « commandement » correspond au règlement. Mes témoins fang utilisaient parfois le terme *ngomane*, que l'on peut traduire par la loi.

les populations auxquelles s'adresse une règle de droit ont-elles pu trouver que celle-ci n'était pas contraignante ? Et pourquoi l'ont-elles acceptée alors qu'aujourd'hui l'État a le plus grand mal à faire respecter le droit qu'il édicte ?

Une fois admis le fait qu'Atadiè a été un espace fortement normé, il importe maintenant de s'arrêter sur ces normes et de voir non seulement comment elles ont été reçues, mais également pourquoi elles n'ont pas suscité de rejet.

Vu de l'extérieur, l'hôpital Schweitzer a toujours été présenté comme un espace de liberté, mot d'ailleurs utilisé à plusieurs reprises par le Grand Docteur lui-même, comme pour mieux insister sur l'absence de contraintes qui pèse sur l'indigène quand il arrive à Atadiè, contrairement à ce qui est vécu chez les guérisseurs. Toutefois, affirmer qu'il y avait une absence de contraintes à l'hôpital m'a toujours paru contestable. De plus comment souscrire à ce point de vue, alors que des témoins, tel Gabriel E. O.[1], font état « [...] d'un endroit où régnait un commandement terrible ». Ce « commandement » avait deux aspects, d'une part, ce que l'on peut appeler des règles d'ordre général et, d'autre part, ce qui touche plus spécifiquement aux relations de travail que Schweitzer avaient mises en place à Atadiè.

Pour ce qui est des premières, dès son arrivée au Gabon, Schweitzer éprouve le besoin d'édicter un certain nombre de règles pour ne pas se laisser complètement déborder par l'afflux des patients. C'est du moins l'explication qu'il donne dans *À l'orée de la forêt vierge*, lorsqu'il présente le règlement de l'hôpital : « Chaque matin, l'un des infirmiers répète le règlement de l'hôpital qui stipule ce qui suit : 1° Il est défendu de cracher sur le sol dans le voisinage de la maison du docteur. 2° Il est interdit de s'entretenir à haute voix, en attendant son tour. 3° Les malades et ceux qui les accompagnent doivent apporter leur nourriture pour un jour, car ils ne peuvent tous être traités pendant la matinée. 4° Ceux qui passeront la nuit sur le terrain de la station sans l'autorisation du docteur seront renvoyés sans médicaments (il n'est en effet pas rare que les malades venus

1. Gabriel E. O., né dans les années 1930, a vécu à Ngong, un village en aval de l'hôpital. Il a d'abord accompagné son père à l'hôpital avant de s'y faire soigner à plusieurs reprises.

de loin pénètrent la nuit dans le dortoir des enfants de l'école, mettent ceux-ci dehors et prennent leurs places.) 5° Les flacons et les boîtes en fer-blanc dans lesquelles on reçoit les médicaments doivent être rapportés. 6° Sauf pour les cas d'urgence, on ne doit pas recourir au docteur à partir du moment où le vapeur remonte le fleuve, au milieu du mois, jusqu'à ce qu'il redescende ; pendant ces jours-là, le docteur écrit en Europe pour se procurer les bons remèdes. (Le bateau du milieu du mois amène le courrier d'Europe et reprend le nôtre deux jours après, en redescendant.) »

Par la suite, ce règlement évoluera et d'autres dispositions apparaîtront, comme par exemple, l'interdiction « de laisser un malade seul », qui reviendra souvent dans les conversations. D'après mes témoins, lorsque cela se produisait, le « Grand Docteur » pouvait vraiment se fâcher. De même, la distribution de la ration se déroule tous les jours à midi, et il faut être muni d'une carte pour se voir servi – on évite ainsi que certains ne soient tentés de se servir deux fois. Les patients ont l'obligation de prendre les comprimés devant l'infirmier, de crainte qu'ils ne les gardent par devers eux. Chez le guérisseur, il n'existe pas une telle contrainte. En règle générale, le *nganga* se contente de répéter au malade que s'il ne suit pas son traitement, « tant pis pour lui » !

De ce que j'ai entendu, ces différentes normes n'ont jamais été contestées ou remises en question. Cela tient, selon mes témoins, à deux raisons principales. La première, qui paraît évidente dans le contexte colonial, c'est que Schweitzer est un Blanc, et qu'il est déconseillé de contester ce que dit le Blanc. Pourtant, mes témoins m'ont fait remarquer que cette raison n'était pas si pertinente puisque les résistances, quoique d'intensités variables, n'étaient pas rares. L'acceptation des règles que Schweitzer édictait tient davantage à son statut de « maître de la pirogue ». On obéit parce qu'on sait que mieux que quiconque il connaît l'hôpital. De ce fait, les règles qu'il impose ne peuvent être purement fantaisistes. Ce sentiment est lui-même fondé sur ce que nous avons déjà vu auparavant, à savoir la reconnaissance de sa qualité de « Grand Docteur ».

De cette acceptation des règles, le juriste peut retenir que Schweitzer a édicté des normes relativement simples dans un langage compréhensible par tous, ce qui a permis leur facile assimilation. Il est à noter que les malades ne jouent aucun rôle dans la production de ces normes, puisque Schweitzer est le seul « législateur ». Il n'y a donc pas lieu nécessairement d'associer le plus grand nombre à la production du droit pour que celui-ci soit respecté. Il suffit qu'existe au préalable cette confiance dans la compétence du législateur, et il importe ensuite que non seulement la possibilité de la sanction existe, mais que celle-ci soit appliquée le cas échéant.

Le second groupe de règles mises en place par Schweitzer touche aux relations de travail. L'une des spécificités de l'hôpital Schweitzer est que, durant son séjour, le garde-malade, mais aussi le malade une fois qu'il est sur la voie de la guérison, sont en quelque sorte susceptibles d'être réquisitionnés pour fournir du travail. Dans les livres ou dans les films consacrés à Atadiè, l'accent est souvent mis sur le fait que l'hôpital a été construit par Schweitzer et les indigènes qui y étaient hébergés. À la fin de sa vie, la figure du patron-employeur sera particulièrement importante puisque, comme on l'a vu, il ne se livrait plus à des activités d'ordre médical. Toute personne qui a vécu à Atadiè savait qu'à huit heures retentissait la petite cloche, celle du « Grand Docteur qui appelle au travail[1] ». De quel travail s'agissait-il et pourquoi personne n'a-t-il jamais contesté d'être employé ainsi ?

D'après mes témoins, les activités à Atadiè étaient fortement sexuées. Les gardes-malades femmes pouvaient être mises à contribution pour aller laver le linge de l'hôpital et le repasser, ainsi que pour débroussailler les environs des cases. Pour les hommes, les activités allaient de l'abattage des arbres à la participation à la construction, en passant par la célèbre occupation du « cassage » de pierres, qui servaient ensuite aux soubassements. Certains étaient employés comme brancardiers ou jardiniers, même si par la suite ce sont ceux qu'on appelait les aliénés qui étaient affectés à ces tâches, dans le cadre d'une sorte de travail thérapeutique.

Si Atadiè fascine, c'est aussi parce que, en ce lieu, ne se déroule pas une relation de travail classique entre un employeur et un salarié. Pour autant, et contrairement à ce que des détracteurs de Schweitzer ont affirmé, Atadiè n'a jamais été le théâtre d'une

1. Cette cloche sonnait aussi le soir pour annoncer le repos et l'extinction des foyers.

quelconque forme de travail forcé. Pour Schweitzer, le travail qu'il exige n'est que la contrepartie de ce qu'il donne à ces gens. Pour les témoins que j'ai interrogés, s'impose une lecture différente, qui renvoie une fois de plus aux rapports avec le *nganga*. Le travail que l'on y effectue n'est pas du tout pénible. Plusieurs ont souvent plaisanté sur l'inutilité de certaines tâches. Pour Obieghe, « tu avais l'impression parfois que Schweitzer voulait seulement te faire travailler pour le plaisir de travailler. » Sans aller jusqu'à penser à une quelconque rédemption par le travail, il ne faut pas oublier que Schweitzer a toujours dit se conduire en « grand-frère » avec les indigènes : dans cette logique, il est tout à fait normal qu'il apprenne à son « petit-frère » indigène à travailler. Le travail manuel lui semble tout à fait indiqué pour que le pays s'engage sur la voie du progrès. Mes interlocuteurs, qui ne connaissaient pas les motivations de Schweitzer, ne voyaient aucun inconvénient à être ainsi réquisitionnés. Le malade ou ceux qui l'accompagnent peuvent être sollicités pour des travaux dans l'intérêt parfois exclusif du *nganga*. C'est ainsi que durant la saison sèche ils peuvent être mis à contribution pour défricher une plantation, ou si leur talent le leur permet, pour construire une case ou encore aller pêcher pour nourrir la communauté. C'est ce qui explique que certains malades ou gardes-malades soient par la suite restés très attachés à l'hôpital. C'est le cas notamment de Monenzali, personne évoquée par Mme Woytt-Secretan : « Il avait amené sa femme à l'hôpital, atteinte de la maladie du sommeil. Pendant qu'elle était en traitement, il travailla aux constructions. Il connaissait déjà les rudiments du métier, sous la direction du docteur et de Hans Muggensturm il compléta son apprentissage et put remplacer ce dernier à son départ. Même après la guérison de sa femme, il resta attaché à l'hôpital et chaque fois que le travail l'appelait, il venait de son village se mettre à la disposition du docteur. »

Les « miracles » qui se produisaient chez Schweitzer, dit Jean-Paul N. M., expliquent aussi ce consentement aux « réquisitions schweitzériennes » : « Tout cela n'était rien quand tu penses que c'est quelqu'un qui t'a sauvé la vie. D'ailleurs ce travail n'était même pas difficile. » Ce que l'on fait à cet hôpital, c'est après tout un travail de Blanc, et dans l'entendement de mes témoins non seulement celui-ci est sans fin, ce qui implique qu'il importe de ne pas se tuer à la tâche, mais aussi que ce travail n'a rien à voir avec les durs travaux du village. De ce fait, Atadiè reste dans les souvenirs comme un lieu où, pour reprendre l'expression de Mme Agnès B., « on avait une belle vie ». À en croire Gabriel E. O., « beaucoup d'anciens malades étaient tellement contents de la vie qu'ils avaient à l'hôpital qu'ils ne voulaient plus retourner chez eux. Certains ont même fini par devenir les travailleurs de Schweitzer. C'était le cas des pagayeurs ou de certains infirmiers qui ont appris leur métier à l'hôpital ». Toutefois, le fait de vouloir rester plus longtemps à l'hôpital s'explique aussi par le désir d'acquérir plus de biens avant de rentrer au village.

Il est néanmoins un point qui m'a paru assez difficile à expliquer : c'est l'absence de rémunération. Certes, pour mes témoins, cela n'avait pas une grande importance, puisque Schweitzer les nourrissait et leur remettait des cadeaux. Ce qui était le plus important à leurs yeux était d'approcher le Blanc et d'accéder à ses biens. Même sans être payé, on travaillait pour un Blanc, ce qui valait toutes les médailles du monde et conférait un statut social privilégié ! Il faut également tenir compte, dans cette analyse, de ce que dit Douglas N. : « À cette époque l'argent n'avait pas la même valeur qu'aujourd'hui. » Pourtant, des récits que j'ai recueillis, je sais que l'exploitation forestière était une activité particulièrement florissante qui procurait des revenus bien supérieurs à ceux que Schweitzer pouvait proposer à l'hôpital. La seule explication que je peux avancer, et qui peut également servir pour envisager les rapports de travail aujourd'hui, c'est que le succès d'Atadiè tient, au-delà de ce que l'on peut dire et écrire sur la fascination du Blanc, au fait que l'employeur était lui-même un exemple. D'après Janvier N. M., « quand tu étais dans cet hôpital, tu faisais ta part de travail parce que Schweitzer montrait l'exemple, même quand il est devenu très vieux, il continuait à travailler. Quand tu le voyais ainsi travailler pour nous tous, tu ne pouvais pas rester sans rien faire. » C'est donc l'exigence de solidarité et la prise de conscience des devoirs qu'ils ont envers la communauté qui ont conduit ces personnes à se livrer à cette forme de travail qui a disparu aujourd'hui.

Depuis la mort de son fondateur, l'hôpital a perdu de son lustre, et le rapport au travail a changé. La ration et la distribution de vêtements ont disparu, ce que beaucoup regrettent. Pourtant, l'hébergement en famille existe toujours, et on constate que d'autres hôpitaux, volontairement ou non, accueillent également les familles des malades. Cette reprise n'est-elle pas la preuve que le modèle de solidarité, célébré par Schweitzer et qui a tant fasciné mes témoins à Atadiè, a encore de beaux jours devant lui ?

Mbembè assë dia, « rien d'éternel »

La dernière raison pour laquelle Atadiè exerce une fascination est liée à son inscription dans le domaine du provisoire. Pour Douglas N., le proverbe fang est approprié pour qualifier Atadiè : « *Mbèmbè assë dia* », que l'on pourrait traduire par : « Rien n'est éternel[1] ». Atadiè fascine d'une part, parce que le séjour en ce lieu ne s'inscrit pas dans la durée, et d'autre part, parce qu'il permet dans ce laps de temps réduit d'accéder aux biens du Blanc. S'il s'était agi d'un lieu que l'on devait occuper de manière permanente, il va sans dire que la magie aurait disparu d'Atadiè. L'hôpital fascine en raison de l'autre face du Blanc qui s'y donne à voir pendant le temps trop bref que l'on y passe.

Pour mes témoins, il leur est impensable de concevoir l'hôpital Schweitzer comme un village, comme nous l'avons vu. « Montre-moi le village qui a déjà été créé ici par un Blanc ? », m'avait fait remarqué Jean-Paul M. N. Dans toute la région de Lambaréné, et même ailleurs au Gabon, lorsque l'on s'intéresse aux lieux qui ont gardé la trace des passages du Blanc, on ne retrouve que des villes ou des chantiers – ces zones qui ont subi une exploitation de leurs richesses. Certes, la tentation peut être grande d'assimiler le chantier à un grand village, mais cette idée est loin d'être pertinente dans la mesure où le chantier et le village participent de logiques différentes. Le chantier se présente en effet plutôt comme une ville en miniature que comme la réplique d'un village : il est d'abord et avant tout lié à l'exploitation d'un produit, tel que le bois ou le pétrole. L'entreprise qui exploite ces matières premières commence certes par créer des logements pour son personnel, ainsi que diverses infrastructures, en particulier l'école ou l'incontournable économat où sont vendus les produits du monde des Blancs. Contrairement à ce que l'on peut observer au village, la présence sur le chantier de toute personne est d'abord liée à sa qualité de salarié ou

1. Littéralement, la traduction donnerait : « Toujours n'est pas. »

à celle de l'un des membres de la famille. C'est la perspective d'une vie meilleure, avec un travail rémunéré, qui a conduit les individus à se faire embaucher sur le chantier. De temps à autres, des personnes extérieures à la relation de travail – des commerçants, par exemple – peuvent séjourner sur le chantier, mais ce n'est que provisoire. Il est à noter enfin que même des années après le départ de son fondateur, le chantier a du mal à se transformer en village. Il finit toujours par accueillir un autre exploitant qui s'y installe à son tour, puisque, par définition, aucune population ne peut prétendre avoir créé ce lieu.

L'hôpital Schweitzer est perçu par les personnes que j'ai rencontrées comme se situant à mi-chemin entre le chantier et la ville, et s'il est un rapprochement à opérer ici, c'est plutôt avec le campement qu'ils le font. Site occupé généralement le temps d'une saison, le campement est considéré comme un lieu où l'on vient acquérir des biens et des richesses. C'est ce que l'on observe, par exemple, en saison sèche à l'occasion de la pêche, ou autrefois pendant les campagnes d'abattage du bois, la vente de celui-ci constituant une importante source de revenus. Lorsque l'on évoque la société des Blancs, le mot « campement » revient souvent ; il est connoté par l'idée d'abondance, et comme en français, son caractère temporaire est son sens premier ; il s'oppose à l'idée de propriété. Il importe de relever à ce propos que, si Schweitzer a affirmé à maintes reprises qu'il avait créé un hôpital pour les Noirs, il n'a jamais dit que celui-ci leur appartenait. Jusqu'à la fin de ses jours, il a toujours parlé de son « œuvre » : Atadiè ne pouvait en aucun cas être considéré comme appartenant à l'un de mes témoins ayant longtemps vécu sur place. Cette distinction se retrouve dans le vocabulaire employé. Alors qu'une présence prolongée dans un village peut faire d'un individu, selon une expression fang, un *myè dzalë* (« quelqu'un du village »), il n'en va pas de même à l'hôpital Schweitzer, où en dehors du classique statut de *nkenkone* (« malade »), on aura au mieux un statut de *n'neng*[1] (« visiteur ») ou de *yègne* (« travailleur »). Or, qu'il s'agisse du malade ou du visiteur, leur séjour ne peut pas s'inscrire dans la permanence.

1. Le terme *n'neng* vient du verbe *ayeng* qui signifie « flotter », ce qui renvoie à une situation qui ne peut pas être permanente puisqu'on ne peut pas flotter chez soi !

On aurait pu penser que les gens venaient à Atadiè pour s'y faire soigner et que c'était là ce qui leur importait le plus. La réalité a pourtant été bien plus complexe. Certes, quand il part de son village, le malade est motivé par l'espoir de recouvrer une meilleure santé. Mais ce n'est pas là sa seule attente : l'espace thérapeutique est aussi un « campement » moderne, où vivent des Blancs et où l'on peut accéder à leurs biens, voire se les procurer. La nouveauté qu'introduit Atadiè, c'est que l'acquisition des biens et des richesses ne passe plus forcément par le travail. Le statut de malade permet d'y arriver également, même s'il faut reconnaître qu'en termes de volumes la différence est énorme ce qui poussera certains, une fois guéris, à devenir travailleurs.

De ce fait, le malade qui se rend à Atadiè se trouve chargé des mêmes types de recommandations que ceux qui quittent le village pour aller travailler en ville. Il leur est d'abord rappelé leur appartenance à titre perpétuel à la communauté. Quelle que soit leur affection, qu'ils sachent que leur séjour en dehors du village ne durera qu'un temps, et qu'un jour où l'autre ils y reviendront. La seconde recommandation touche aux conditions de ce retour. Contrairement au fils prodigue des Écritures, on ne rentre pas chez soi les mains vides. Celui qui a échoué dans cette quête ne rentrera pas chez lui et mourra en dehors du village, oublié de tous. Le séjour dans le monde des Blancs doit lui permettre d'acquérir un certain nombre de biens dont tout le monde devra profiter au village. Ce phénomène, que l'on continue à observer aujourd'hui, et qui pose de réels problèmes pour les migrants, obligés de se priver d'une partie de leurs ressources pour continuer à entretenir ceux qui sont restés au pays, n'est jamais expliqué, à défaut de pouvoir être justifié. Pour mes témoins, c'est une sorte de prix à payer. Ceux qui sont restés gardent le village. S'ils étaient partis eux-aussi, il n'y aurait plus de village. Or, l'homme sans village est une espèce de vagabond. De plus, selon mes témoins, ce prix à payer n'est pas si élevé qu'on le dit, puisque celui qui est parti se contente de distribuer uniquement des miettes de ce qu'il a acquis, pensent-ils.

D'Atadiè, on revient avec deux types de biens : le premier type de biens est la santé que l'on a recouvrée et qui fait que l'ancien malade retrouve sa place pleine et entière dans le village, ou que la femme qui est allée accoucher revient avec un habitant de plus pour le village. Durant les échanges, mes témoins évoquaient souvent ces personnes que l'on comptait pour mortes lorsqu'elles étaient parties du village et qui revenaient quelques mois plus tard en parfaite santé. Le deuxième type de biens concerne les biens matériels. D'après Janvier N. M., « lorsque tu quittais l'hôpital, on te donnait un grand sac en toile, où tu pouvais mettre toutes tes affaires. Ce sac pouvait ensuite servir de couverture une fois que tu étais au village, surtout en saison sèche. Tu recevais aussi du sel, du riz, du poisson salé, des vêtements ou encore des chaussures. » Atadiè passe pour une « caverne d'Ali Baba », non seulement aux yeux du malade, ce qui peut se comprendre, mais également à ceux des personnes qui l'accompagnent.

Pour un de mes témoins, Albert N. N.[1], il y a un point que l'on passe souvent sous silence dans l'action de Schweitzer : c'est celui de la prévention. Durant son séjour, le garde-malade pouvait bénéficier d'un certain nombre d'actions à ce titre, de même qu'une fois rentré dans son village il pouvait revenir à l'hôpital de temps à autre. Pour ce qui est de l'accès aux biens, il a droit aux mêmes aliments et aux mêmes vêtements qui ont la particularité de venir directement de France, ce qui renforce encore plus leur dimension magique. C'est à cette dimension que vont accéder également tous ceux qui au village mangeront de ces aliments ou porteront ces vêtements aux qualités supérieures à la moyenne (ils durent plus longtemps par exemple). Cette dimension magique se retrouve liée dès le départ au fait que l'on est dans un espace où le Blanc révèle sa facette la plus agréable.

L'une des raisons pour lesquelles l'hôpital Schweitzer se distingue des autres lieux où l'on acquiert les biens du Blanc, c'est qu'ici la générosité de ce dernier est particulièrement visible. La réputation d'Atadiè est d'abord assise sur la quantité et la diversité des biens qui sont offerts sans qu'aucune contrepartie ne soit exigée.

Parmi les aspects qui ont le plus frappé mes témoins, il y a d'abord la qualité de l'accueil à l'hôpital Schweitzer. Que l'on soit bien accueilli dans un village relève de la norme, aux dires de mes interlocuteurs. Ce qui paraît extraordinaire, c'est que l'on bénéficie

1. Albert N. N. est né en 1944 à l'hôpital Schweitzer. Son père, lui aussi pasteur, était un ami de Schweitzer. De ce fait, le « Grand Docteur » a non seulement assisté à sa naissance, mais a également décidé de donner son prénom à l'enfant… qui est devenu médecin par la suite.

d'un accueil de la même qualité dans le monde des Blancs. Dans l'absolu, le Blanc qu'est Schweitzer n'a aucune obligation envers ceux qui arrivent chez lui. Il pourrait se contenter de les soigner, mais comme l'a dit Obieghe, il les garde bien également. Alors que, dans l'esprit de mes interlocuteurs, l'acte gratuit n'existe pas chez le Blanc, Schweitzer, lui, soigne, héberge et nourrit les malades et ceux qui les accompagnent sans rien demander en retour. Certes, cette vision de la réalité me paraît toujours idéalisée, même si elle est partagée par la plupart des Gabonais.

De son vivant, Schweitzer a toujours dit et écrit que la gratuité n'était pas la règle dans son hôpital : « Il serait faux d'établir d'emblée le principe de l'entière gratuité des remèdes, de la nourriture et des soins médicaux. Cela amènerait tout simplement les malades à ne pas apprécier à sa juste valeur ce qu'on fait pour eux. L'hôpital, créé et soutenu par les sacrifices de ses amis d'Europe, est en droit de demander aux indigènes de faire de leur côté un effort pour qu'il puisse poursuivre son œuvre parmi eux. On exigera donc, pour autant qu'ils en auront les moyens, qu'ils donnent une obole pour la consultation, qu'ils paient tant soit peu pour leurs médicaments et qu'ils pourvoient, autant que faire se peut, par leurs propres moyens, à leur nourriture pendant le temps de leur hospitalisation [...]. À défaut d'argent comptant, l'hôpital demandera à sa clientèle indigène des prestations en nature et en travail [...]. En général, je demande à mes malades qu'une fois guéris, ils mettent pendant quelques jours leurs bras à la disposition de l'hôpital [...], dans le cas où ils sont consentants, je leur donne, outre la nourriture, un cadeau en rapport avec le travail fourni[1]. »

Pourtant, comme me l'ont fait remarquer nombre de mes témoins, ce qu'ils apportaient n'était rien en comparaison de ce qu'ils recevaient. Pour Agnès B., « tu étais tellement contente d'avoir été bien soignée ou que l'accouchement se soit bien déroulé, que le poulet ou l'argent que tu pouvais donner à Schweitzer ne représentait pas grand-chose par rapport à ce que lui avait fait pour toi ».

Venir accoucher à Atadiè est une bénédiction pour la mère et pour le bébé. La mère est hébergée à l'hôpital plus d'un

1. « Le secours médical aux colonies », conférence donnée à l'Institut le 10 mars 1929. Publié dans la *Revue des Deux Mondes*, 15 septembre 1931.

mois avant l'accouchement. Durant cette période, elle profite d'un repos qui est particulièrement bienvenu dans un environnement où les femmes sont sans cesse sollicitées pour les tâches ménagères. Après la naissance de l'enfant, elle continue à être ménagée, puisque c'est la personne qui l'accompagne qui s'occupe prioritairement de l'enfant. Pour ce dernier, naître à Atadiè est un privilège puisque, outre le fait que c'est Schweitzer lui-même qui va déclarer sa naissance[1] à l'état civil, il se trouve placé sous la protection de ce dernier, et est entouré de femmes blanches (réputées plus compétentes et plus sérieuses) qui vont s'occuper de lui et le vêtir. D'après Agnès B., « jusqu'à ce que tu sortes, l'enfant ne portait que des vêtements qu'on te donne à l'hôpital ». Faut-il préciser que ces vêtements viennent d'Europe et que cet enfant accède de ce fait, dès son entrée dans la vie, à une partie de la puissance du Blanc ?

Le départ d'Atadiè ne ressemble pas davantage à ce que l'on voit habituellement chez les Blancs ou dans les hôpitaux. Souvent, le « Grand Docteur » lui-même est venu au débarcadère pour saluer ceux qui s'en vont. Ils ne rentrent pas chez eux les mains vides puisque, outre les biens qu'ils ont pu acquérir, il leur est remis des provisions pour se nourrir pendant le voyage.

Bingoung, le bâtisseur

De ce lieu qui demeure toujours emblématique, on peut apprendre énormément du Schweitzer *Bingoung,* le « bâtisseur ». Dans une région humide et chaude, il a su faire preuve d'une remarquable intuition en choisissant des murs longs, bien aérés, orientés vers le nord et le sud pour éviter les rayons obliques du soleil. De même, le système de double aération au niveau du plafond et du toit permet de ne pas trop ressentir les effets de la chaleur. Le « bâtisseur » a su choisir les matériaux utilisés, et c'est là une singularité que mes témoins n'ont pas manqué de relever. Ce surnom de *Bingoung,* comme tous les écrits et photos dont on dispose, attestent que les constructions de Schweitzer étaient à l'origine en tôles et par la suite en bois. Pourtant,

1. C'est le nom de Schweitzer qui apparaissait toujours sur les actes de naissance des enfants qui naissaient à Atadiè, même s'il n'avait pas assisté (ce qui était courant) à cet événement.

quand il est question d'édifier une maison qui doit durer, la solution idéale au Gabon est de choisir la pierre. C'est ce que n'ont pas manqué de faire les missionnaires quand ils ont bâti des églises que l'on peut encore voir aujourd'hui au bord de l'Ogooué[1]. Or, quand on visite la partie de l'hôpital construite par Schweitzer, la pierre n'apparaît que pour les soubassements. Le choix de Schweitzer s'explique certes par une question de coût, mais aussi et surtout par le souci d'éviter que ses patients n'étouffent dans des constructions en pierre, dans un environnement tel que la forêt. Cette préoccupation se retrouve présente dans le nouvel hôpital où le modèle schweitzérien a été repris, jusque dans le fait de privilégier des bâtiments à un seul niveau qui sont beaucoup plus propices à une socialisation telle que le « Grand Docteur » l'envisageait.

Si cette expérience de l'hôpital Schweitzer est encore entourée d'un halo de fascination, cela tient enfin au fait qu'en ce lieu il était quasiment fait abstraction de l'argent. Les relations n'étaient pas altérées par lui. Aujourd'hui, le sentiment s'est installé dans les populations gabonaises que la santé ne peut être envisagée que sous un angle purement financier. Les réflexions que l'on entend souvent tournent autour de l'argent : « Sans argent, pas de santé ; les soins sont devenus inaccessibles pour ceux qui n'ont pas d'argent ; les populations fuient l'hôpital moderne à cause de ses coûts élevés, etc. ». Pourtant, chez mes témoins persiste l'idée que l'argent ne joue pas un rôle aussi central qu'on veut bien l'affirmer dans la relation avec le corps médical. Comme le répétait Janvier N. M., « quelle que soit la somme que te demandera un *nganga*, tu paieras le cœur léger à partir du moment où tu sais qu'il s'est bien occupé de toi ». Or, ce qui est reproché au corps médical, c'est moins les tarifs que cette tendance à ne pas « s'occuper du malade ». Il suffit de rappeler que les *nganga* pratiquent des tarifs bien plus élevés à certains égards que les hôpitaux modernes, et que, en dépit de cela, leur succès ne se dément pas. Pour mes témoins, il faudrait que, comme Schweitzer, les médecins aient d'abord une meilleure connaissance de tous les maux dont peuvent souffrir les malades.

1. Je ne citerai pour mémoire que les églises de Ngomo, Saint-François-Xavier à Lambaréné, Saint-Michel à Ndjolé et Talagouga.

CHAPITRE IV

Le savoir-voir du thérapeute

De Schweitzer, mes témoins gardent le souvenir d'un médecin pouvant « voir toutes les maladies qu'il y avait dans le corps ». Cette formulation paraît d'emblée énigmatique dans la mesure où elle ne s'inscrit pas dans le schéma habituel de la relation entre le patient et le thérapeute. Ce qui conduit le malade à l'hôpital, c'est la certitude qu'il va y recevoir des soins, et que là pourra se produire peut-être la guérison. De plus, de ce que j'ai pu lire dans de nombreux ouvrages hagiographiques qui lui ont été consacrés dans les années 1950, Schweitzer paraissait être un médecin d'exception, capable de soigner tous les maux ; ce point de vue a du reste été largement véhiculé par des Occidentaux. Pour eux, la notoriété passée et présente de Schweitzer tient au fait que les Gabonais continuent de penser qu'il pouvait tout soigner. J'ai lu également que le succès de Schweitzer s'expliquerait par la grande « propagande » que faisaient autour de sa personne les organisations protestantes et surtout les unitariens qui ont fortement soutenu son hôpital à partir des années 1940, par l'intermédiaire des nombreux *Albert Schweitzer Fellowships*.

Ces arguments ne résistent pas à l'examen des faits. La communication sur l'action des organisations protestantes ne s'adressait en fait qu'à un public occidental et ne touchait pratiquement pas les populations gabonaises, mes témoins n'en ont d'ailleurs jamais entendu parler. En ce qui concerne les capacités de Schweitzer, il est curieux que cette idée d'un médecin dont le champ d'intervention ne connaît pas de limites continue de prospérer, alors même qu'elle ne correspond pas du tout aux représentations des Gabonais : le *nganga* n'a pas un pouvoir illimité, il ne peut pas tout soigner, et si l'on considérait Schweitzer seulement comme un médecin européen, il ne pourrait pas soigner certaines affections qui relèvent des médecines endogènes. Il est donc exagéré de diffuser l'image d'un Schweitzer capable de tout soigner quand personne au Gabon ne l'exigeait de lui. En défendant cette image, le risque est même grand de le faire basculer dans la catégorie des charlatans et autres escrocs qui, eux, revendiquent le pouvoir de tout soigner.

Si autant de personnes se sont rendues à Atadiè, c'est, d'après Obieghe, « parce qu'elles savaient qu'elles souffraient d'une maladie que Schweitzer pouvait soigner. [...] Et puis, tout le monde savait que Schweitzer pouvait découvrir des maladies que l'on ne soupçonnait même pas, y compris les maladies des Noirs ». Schweitzer a dû lui apprendre qu'on lui prêtait cette faculté, puisque dans *À l'orée de la forêt vierge*, il écrit que, « les indigènes eux-mêmes sont étonnés que je me rende compte de tous leurs maux après les avoir auscultés ». Malheureusement, rares sont les précisions sur la nature de ces maux. De ces différents propos, deux enseignements peuvent être tirés. Le premier est que, comme l'affirme un dicton fang, « le malade sait lui-même ce dont il souffre » ; le choix de Schweitzer par un malade dans son itinéraire thérapeutique n'est donc pas le fruit du hasard. Le second enseignement à retenir est que Schweitzer allait au-delà de ce que l'on attend d'un médecin occidental puisqu'il « peut voir les maladies des Noirs ».

Pourtant, ce Schweitzer capable de tout voir étonne ceux qui, à la fois, connaissent sa trajectoire et la réalité gabonaise. La formation universitaire de Schweitzer conduit à douter de sa supposée capacité à voir les « maladies des Noirs », et lui-même reconnaît d'ailleurs à plusieurs reprises qu'il ne l'a pas. Pour mes témoins, ce déni illustre simplement la modestie du « Grand Docteur ».

La réalité gabonaise et les maladies que l'on y rencontre sont pourtant particulièrement difficiles à appréhender par un praticien formé dans les facultés de médecine. Comme le fait remarquer l'anthropologue Jean-Pierre Olivier de Sardan, « le piège médical, c'est de vouloir sans cesse rabattre les pratiques et représentations populaires de la maladie sur les catégories biomédicales. Or, les catégories biomédicales et les catégories populaires ne sont pas superposables[1] ». Que savait Schweitzer de ces représentations populaires des maladies ?

Pour illustrer cette difficulté, j'ai retranscrit le plus fidèlement possible un échange entre un médecin français et un patient gabonais (Georges) au début des années 1990[2].

LE MÉDECIN : Comment ça va ?
LE PATIENT : Ça va un peu docteur.
LE MÉDECIN : Alors Georges, tu as encore mal ?
LE PATIENT : Ah oui, j'ai mal... J'étais au village, bien posé, et j'avais des histoires avec mon grand-frère, le lendemain matin je suis allé en forêt... et j'ai tombé tout seul. Dès que je suis retourné au village, c'était pour toujours avec le lit. Je sentais tout le corps ça ne marchait pas. Donc, on m'a tapé un fusil nocturne.
LE MÉDECIN : Un fusil nocturne, qu'est ce que c'est ? Explique-moi.
LE PATIENT : Un fusil nocturne, c'est un fusil que les Noirs font avec les petits paquets mélangés au poudre et les...
LE MÉDECIN : Mais ils font ça pourquoi ?
LE PATIENT : C'est pour tuer quelqu'un.
LE MÉDECIN : Ah donc, c'est parce que tu avais des palabres avec ton frère qu'il t'a fait un fusil nocturne.
LE PATIENT : Voilà.
LE MÉDECIN : Mais comment tu sais que c'est ton frère, il t'a dit ?
LE PATIENT : Non, c'est le charlatan africain, c'est lui qui a fait sortir toutes ces graines [et Georges de montrer quelques cailloux qui auraient été extraits de son corps].

Dans *À l'orée de la forêt vierge*, Schweitzer dit avoir souvent ri des descriptions faites par les malades qui avaient tendance à voir le « ver » se manifester dans les différentes parties de leur corps : « Lorsque je leur demande de décrire leur état, ils racontent l'histoire du ver qui s'est fait sentir d'abord dans les jambes, est monté ensuite dans la tête, d'où il a passé au cœur et de là dans le poumon, puis s'est fixé dans le ventre. Tous les médicaments

1. Jean-Pierre Olivier de Sardan, « Les représentations des maladies : des modules », in Y. Jaffré. et J.-P. Olivier de Sardan (éditeurs), *La Construction sociale des maladies, Les entités nosologiques populaires en Afrique de l'ouest*, Paris, PUF, coll. « Les champs de la santé », 1999, p. 15.

2. *Paroles de l'Ogooué*, « Ces hommes du bout du monde » (dans la série), coproduction FR3-Sertis-SLAU Production, Paris, 1991.

doivent être dirigés contre lui. Si je calme ses coliques par de la teinture d'opium, le malade revient le jour suivant, radieux, m'annoncer que le "ver" est chassé du ventre, mais qu'il se trouve maintenant dans la tête et lui dévore le cerveau, ajoutant que je devrais lui donner encore le remède contre le "ver" de la tête. » Il en est de même des traductions pittoresques de Joseph Azoawanié, son premier assistant gabonais. Ancien cuisinier à Port-Gentil, il n'a visiblement rien oublié de son précédent métier quand il doit restituer les propos des malades, comme on peut le lire, toujours dans *À l'orée de la forêt vierge* : « Cette femme se plaint de douleurs à la dernière côtelette et, quand elle gambade, son jambon droit lui fait mal... »

Au début de ces échanges avec mes témoins, je considérais que la question de la langue dans laquelle le patient s'adressait au médecin devait revêtir une certaine importance, et je tenais même à ce qu'elle ait une place centrale dans mes développements. Ce souci se justifiait d'autant plus que l'image d'un Schweitzer qui ne se serait pas intéressé aux cultures et aux langues du Gabon a fini par s'imposer jusque chez ses admirateurs, même s'ils font assaut d'explications des plus diverses pour la rendre plus présentable. Certes, je n'ai pas totalement abandonné cette idée, mais j'avoue avoir appris à appréhender différemment cette question de la langue. Elle a en effet été, avec la qualification ou non de village du site d'Atadiè, un des points de discussion les plus vifs avec mes interlocuteurs. Tous tenaient toujours à me placer au cœur de ce débat, puisque j'étais, pour reprendre leur expression, « un Schweitzer à l'envers » : je vivais en France depuis de nombreuses années, et j'étais au contact de Français de par mon activité professionnelle. Devaient-ils considérer que le fait que je vienne du Gabon m'empêchât de comprendre la réalité française ? Pourquoi est-ce que ce qui était vrai pour moi ne l'aurait-il pas été pour Schweitzer ? Certes, ma situation n'est pas exactement la sienne. Contrairement à lui, je ne suis pas arrivé dans un environnement dont j'ignorais tout, et le français est une de mes langues maternelles. Néanmoins, pour mes témoins, il était difficile d'imaginer que, sur une période aussi longue, Schweitzer n'ait pas accédé à une compréhension ne serait-ce que minimale de la réalité gabonaise.

Le rapport que Schweitzer a eu avec les langues parlées à Lambaréné donne raison à mes témoins. Par coquetterie ou par modestie, il a toujours prétendu ne pas comprendre ces langues, tout comme il disait ne pas comprendre et parler l'anglais. L'allemand et le français étaient les deux seules langues qu'il pratiquait. Pourtant, le dimanche dans ses sermons prononcés dans la cour de l'hôpital, il n'hésitait pas à employer des mots fang et galoa : on y retrouve souvent les mots *alougou* (« boissons alcoolisés » en galoa) et *bidzi* (« nourriture » en fang).

Pour Obieghe, dire que Schweitzer ne pouvait pas comprendre la réalité gabonaise relève la plaisanterie : « Comment peux-tu croire que quelqu'un qui a vu naître des enfants qui sont devenus eux-mêmes des parents puis des grands-parents ne comprenne rien à ces hommes ? En plus, Schweitzer n'était pas un Blanc bête ! C'était quelqu'un qui observait beaucoup. Et comme souvent avec les Blancs, il comprenait sûrement tout ce qu'on disait, mais il ne voulait pas nous montrer qu'il comprenait pour mieux nous surveiller. » Mes témoins ont d'ailleurs souvent insisté sur l'intelligence, la clairvoyance et la modestie de Schweitzer pour appuyer cette thèse. S'il n'a rien écrit sur les cultures gabonaises, c'est que, « contrairement à d'autres Blancs, il ne voulait pas écrire n'importe quoi et gagner de l'argent facilement comme ça ! ». De plus, si l'on suit ce que m'a dit Sonia Poteau, Schweitzer n'a cessé d'insister sur la chance qu'il avait eue de rencontrer Ojembo, cet instituteur dont il parle dans *Histoires de la forêt vierge*. Dans leurs discussions, au début de son séjour, il aurait souvent demandé à Ojembo ce qui était permis et ce qui était interdit en fonction des groupes ethniques.

J' ai parfois ressenti une certaine frustration lorsqu'il m'était impossible de retranscrire ce qui m'était dit, l'une des plus grandes difficultés que j'ai rencontrée ayant été de travailler à partir de langues non écrites. C'est ce qui s'est produit par exemple en ce jour d'août 2007, au village Atsié, alors que, profitant d'un séjour au Gabon, je revenais voir Janvier N. M. chez lui. Comme à son habitude, il voulait savoir quand mon travail sur Schweitzer prendrait fin, et pour me taquiner il me dit : « S'il te manque encore des idées, tu peux aussi écrire que trois mots pouvaient définir Schweitzer et ces trois mots te font comprendre pourquoi nous aimions cet homme. » Je ne savais pas à ce moment que, quatre semaines plus tard, ce serait au tour de Janvier d'effectuer cette traversée dont on ne revient

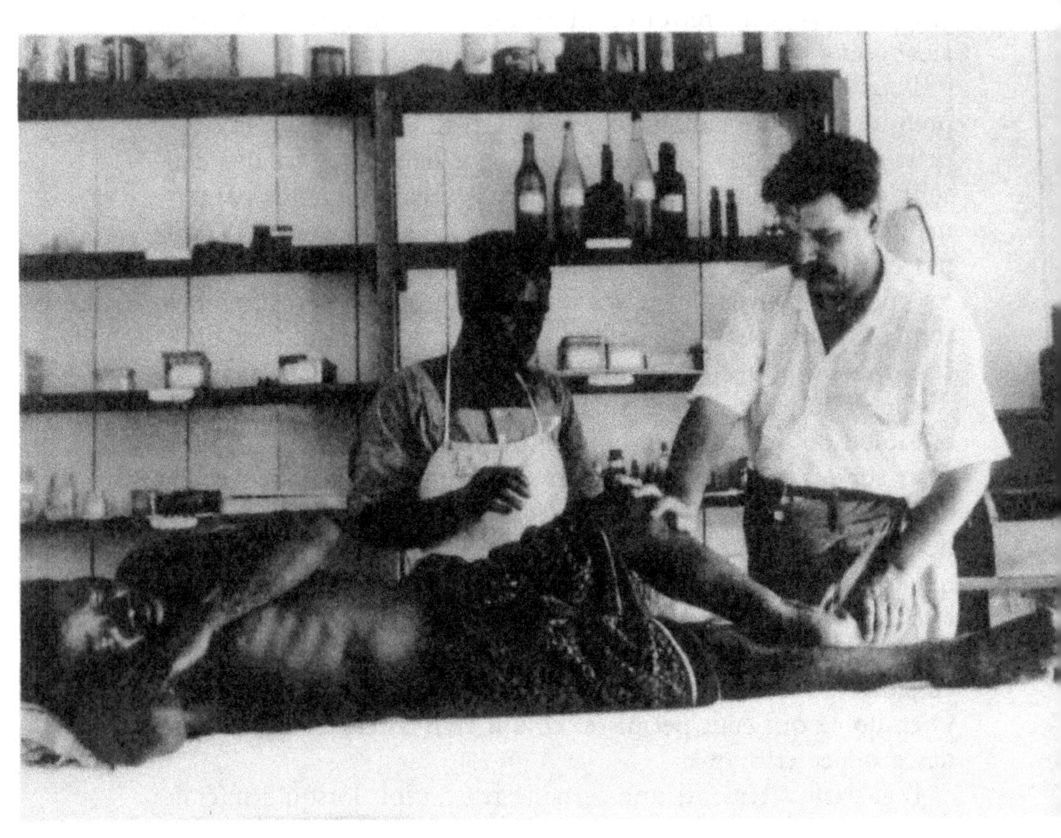

Albert Schweitzer et un infirmier auscultant un malade atteint d'un ulcère phagédénique. Sans date.

jamais. De lui, il ne me reste plus aujourd'hui que ses paroles recueillies pendant nos années d'échanges, et surtout ces trois mots que je traduirais par : l'observation, la bonne interprétation et l'humilité pour reconnaître ses limites. Janvier a employé les verbes *ëfonëbë* (qui renvoie au fait d'observer), *ëyëmë yënë* (« savoir bien voir ») et *ëhoughë* (« comprendre », mais qui, dans ce cas, renvoie également à l'idée de reconnaître ses limites). La fabrication de l'icône s'est d'abord faite autour de cette faculté attribuéee à Schweitzer de bien voir le corps.

Voir, c'est avant tout connaître. Lorsqu'il est dit que Schweitzer « voyait les maladies des Noirs », cela renvoie à l'idée de connaissance, à ce pouvoir de révéler ce qui était caché, ou encore de distinguer un grand nombre de maladies, ce qui lui donnait ensuite la possibilité de les combattre. Toutefois, comme tout bon *nganga*, il avait un champ de compétence bien déterminé. Même si par la suite il l'a élargi, il traite avant tout les « maladies des Blancs ». De ce fait, Schweitzer n'est pas un magicien absolu sous les tropiques, et c'est ce que l'on célèbre chez lui. Il est en effet capable de reconnaître ses limites. Dans cette situation, il ne manifeste aucune jalousie et n'éprouve aucune frustration lorsque les patients s'adressent à d'autres praticiens.

Le champ d'observation

Dans les débats actuels, dominés par le culturalisme ambiant, il est souvent tentant d'opposer le *nganga* au médecin. Pourtant, les similitudes entre les deux types de praticien sont plus nombreuses qu'on ne pourrait le croire. Lorsqu'ils reçoivent un patient, tous deux commencent par un interrogatoire, suivi éventuellement d'examens complémentaires, avant de poser un diagnostic et de proposer le traitement adéquat. Il n'est pas difficile de cerner comment Schweitzer médecin a pu satisfaire à ce cadre : ses études de médecine lui avaient appris les différentes étapes des examens tant physiques que cliniques et à les maîtriser tout à fait. Mais, Schweitzer est aussi l'homologue du *nganga*, et pour mes témoins, « il voit tout ».

Dans les représentations populaires gabonaises, il y a un lien étroit entre voir et savoir. J'ai souvent entendu plusieurs de mes témoins dire que celui qui ne voit pas ne sait pas. Toutefois, s'il est important de voir, encore faut-il savoir voir, et être capable de traduire ces visions en mots accessibles au patient. C'est à ce moment que le *nganga* intervient puisque c'est lui qui trouve le vrai sens de ce que l'on voit. Pour savoir ce que voit Schweitzer, il faut se référer aux éléments constitutifs de l'univers mental des malades. On peut diviser celui-ci en deux hémisphères, l'un habité par les morts et l'autre par les vivants, sachant que c'est à l'intérieur de ces deux hémisphères que se découvriront les causalités des maladies.

L'univers des morts

Selon la définition de Janvier N. M., l'univers des morts renvoie à tout ce que « nous ne pouvons pas voir avec nos yeux ». Cette conception n'est pas propre aux Gabonais et se retrouve dans d'autres pays africains. Pour mes témoins, ce monde des morts ne doit pas être assimilé à un monde immatériel – conception qui n'existe pas d'ailleurs dans les cosmogonies gabonaises. Il est tout simplement invisible aux profanes et n'est perceptible que par ceux qui possèdent la double vue, c'est-à-dire la faculté de voir ce qui se passe chez les vivants aussi bien que chez les morts.

Diverses entités peuplent cet univers, à commencer par les personnages de légende et les êtres mythiques qui sont à l'origine du groupe ethnique. Dieu (*Nzamë* chez les Fang) paraît bien éloigné ici, puisqu'il se situerait au-delà même de cet univers. Il ne fait pas du reste l'objet d'un culte spécial, même si personne ne conteste son existence. Cette approche s'est, on le verra, quelque peu modifiée avec l'arrivée du christianisme puisque l'on a désormais un Dieu particulièrement présent. Tous ces êtres que je viens d'évoquer ont pour point commun d'avoir rompu tout contact avec les vivants, et de ne jouer quasiment aucun rôle dans l'avènement des maladies. Ils ne peuvent entrer en relation qu'avec les autres sujets du monde des morts.

Dans le monde invisible, outre les personnages mythiques disparus, on trouve des morts de nature diverse : il peut s'agir aussi bien de cadavres (*mvimë* chez les Fang), qui n'interviennent pas dans la survenance de la maladie, que d'esprits, de fantômes, de ceux que Janvier N. M. désigne comme « les personnes mortes définitivement, qui ne sont animées d'aucune malveillance, qui dorment d'un sommeil paisible et qui, de ce fait, sont inoffensives ». Et puis il y a les « morts éveillés », mânes des ancêtres et autres fantômes, qui jouent eux un rôle dans la maladie. Chez les Fang, les *bekoune* ont des contacts avec le monde du visible où ils reviennent commettre leurs méfaits. Ces esprits auraient, si l'on en croit Grébert dans son ouvrage *Au Gabon*, « l'aspect d'êtres transparents, laids, au corps amaigri, laissant voir les côtes et les plis de l'abdomen ; jambes et bras difformes, pieds et mains hérissés de griffes ; chevelure mal soignée, yeux rougeoyants, nez relativement court et plat ». Ce sont eux qui sont à l'origine de certaines maladies ou de nombreux accidents, puisqu'ils continuent à rôder autour des habitations, en particulier autour de celles qu'ils ont occupées de leur vivant. C'est pour cela que chez les populations Punu, on quitte la maison de la personne décédée afin d'éviter d'être perturbé par son souvenir, mais surtout pour y laisser vivre son *ditengu* – mot que l'on peut traduire par « fantôme ». Les *bekoune* sont considérés comme des « esprits méchants » ou des « diables » – ce qui trahit l'influence du christianisme.

Parmi ces morts, on peut encore citer le cas, chez les Myéné, des personnes décédées récemment pour lesquelles aucun des rites funéraires, en particulier celui d'intégration au monde des morts, n'aura pu être accompli alors qu'ils sont indispensables à leur passage et intégration dans ce nouveau monde. Pierre-Louis Agondjo-Okawé, par ailleurs avocat et grande figure de la vie politique gabonaise, qui a décrit la société nkomi, apporte un éclairage précieux sur ces rites : « Avant [le] rite [d'intégration], le mort ne peut être accueilli parmi les morts, son esprit, qui n'est plus membre de la collectivité des vivants, mène une vie errante, il peut devenir méchant si cette situation s'éternise, terroriser les villageois et surtout se transformer en animal et ravager les plantations. Pour l'apaiser et l'intégrer au monde des morts, on lui prépare un repas composé de toutes les semences, repas qu'il consomme avec les autres morts. C'est un rite de rupture avec les vivants, de passage dans un autre univers. C'est aussi un rite de communion avec les morts puisque le même repas est consommé par les vivants (il est divisé en deux parties, celle des morts et celles des vivants)[1]. »

Dernière catégorie qui nous intéresse dans l'univers des morts : les génies appelés *imbwiri* chez les Galoa. Ce sont, selon le révérend Raponda-Walker, « des êtres à forme humaine et à longue chevelure tombant jusqu'aux épaules ; seuls ceux qui sont en relation avec eux peuvent les voir ». « L'*ombwiri* [singulier d'*imbwiri*] ressemble à une sirène : tête d'homme blanc, longue chevelure flottante, corps de poisson[2]. » Ces génies peuvent aussi bien être bienfaisants ou malfaisants. Comme les « morts éveillés », ils ont des contacts permanents avec le monde des vivants ; ils peuvent aller, toujours selon Mgr Raponda-Walker, « jusqu'à entrer dans le corps des hommes pour les posséder, provoquer des maladies et troubler leur raison ». C'est de cette catégorie que Schweitzer relève. Pour mes témoins, il ne fait aucun doute que Schweitzer était un génie bienfaisant. Obieghe ou Jean-Paul M. N. ont même été plus explicites en avançant que « Schweitzer n'était pas venu au Gabon par hasard » et qu'il « savait ce qu'il faisait ». Pour illustrer leurs propos, ils m'ont régulièrement rappelé cette image d'un Schweitzer contemplant souvent l'Ogooué : cette attitude s'expliquait à leurs yeux par le fait que le « Grand Docteur » retrouvait tout simplement un lieu où il avait grandi ou qu'il avait connu dans une autre vie.

L'univers des vivants

Le lecteur retrouve ici un monde autrement plus compréhensible pour lui, même si les représentations gabonaises diffèrent quelque peu de la vision que l'on a de cet univers en Occident. Selon le professeur Isaac Nguéma, ancien membre du Laboratoire d'anthropologie juridique de Paris-I, l'univers des vivants chez les Fang « se divise en deux parties : une partie chaude, le

1. Pierre-Louis Agondjo-Okawé, « Les droits fonciers coutumiers au Gabon (Société Nkomi, groupe Myéné) », *Revue juridique et politique Indépendance et Coopération*, n° 4, oct.-déc., 1970, p. 1142.

2. Pierre Daney, « Sur les croyances des indigènes de la subdivision de Sindara (Gabon, AEF) », *Revue anthropologique* 34, 1924, p. 272-282.

monde des “voyants”, de ceux qui ont la “double vue”, qui ont le savoir. C’est l’univers [...] de la sorcellerie [...] ; de l’autre côté, une zone non cuite, en somme crue ; cet univers [...] semble imbibé d’une eau froide [...] qui connote les idées de légèreté, d’opacité, d’esprit borné et sans malice, inaccessible aux choses de l’intelligence[1] ».

La partie chaude

La partie chaude, à laquelle appartiennent les personnes dotées de la « double vue », est le prolongement du monde des morts avec qui de nombreux contacts se nouent. Les êtres qui la peuplent jouent un rôle particulièrement important aussi bien dans l’apparition de la maladie que dans son éradication. Néanmoins, de quels êtres s’agit-il ?

Comme dans le monde invisible, dans la partie chaude nous sommes en présence d’unions de contraires. Les oppositions entre l’homme et l’animal d’une part, ou entre l’homme et ce que nous considérons dans le monde profane comme des objets d’autre part, disparaissent. Certains animaux sont considérés comme des êtres humains, ce qui a pour conséquence de justifier un certain nombre d’interdits : ces animaux ne peuvent être ni chassés, ni consommés ; d’autres ont une valeur totémique comme la tortue, le perroquet ou le crocodile, et ils sont eux aussi soumis à ces interdits. Les génies peuvent prendre successivement des formes animales et humaines dans la zone chaude qu’ils viennent régulièrement visiter. Pour nombre de mes témoins, c’est dans un tel contexte que Schweitzer est venu (ou revenu) à Lambaréné, et c’est aussi parce qu’il relevait de cet univers qu’il était végétarien. Les animaux qu’il possédait y ont été vus comme provenant de l’univers invisible. Ces croyances ont ainsi conduit certains à construire des légendes sur son pélican Parsifal, mort quelque temps après lui, selon lesquelles l’oiseau, ne pouvant supporter l’absence de son maître, serait parti le rejoindre et recommencer une autre existence ailleurs.

1. Isaac Nguéma, « La terre dans le droit traditionnel Ntumu », in *Revue juridique et politique Indépendance et coopération*, n° 4, déc., 1970, p. 1122.

Dans la partie chaude, on trouve enfin les êtres humains, notion qui renvoie elle aussi à une diversité de conditions. Parmi ces hommes, il y a les Pygmées, premiers habitants du Gabon, qui occupent une place particulière dans les imaginaires. Pour la majorité des Gabonais, les Pygmées sont des esprits forts, dotés de pouvoirs surnaturels leur permettant d'accomplir des actes extraordinaires : ils auraient la faculté de se transformer en animaux ou même de se fondre dans les éléments de la nature. Ils posséderaient, par exemple, le pouvoir de disparaître derrière une feuille ou encore de devenir un objet banal pour échapper à un danger. À cause de ces pouvoirs, les relations entre les Pygmées et les autres habitants du Gabon sont assez complexes, car s'il existe un mépris assez grand pour eux, ils suscitent parmi le reste de la population une grande méfiance qui finit par inspirer une crainte de leurs supposés pouvoirs. De par la connaissance qu'ils ont des plantes, les Pygmées jouent un rôle important dans tout ce qui touche aux médecines dites traditionnelles.

Parmi les hommes, les jumeaux ont une place particulière. Êtres à part, ils sont singularisés dès le départ par des noms spéciaux, ce que note Schweitzer – ce qui prouve au passage qu'il s'est intéressé plus qu'on ne le pense aux cultures gabonaises. J'en veux pour preuve les explications très pertinentes qu'il fournit à leur sujet dans *Histoires de la forêt vierge* : « Chez les Galoa, population autochtone de la région de Lambaréné, encore aujourd'hui les jumeaux doivent se distinguer comme tels par leurs noms. Ils portent donc tous et toujours les mêmes noms : l'aîné, que ce soit un garçon ou une fille, s'appelle Wora, le puîné Yéno. Après l'accouchement, la mère est l'objet de beaucoup de cérémonies et pendant un temps assez long, elle ne doit pas quitter sa case, celle-ci lui offrant une certaine protection contre les mauvais esprits dont elle est menacée par suite de la naissance des jumeaux. » Dès le début de leur existence, les jumeaux doivent faire l'objet d'un traitement identique. « La mère doit bien veiller à traiter les deux enfants rigoureusement de la même manière, poursuit Schweitzer, jusque dans les derniers détails. La nuit, par exemple, elle ne peut pas les coucher n'importe comment, mais elle doit s'étendre entre les deux sur le dos et dormir dans cette position. Elle doit aussi veiller à donner aux deux la même nourriture et à les habiller de façon identique. Les visiteurs qui leur apportent des cadeaux ne peuvent pas donner ceci à l'un et cela à l'autre, mais les cadeaux doivent être semblables. » Devenus adultes, les jumeaux devront se marier le même jour. Étant entendu qu'ils ne forment qu'une seule et même personne, lorsqu'un jumeau est malade, on soigne également l'autre. Au-delà de ces aspects, la venue des jumeaux a souvent été considérée comme un signe de mauvais augure, d'où la méfiance qu'ils inspirent. Comme les Pygmées, les jumeaux sont en effet dotés de pouvoirs surnaturels. Selon Isaac Nguéma, ils « sont considérés [...] comme des génies qui peuplent le terroir du village traditionnel et que l'on rencontre, notamment la nuit, aux abords des rivières, des lacs, des chutes d'eau, des rochers, des cimetières et des bois sacrés, sous forme de sirènes, de fées, de nymphes, de fantômes[1] ». Ils possèdent donc la double vue, qui leur donne la possibilité d'être en contact avec les entités du monde invisible auquel, d'après certains, ils appartiennent. C'est d'ailleurs cette double vue qui leur permet de pouvoir guérir des maladies et même parfois d'intervenir sur des phénomènes naturels comme la pluie par exemple, qu'ils peuvent, en fonction des circonstances, soit arrêter soit provoquer. Monseigneur Raponda-Walker a également rapporté qu'ils pouvaient être mis à mort à la naissance, et que leurs cadavres grillés servaient alors à préparer une argile spéciale servant dans le traitement de certaines affections.

D'autres personnages encore, qui interviennent dans le traitement des maladies, relèvent de la partie chaude, mais les présenter demeure un exercice d'une grande complexité à cause d'une certaine confusion langagière qui perdure depuis la période coloniale. Dans la littérature de l'époque, et même par la suite, il a souvent été question de sorciers, de féticheurs, de guérisseurs et de charlatans, sans oublier, depuis quelques années, de l'avènement du terme de « tradi-praticiens ». Mais, dans les faits, à quoi correspondent ces différents termes ?

S'il est vrai que ces quatre dénominations renvoient à la partie chaude dans l'esprit des populations, et qu'on les utilise

1. Isaac Nguéma, 1984, « Divinités gabonaises, droit et développement », *Revue juridique et politique Indépendance et coopération*, n° 2, avril-juin, p. 100.

souvent à propos de la maladie, de grandes différences existent entre elles. Dans ses écrits, Schweitzer fait souvent allusion aux sorciers, qui restent cependant toujours des personnes totalement anonymes. Sous sa plume, les sorciers sont, en règle générale, des personnes malveillantes qui font beaucoup de mal aux populations. Ce point de vue semble assez répandu chez de nombreux missionnaires[1]. Le mot « sorcier » est employé pour désigner de présumés responsables de la mort de quelqu'un dans *Histoires de la forêt vierge*. De même, c'est le sorcier qui « révèle à l'homme qui veut se procurer un fétiche, qu'il doit à cet effet tuer un proche parent ». Néanmoins, le sorcier, ou plus largement la sorcellerie, renvoie aussi à une forme de médecine. Schweitzer apparaît ici comme un homme de son temps, fortement marqué par les représentations de la société dont il est issu.

Pour Pierre Kapitaniak, « la préoccupation des théologiens pour le monde invisible peuplé de démons est aussi ancienne que la religion chrétienne qui hérite des systèmes démonologiques indo-européens[2] ». On assiste même, en Europe, au Moyen Âge, à l'apparition d'une nouvelle branche du savoir appelée démonologie[3]. Son objet est l'étude non pas seulement des démons, mais aussi de manière globale, des êtres spirituels. Elle deviendra par la suite la pneumatologie, c'est-à-dire l'étude de l'esprit et des choses spirituelles. Les démons, comme l'explique en 1570 le jésuite espagnol Jean Daldonat, « exercent leur puissance sur la volonté de l'homme, mais aussi leur pouvoir sur les corps

1. Voir par exemple. Félix Faure, *Le Diable dans la brousse*, Paris, Je sers, 1934 ; André Perrier, *Gabon, un réveil religieux 1935-1937*, Paris, L'Harmattan, coll. « Racines de présent », 1988.

2. Pierre Kapitaniak, « Du progrès et de la promotion des démons : démonologie et philosophie naturelle dans l'*épistème* européenne aux XVIe et XVIIe siècles », *Études Epistèmes*, n° 7, printemps, 2005, p. 53.

3. Le pape Jean XXII (1316-1334) pose les bases d'une nouvelle perception de la superstition et des démons dans la bulle *Super illius specula* (1326) qui est, aux dires des spécialistes, le texte fondateur de l'obsession de la démonologie qui s'empare alors de l'Église. Dans le droit canonique, cela se traduit par l'assimilation des invocations du démon et de la sorcellerie au crime d'hérésie. Dès lors, des moyens judiciaires exceptionnels seront consacrés à la répression de cette déviance. Voir notamment, Alain Boureau, *Satan hérétique. Naissance de la démonologie dans l'Occident médiéval (1280-1330)*, Paris, Odile Jacob, 2004 ; F. Delacroix, *Les Procès de sorcellerie au XVIIe siècle*, G. Harvard Fils Éditeurs, 10e éd., 1896 ; R. Kieckhefer, *European Witch Trials : Their Foundations in Popular and Learned Culture, 1300-1500*, Berkeley, University of California Press, 1976 ; *Magic in The Middle Age*, Cambridge University Press, 2000.

humains et sur les choses extérieures[1] ». Le pape Innocent VIII ayant, à la suite de bulles publiées en 1484, décidé que la sorcellerie était une hérésie, il en résultera progressivement une confusion entre les sorciers et les démons. En fait, la sorcellerie est définie à partir de la Renaissance comme « une construction d'une véritable anti-église régie par Satan, qui reflète, comme dans un miroir, les rites catholiques avec les sorcières (bien plus que les sorciers) pour officiants[2] ». Cependant, cette approche ne vaut pas seulement pour les courants catholiques ; la Réforme comme la Contre-Réforme s'en prennent à la sorcellerie, chassent leurs supposés suppôts : elles ont une attitude identique sur ce point, même si les raisons en sont différentes. Pour les catholiques, on l'a vu, il s'agit d'une hérésie, alors que pour les protestants, il s'agit de l'une de ces superstitions qui sont imputables au catholicisme.

Les Européens qui arrivent au Gabon, dans le contexte colonial, sont fortement imprégnés par ces manières de percevoir la sorcellerie : leur appréhension de phénomènes prégnants parmi les populations colonisées se situe dans le prolongement des approches chrétiennes. Pour Abé et Abéga, « l'Européen regard[e] un phénomène un peu bizarre dont il ne perçoit pas bien les contours, et qui ressemble à quelque chose de déjà vu cependant, et lui donn[e] un nom, qui par la magie du verbe, l'assimile à des phénomènes qui ne sont peut-être pas ce qu'il croit[3] ». Car « le mot "sorcellerie" ne renvoie à rien de connu dans les langues locales[4] ». Pour eux, la sorcellerie locale relève du domaine de la superstition, fléau quia quasiment disparu de l'Europe moderne, comme le proclament les colons. C'est d'ailleurs sur ce critère que se fait la distinction entre les hommes civilisés et les autres. Ce point de vue ne fait que rejoindre la conception dominante dont parle Louis-Paul Aujoulat, député du Cameroun de 1946 à 1956 et secrétaire d'État au ministère de la France d'Outre-mer (de février 1950 à janvier 1953), qui

1. Jean Daldonat, *De omnibus*, publié en 1570.

2. Pierre Kapitaniak, « Du progrès et de la promotion des démons : démonologie et philosophie naturelle dans l'*épistème* européenne aux XVIe et XVIIe siècles », art. cit., p. 56. Voir également, Antoine Furetière, *Dictionnaire universel*, 3 vol., Amsterdam ; 1690 (reprint, 1978, Paris).

3. Claude Abé, Cécile Séverin Abéga, « Approches anthropologiques de la sorcellerie », in Éric de Rosny (éditeur), *Justice et sorcellerie*, Karthala, 2006, p. 34.

4. *Ibid.*

voit dans les Africains « des gens sans religion qui n'ont pas dépassé le stade la sorcellerie et du talisman[1] ». Pourtant, certains comme Marcel Sauvage contestent cette manière de voir. Dans son ouvrage *Les Secrets de l'Afrique Noire*[2], il affirme au contraire qu'« on se plaît à ne trouver là qu'enfantillage ou barbarie : c'est une erreur qui indique chez les Européens [...] un sens et une sensibilité déchus, des moyens caducs, une suffisance enfin et une sécheresse également dangereuses pour l'intelligence ». Malgré tout, dans la littérature coloniale, l'image qui éclipse toutes les autres est celle d'un sorcier qui est « un homme qui associe volontiers pratiques magiques et religieuses [...]. Il peut soigner comme provoquer une maladie. Il est redouté, car on ignore les frontières de son savoir et de son pouvoir[3] ».

Malgré ces réserves, et pour paraphraser Abé et Abéga, « l'attribution d'un nom n'invente pas tout, et il est là pour désigner quelque chose[4] ». C'est pourquoi, contrairement à ce que l'on peut lire parfois, le terme de « sorcier » n'est pas forcément synonyme de « guérisseur ». Au Gabon, encore aujourd'hui, se faire traiter de sorcier n'est jamais annonciateur de lendemains réjouissants, bien au contraire. Il suffit pour s'en rendre compte de lire les journaux gabonais dans lesquels sont régulièrement dénoncés les agissements des sorciers ou des sorcières, de même que les sévices dont ils sont les victimes lorsqu'ils sont démasqués. Pour autant, la sorcellerie renvoie à une réalité qu'il est difficile de nier.

Chez les Fang, ceux que l'on considère comme sorciers sont appelés *bëyëme*[5], littéralement « ceux qui savent », toutefois, le mot fang signifiant « vampireux » est plus souvent employé, et il me semble davantage approprié puisqu'il sert à désigner la personne qui possède un « vampire », appelé *evus* chez les

1. Louis-Paul Aujoulat, *Aujourd'hui l'Afrique*, Casterman, 1958, p. 315.

2. Marcel Sauvage, *Les Secrets de l'Afrique Noire*, Paris, Denoël, 1937, p. 84.

3. Patrick Mérand, *La Vie quotidienne en Afrique Noire à travers la littérature africaine*, Paris, L'Harmattan, 1984, p. 181. Voir également, M. Fadiké, « Le droit, les sorciers, les magiciens, guérisseurs, féticheurs et marabouts », *Revue ivoirienne de droit*, 1972, p. 45. V. également, D. Fassin, *Pouvoir et maladie en Afrique*, Anthropologie sociale dans la banlieue de Dakar, Paris, PUF, 1992, 368 p.

4. Claude Abé, Séverin Abéga, « Approches anthropologiques de la sorcellerie », *art. cit.* Voir également ce que dit Levi-Strauss sur le totémisme in Claude Levi-Strauss, *Le totémisme aujourd'hui*, P.U.F., Paris, 1962.

5. *Bëyëme* (*Nnem* au singulier) vient du verbe *E-yeme*, qui peut se être traduire traduit par « savoir » mais aussi par « tenir bon ».

Fang[1] et *inyemba* pour les Galoa, à rapprocher du « mauvais œil », même si pour Raponda-Walker, il s'agit d'une sorte de « monstre spirituel » habitant la personne. C'est à la fois une entité extérieure et une composante interne, qui réside généralement dans le ventre du « vampireux » – elle ne manque pas de faire penser au *daïmon* grec. Il est donné à la naissance par les parents ou transmis secrètement en échange du respect absolu de certaines prescriptions ou interdits (*akaghe*[2]) : par là, on s'engage par exemple à sacrifier son premier enfant ou encore sa première femme, etc. Les *bëyëme* évoluent dans un monde qui est celui du *Ngbel* – mot que l'on a tendance souvent à traduire par sorcellerie –, monde parallèle au nôtre qui est marqué par des compétitions entre *bëyëme*.

Pour se développer, il faut que l'*evus* dévore la substance vitale des humains, en suçant notamment leur sang. Il met à profit la nuit pour sortir du corps où il est logé et agir à la place de la personne qui l'abrite le jour. À cette occasion, comme les jumeaux ou les Pygmées, il peut se transformer souvent en hibou (considéré comme un oiseau de malheur dans les villages gabonais) ou en un autre animal. En dehors des périodes de manifestation de l'*evus*, la personne porteuse mène une existence quasiment normale et ne se distingue nullement de ses semblables, ce qui nous rapproche de la conception que l'on se fait du sorcier au XVIIIe siècle en France[3]. Il y a donc loin de cette réalité à l'iconographie coloniale qui fait toujours du sorcier un personnage à part, puisqu'il doit obligatoirement faire peur. Chez lui, on retrouve tous les traits physiques qui caractérisent si bien les Noirs dans l'imagerie occidentale, comme la bouche lippue, les yeux globuleux, etc. Un accent particulier est mis sur son

1. Sur l'*evus*, on peut lire René Bureau, *La Religion d'Eboga*, doctorat d'État, Paris-V, t. 2, 1971, pp. 87-88 ; Philippe Laburthe-Tolra, *Initiations et sociétés secrètes au Cameroun, Essai sur la religion beti*, Paris, Karthala, 1985 ; Henri Lavignotte, *L'évu : croyance des Fang du Gabon*, Société des missions évangéliques, Paris, 1952 ; André Mary, « La diabolisation du sorcier et le réveil de Satan », *Religiologiques* 18 (automne), 1998, p. 53-77 ; Bonaventure Mve-Ondo, *Sagesse et initiation à travers les contes, mythes et légendes fang*, Libreville, Centre culturel Saint-Exupéry/Sépia, Libreville, 1991, p. 109 et s.

2. Ce mot a pour racine *e-kaghë* que l'on peut traduire par « attacher ».

3. D'après François Lebrun, 1995, « ce qui fait du sorcier un personnage redoutable, c'est, outre le pouvoir d'ensorceler qu'il tient du diable, le fait que rien en principe ne le distingue des gens au milieu desquels il vit ». Voir François Lebrun, *Se soigner autrefois*, Le Seuil, Paris, 1995, p. 106.

accoutrement, le sorcier n'est jamais vêtu comme tout le monde. Il est souvent coiffé de plumes et porte sur lui un ensemble de morceaux de raphias, ce qui le rend encore plus impressionnant, voire terrifiant. Ainsi présenté, il ne joue absolument aucun rôle dans l'éradication de la maladie, bien au contraire.

Dans le champ lexical de la sorcellerie, « féticheur » est un terme qui apparaît souvent. Au XIXe siècle, l'explorateur Alfred Marche, lui aussi passé par Lambaréné, donne la description suivante du fétichisme : « C'est en somme une sorte de code religieux, social et politique, qui se transmet par tradition, repose sur la superstition et dont le ressort est la terreur. Les fétiches sont légion ; il peut en naître à tous les pas, si bien que le malheureux nègre qui risque, à chaque démarche, de contrarier les divinités malfaisantes se couvre, pour les conjurer, de talismans ou gris-gris et a recours aux féticheurs qui possèdent sur les fétiches un pouvoir indiscuté[1]. » Pour Schweitzer, le féticheur semble être un homme aux compétences médicales et juridictionnelles (judiciaires) très étendues : il peut intervenir sur les malades, mais peut aussi bien être à la fois enquêteur et juge. Dans *À l'orée de la forêt vierge*, il évoque une foule qui « s'adresse à un féticheur, auquel elle prête le pouvoir de découvrir les coupables » d'une infraction. Puis, rapportant un récit de l'explorateur Paul du Chaillu, il relate les différentes phases d'un procès dans lequel intervient le féticheur jusqu'à la proclamation de la sentence. Les pouvoirs du féticheur ne s'arrêtent pas là, puisque « l'indigène qui désire acquérir des forces magiques se rend auprès d'un féticheur. Celui-ci enseigne les connaissances nécessaires et lui fait parcourir toute une série d'initiations ».

Dans le langage courant au Gabon, « faire des fétiches » a pour but ultime soit de « protéger » quelqu'un (contre les mauvais agissements de ses semblables, on parle également de « blindage »), soit d'accroître sa puissance. Les féticheurs sont sollicités pour exercer dans les domaines les plus divers : ils aident les amoureux à conquérir des cœurs puisque leur intervention annihile toute opposition chez l'être aimé ; la période des examens est propice à l'activité des féticheurs, leur action favorisant la réussite de l'élève ou de l'étudiant ; du domaine

1. Cité par Maria de Crisenoy, *Le « Héros du Congo ». Pierre Savorgnan de Brazza*, Paris, Ed. SPES, 1938, p. 71.

sportif, l'influence des féticheurs n'est pas non plus absente[1], même si c'est en politique qu'ils donnent pleinement cours à leurs talents. Aucune élection ne peut en effet être imaginable sans eux, quoi que l'on en dise[2], et on observe d'ailleurs une recrudescence des crimes rituels pendant cette période, comme on peut le vérifier dans les médias gabonais[3]. Enfin, le féticheur sert à assouvir les vengeances, puisqu'il peut préparer un « cocktail » qui atteindra celui qui a été désigné comme l'ennemi du commanditaire.

Le statut du féticheur est extrêmement ambigu, puisqu'il ne s'affiche jamais comme tel. Pour simplifier la compréhension du lecteur, et du fait de l'absence d'oppositions radicales que l'on peut observer, je dirai que le féticheur est la face négative de ce Janus qu'est le *nganga*.

La partie froide

En fang, on oppose les *bëyëme* aux *mimië*. Ce dernier terme, qui vient de *émimieng*, et renvoie à l'idée d'humidité, désigne le monde profane dans lequel nous baignons. Sa compréhension ne pose aucune difficulté particulière, puisque c'est la base commune aux Africains et aux Européens de la réalité. La partie froide est composée d'êtres humains n'ayant aucun pouvoir particulier, d'animaux destinés à la consommation et d'objets divers servant à l'usage quotidien. Ces êtres ont néanmoins deux corps : l'un visible et l'autre invisible qui est également le siège de la force vitale. C'est dans la partie froide que l'on trouve tous

1. Il y a quelques années (rien ne dit que cette pratique ait disparu), chaque club de football, mais aussi l'équipe nationale, avait son féticheur attitré, le nec plus ultra étant d'avoir un féticheur étranger, l'Afrique de l'Ouest étant une provenance particulièrement prisée.

2. C'est ce que confirme Amadou Bonkano, l'ancien marabout du défunt président nigérien Seyni Kountché (1931-1987) : « Tout pouvoir a besoin d'un Bonkano pour se maintenir », in *Jeune-Afrique*, n° 1626, du 5 au 11 mars 1992, p. 63.

3. Voir cet extrait d'une dépêche de l'Agence de presse gabonaise (APA) en date du 5 mars 2008 : « Une hausse de la criminalité est enregistrée au Gabon pendant la période préélectorale. Les organes prélevés sur les victimes, connus sous le nom de code *"pièces détachées"*, sont censées apportées la chance et la puissance aux commanditaires des crimes, le plus souvent des hommes politiques devant affronter le suffrage des électeurs. Selon l'Association gabonaise de lutte contre les crimes rituels (ALCR), créée en 2005, le Gabon enregistre en moyenne douze crimes rituels par an. »

les patients qui recourent aux interventions des *nganga* ou des médecins modernes. Cela ne signifie pas du tout que les êtres de la zone chaude ne peuvent pas être malades, mais comme la zone froide n'est peuplée que d'individus « sans intelligence », il n'y aucune raison de s'adresser à eux. Les personnes malades de la zone chaude ne s'adresseront qu'à des personnes qui relèvent de cette zone, car tout cela est largement au-dessus des capacités de compréhension des personnes qui appartiennent à la zone froide. Mais comme le rappelle Janvier N., les situations ne sont jamais figées : celui qui appartient à l'univers des morts peut se retrouver parmi nous, et nous ne verrons que sa « carapace », c'est-à-dire l'aspect physique qu'il a investi. C'est ainsi que le fait pour un guérisseur d'aller voir tel médecin n'induit en rien l'appartenance de ce médecin à la zone froide. Puisque nos yeux sont « fermés », nous ne savons pas réellement à quel univers appartiennent tous les êtres que nous côtoyons quotidiennement. De même, un être de la zone froide peut se retrouver dans la zone chaude à la suite d'une initiation, tout comme il est permis de penser l'inverse au cas où *le nganga* aurait retiré son *évus* à quelqu'un, ou encore lorsqu'il « ferme les yeux » à une personne qui avait jusque-là la double vue.

Pour pouvoir appréhender ces diverses situations plus ou moins complexes, il faut posséder la double vue, mais encore celle-ci n'est-elle pas la condition suffisante pour être un bon *nganga*. Pour cela, il faut savoir interpréter ce que l'on voit et surtout avoir un domaine de compétences dans lequel on excelle.

Les domaines d'interprétation

Pour bien cerner les raisons pour lesquelles tous mes témoins et leurs parents se sont rendus chez Schweitzer, il convient d'éliminer d'emblée deux types d'arguments : celui de l'activisme des milieux protestants, d'une part, qui lui aurait attiré cette « clientèle », et celui de la proximité géographique, d'autre part. Certes, une incertitude subsiste pour des témoins comme Jean-Paul N. M., Obieghe, Agnès E., Frédéric E., Pauline P., Firmine N. et Janvier N. M. qui ont vécu à Lambaréné ou pour Adouma, Abongo ou Atsié installés dans les villages environnants. Il en va de même pour Douglas N., Medeng S.,

Jeanine A. ou encore Yvette N. qui demeuraient à la mission protestante d'Andendé. Tous m'ont fait remarquer que, depuis 1929, il y avait à Lambaréné un hôpital public où ils auraient pu se faire soigner. Se rendre chez Schweitzer n'était pas chose aussi aisée qu'aujourd'hui, à l'heure de la pirogue à moteur et de la voiture, qui ont réduit considérablement les distances. : « Après tout, insiste Obieghe, il y avait aussi des guérisseurs à Adouma que j'aurais pu aller voir, et je n'avais même pas besoin de marcher ou de prendre la pirogue en saison des pluies comme j'étais obligé de le faire pour me rendre chez Schweitzer ! »

L'argument géographique perd définitivement de sa pertinence lorsque le patient vient d'une contrée éloignée, comme Gabriel E. O. et Émile N. M., dont les villages sont situés dans la région de Ndjolé. Que dire alors d'Hélène M., Ferdinand T., Marianne A. en provenance des lacs Ewandè, Gomé ou Onangué, à trois jours de voyage d'Atadiè. À l'époque, pour se déplacer sur l'Ogooué, il fallait compter uniquement sur la force physique pour faire avancer les pirogues à contre-courant[1], au cours de voyages qui pouvaient durer plusieurs jours. Il faut imaginer la détermination de ces personnes et de celles qui les accompagnaient pour se rendre à Lambaréné. Dans le même ordre d'idées, bien que vivant à Port-Gentil, une ville déjà dotée à l'époque d'un hôpital moderne, Mme Agnès B. a préféré rallier l'hôpital Schweitzer pour ses accouchements. D'autres personnes partaient de villes aussi éloignées que Koula-Moutou[2] ou Mimongo, comme Mme Thérèse M. venue se faire opérer d'un goitre.

Dès lors que le facteur géographique n'a joué aucun rôle dans le choix de l'hôpital, il faut bien convenir que ces personnes se rendaient chez Schweitzer parce qu'elles considéraient qu'il était le médecin capable de satisfaire leur attente. Il le pouvait d'autant plus que, contrairement à un médecin colonial, Schweitzer n'était pas obligé de se déplacer sans cesse. Comme chez le *nganga*, le patient qui arrivait était sûr de trouver le docteur à son hôpital. L'hypothèse d'un hôpital sans médecin ne vaut que pour le premier séjour de Schweitzer, entre 1913 et 1917 :

1. Le débit moyen de l'Ogooué est de 10 000 m³ à la seconde.
2. Une des cases de l'hôpital destinée à recevoir les malades qui venaient de cette ville était ainsi désignée.

quand Schweitzer s'absentait, il n'y avait personne pour accueillir les malades, même si parfois sa femme l'a suppléé. À partir de 1924, la situation diffère sensiblement, puisque Schweitzer est toujours accompagné par d'autres médecins. Même lorsqu'il s'absentait, l'hôpital pouvait toujours accueillir des malades. Ce n'est pas du tout ce que l'on observe aujourd'hui dans les dispensaires, voire dans quelques hôpitaux gabonais, dans lesquels l'absence de l'infirmier ou du médecin a pour effet de stopper toute activité, avec les conséquences que l'on peut imaginer sur la santé de la population.

Les maladies du corps

Il m'a parfois été difficile de savoir réellement ce dont avaient souffert mes témoins qui étaient allés se faire soigner à Atadiè, du fait du décalage entre les représentations populaires et les représentations scientifiques des nosologies. En partant des discours tenus en fang ou en galoa, c'est la survenance de ce que l'on peut traduire par un « problème » qui conduit à se rendre à l'hôpital. Certes, le mot « maladie » a été employé, mais le terme « problème » me paraît particulièrement intéressant, car il ouvre en effet un horizon beaucoup plus large que celui de la maladie et permet d'intégrer un certain nombre de situations qui ne peuvent pas être qualifiées de maladies si l'on s'en tient aux canons classiques de la médecine moderne.

Parmi ces situations atypiques, il y a d'abord l'accouchement. Dans les différentes langues du Gabon, cet événement ne renvoie pas du tout à une pathologie, pas plus d'ailleurs que la grossesse elle-même. Néanmoins, l'accouchement est une illustration de ce que recouvre l'usage du terme « problème ». Pour de nombreuses femmes et leur famille, eu égard à ce qui se passait dans les villages, dans l'attente de l'accouchement se mêlaient la joie de transmettre la vie et l'appréhension de ce qui va se présenter, pour reprendre les expressions que j'ai entendues, comme l'antichambre de la mort. Les célébrations qui ont lieu à la naissance de l'enfant – et on ne souligne jamais assez ce point –, saluent l'arrivée d'un nouveau membre, qui permet au groupe de se perpétuer, et sont l'occasion de se réjouir du retour de celle qui ne faisait plus vraiment partie du groupe à cause de son état de grossesse. Chez Schweitzer, il y a l'assurance que tout se passera bien pour la mère et l'enfant et qu'il n'y aura donc pas de problèmes. Pour autant, le choix de l'accouchement à Atadiè est pour le moins paradoxal puisque, sauf en de rares occasions, Schweitzer n'y participe pas. Dans *À l'orée de la forêt vierge*, Schweitzer n'évoque aucun accouchement.

On va à Atadiè lorsque le « problème » est déjà survenu. Dans les conversations, les problèmes dont il était question renvoyaient essentiellement au corps. Pour Ferdinand T., quand on va voir un médecin ou un *nganga*, « c'est parce que le corps ne va pas bien ». Doit-on en conclure que Schweitzer était un médecin dont l'intervention était centrée uniquement sur le corps ?

Pour mes témoins, il faut distinguer ce que le thérapeute voit et ce qu'il met en œuvre pour que le problème dont se plaint le patient disparaisse. Dans un premier temps, Schweitzer ne peut s'intéresser qu'au corps, puisque le malade qui vient à lui décrit une situation qui affecte non pas sa vie mais son corps. La notion de corps ne soulève pas de difficulté particulière et revêt le même sens qu'en Occident. Ce que Schweitzer *voit*, diagnostique, ce sont des atteintes à l'organisme humain, ce qui est le lot de tout individu appartenant à la zone froide. Pour autant, si tout le monde peut *voir*, constater ces atteintes, seuls les bons *nganga* ou les bons médecins sont à même de bien interpréter ces signes, et de trouver les solutions adéquates pour les faire disparaître.

Parmi ces symptômes visibles par tous, mes témoins ont souvent évoqué leurs souvenirs de maladies telles que la gale ou le pian (*mebara* en fang). Les plaies infectées (*mefoule* en fang) et les blessures diverses tenaient également une grande place. À cette liste, il faut encore ajouter la maladie du sommeil (*oyo*) et la tuberculose (*ekouè*). Toutefois, dans les récits de mes témoins, le « problème » n'apparaît pas toujours, est d'abord rapportée l'intervention sur le corps ayant permis de retirer le « problème » qui, dans l'esprit de tous, a une matérialité. D'où la permanence du terme « opération » dans nos conversations. Sans que je comprenne vraiment de quoi ils avaient pu souffrir, nombre de mes témoins m'ont en effet affirmé qu'ils s'étaient rendus à l'hôpital Schweitzer pour se faire opérer. Certes, dans certains cas, j'ai fini par comprendre qu'il s'agissait de personnes qui souffraient d'une hernie (*mbang* en fang), mais souvent j'ai dû me contenter d'une multitude de détails sur l'acte médical sans pour autant réussir à savoir quelle avait été l'affection traitée.

Ces propos axés sur le corps ne laissent pas d'étonner dans la mesure où Schweitzer a été présenté comme un modèle d'humanisme, pratiquant une médecine atypique dans laquelle il ne soignait pas que les corps. Mais il semble bien que la reprise constante de cette idée a conduit à oblitérer justement le fait qu'il s'occupait aussi des corps et que es soins lui ont permis d'obtenir des résultats que les populations continuent de saluer aujourd'hui.

Le corps, réceptacle de la maladie chez Schweitzer

Lorsque Schweitzer évoque l'origine des pathologies qu'il traite, il fait toujours mention d'agents externes, les microbes ou des fléaux comme l'alcool et le tabac. Pour lui, les affections contractées par les indigènes résultent avant tout de leurs conditions de vie, et ce qu'il voit et décrit, ce sont des corps qui souffrent. L'idée séduisante aujourd'hui selon laquelle la maladie concerne l'individu dans sa globalité renvoie davantage aux conceptions des indigènes, illustrées par le « ver » qui se déplace dans tout le corps. Pour Schweitzer, les maladies sont localisées dans des parties précises du corps, et il ne saurait en être autrement. Pour le médecin et l'homme de science qu'il est, au début du XXe siècle, il n'est pas encore aisé de distinguer, parmi les différentes maladies, celles qui sont héréditaires, celles qui sont congénitales et celles qui résultent des rapports de l'homme avec son milieu. On connaît depuis la fin du XIXe siècle les causes déterminantes de ces dernières, tels que les microbes, bacilles, virus et autres germes, et c'est contre celles-ci qu'il convient d'engager une guerre sans merci. En cela, Schweitzer est tout à fait un homme de son temps. Comme Schweitzer est pasteur, son appréciation sur les « maladies des Noirs » ou sur les guérisseurs rejoint donc celle des hommes d'Église en général. Pour lui, et contrairement à ce que pensent et affirment les indigènes, il n'y a rien de surnaturel dans les formes de guérison ou dans les maladies que l'on considère comme relevant de la compétence des seuls guérisseurs, mais il se garde bien de le leur dire, ce qui renforce son image d'un médecin respectueux des croyances de ses patients.

Les pathologies que Schweitzer a soignées diffèrent de celles que l'on traite aujourd'hui dans l'hôpital qui pore son nom. Cette mutation s'explique par la quasi-éradication des fléaux d'il y a un siècle et par l'apparition de nouvelles maladies comme le virus du sida, le VIH, par exemple. Il en va de même pour les accidents, qu'ils soient liés à la circulation ou qu'ils se déroulent sur les chantiers forestiers. La première victime d'un accident de la circulation n'est arrivée à l'hôpital Schweitzer qu'en 1960, alors qu'aujourd'hui le risque routier s'est considérablement accru.

Dans le fameux article du *Journal des missions africaines* qui a fortement concouru à la vocation africaine de Schweitzer, l'accent était mis sur la nécessité d'aller secourir des populations en proie à plusieurs maladies, notamment la plus terrible d'entre elles, la trypanosomiase. Encore appelée maladie du sommeil, elle est transmise à l'homme par la piqûre de la glossine, plus connue sous le nom de mouche tsé-tsé. Sa propagation a été favorisée par le déplacement des hommes contaminés à partir de 1898. Les passages répétés des porteurs loango, qui, venant du Congo où cette maladie sévissait déjà, devaient transporter des vivres jusqu'au Tchad, ont été l'un de ses principaux vecteurs. Lorsque Schweitzer arrive au Gabon en 1913, le pays est un foyer important de la maladie du sommeil. Même s'il n'a pas eu une action comparable à celle d'Eugène Jamot dans l'éradication de la maladie du sommeil, il semble qu'il ait consacré une grande partie de son temps à soigner les personnes qui en souffraient. Pourtant, si l'on excepte Janvier N. M. et Anatole N., la maladie du sommeil n'aura été présente que de manière marginale dans les conversations. Ce mutisme relatif s'explique certainement par le fait que cette maladie sévissait déjà moins après les années 1930. Alors qu'on pensait qu'elle avait totalement disparu, depuis une dizaine d'années, elle fait aujourd'hui de plus en plus de ravages en Afrique noire.

Outre la maladie du sommeil, Schweitzer indique également que le traitement des ulcères lui prend du temps. D'après ses descriptions, ces ulcères sont souvent causés soit par la puce-chique des sables (que l'on appelle la chique au Gabon), importée d'Amérique latine en 1872, soit par le pian (maladie de framboesia). Toutefois, d'après Schweitzer, dans *À l'orée de la forêt vierge*, « les pires de tous sont les ulcères phagédéniques des tropiques » : affection d'origine banale, et malheureusement très répandue en milieu équatorial, elle se caractérise par des lésions profondes, dans la chair, aux pieds et aux jambes, elle est difficile à soigner, car son traitement pose un problème grave de cicatrisation.

S'il y a une maladie qui est fortement emblématique de l'hôpital Schweitzer, c'est bien la lèpre. Schweitzer n'est-il pas parfois présenté comme le médecin qui a construit un hôpital pour les lépreux au cœur de la forêt équatoriale ? Une certaine confusion a été entretenue entre l'hôpital et la léproserie de Lambaréné, comme si l'hôpital se résumait à celle-ci. Dès son arrivée au Gabon, Schweitzer s'intéresse aux lépreux, qui semblent lui avoir donné raison, puisqu'il écrit qu'il y a « beaucoup à faire ». À ce moment, il ne dispose que d'un seul médicament contre la maladie, à savoir l'huile de chaulmoogra : elle permet d'obtenir non pas des guérisons en tant que telles, mais un arrêt prolongé de l'évolution de la maladie. Il lui faut attendre l'année 1937 pour que soient fabriqués les premiers sulfones. En 1914, Schweitzer signale qu'il compte parfois quatre ou cinq lépreux dans son hôpital, il en ira différemment par la suite, surtout après la construction du « Village de lumière ».

Même si la lèpre demeure toujours une maladie particulièrement impressionnante, elle ne supporte pas la comparaison avec ce véritable fléau, à la fois très redouté et très répandu, qu'est le paludisme. En son temps, Schweitzer était déjà conscient de cette situation : « De même que tous les médecins des régions tropicales, j'ai beaucoup à m'occuper de la fièvre paludéenne, ou malaria des tropiques. » Les lignes que Schweitzer a écrites sur un certain nombre de maladies contredisent de manière flagrante la thèse de ses détracteurs selon laquelle il n'aurait eu que des compétences limitées en matière médicale. Il prend pourtant soin, à chaque fois, non seulement de décrire les affections qu'il traite, mais également de présenter les médicaments qu'il convient d'utiliser, comme par exemple l'arsenic et la quinine pour combattre le paludisme.

Parmi les autres maladies que Schweitzer évoque dans *À l'orée de la forêt vierge*, il y a l'éléphantiasis, la gale, les affections cardiaques, les ostéomyélites (suppurations de la moelle des os), ou encore le « rhumatisme qui est plus généralement répandu ici qu'en Europe », de même que les cas de goutte qu'il rencontre alors que, selon lui, « les indigènes ne mènent guère une vie de ripaille ». Au fil des pages de son livre, on apprend que « les indigènes souffrent aussi beaucoup des dents. Nombreux sont ceux de nos malades qui ont une gingivite purulente, provenant d'un excès de tartre dentaire. Avec le temps toutes les dents se déchaussent et tombent ». Il y est également question « des tumeurs de l'abdomen (fibromes) qui sont assez fréquentes chez les femmes », des cas de furonculose généralisée avec forte fièvre ou encore des opérations de hernies étranglées puisque « les indigènes de l'Afrique centrale sont beaucoup plus affectés de hernies que les Blancs. Nous ignorons pourquoi. Les hernies étranglées sont donc bien plus répandues chez eux qu'en Europe ». Sur cette particularité, on peut parfois se demander si les conditions générales de travail, et celles du travail forcé notamment, ne participent pas à l'explication de ce phénomène, mais il ne s'agit là que d'une hypothèse, même si on a constaté par la suite un recul de ces hernies.

Schweitzer consacre également une partie non négligeable de son temps aux pansements de plaies et autres blessures, parfois provoquées par des attaques d'animaux comme les hippopotames. Dans ses écrits, nulle mention de la tuberculose. Des témoins tel qu'Émile N. M. l'évoquent, puisqu'elle est à l'origine de plusieurs séjours de son père à l'hôpital Schweitzer, mais jusque dans les années 1940, les cas de tuberculose sont relativement rares. Il faut dire qu'elle est d'apparition relativement récente puisque, si l'on en croit les comptes rendus des médecins de la Marine, cette maladie n'est pas du tout présente en Afrique centrale au début du XXe siècle[1].

Lorsque l'on rapproche les écrits de Schweitzer et les propos de mes témoins, on constate un grand écart d'appréciation :

1. Constant Mathis, *L'Œuvre des pastoriens en Afrique Noire*, Paris, PUF, 1946, p. 333.

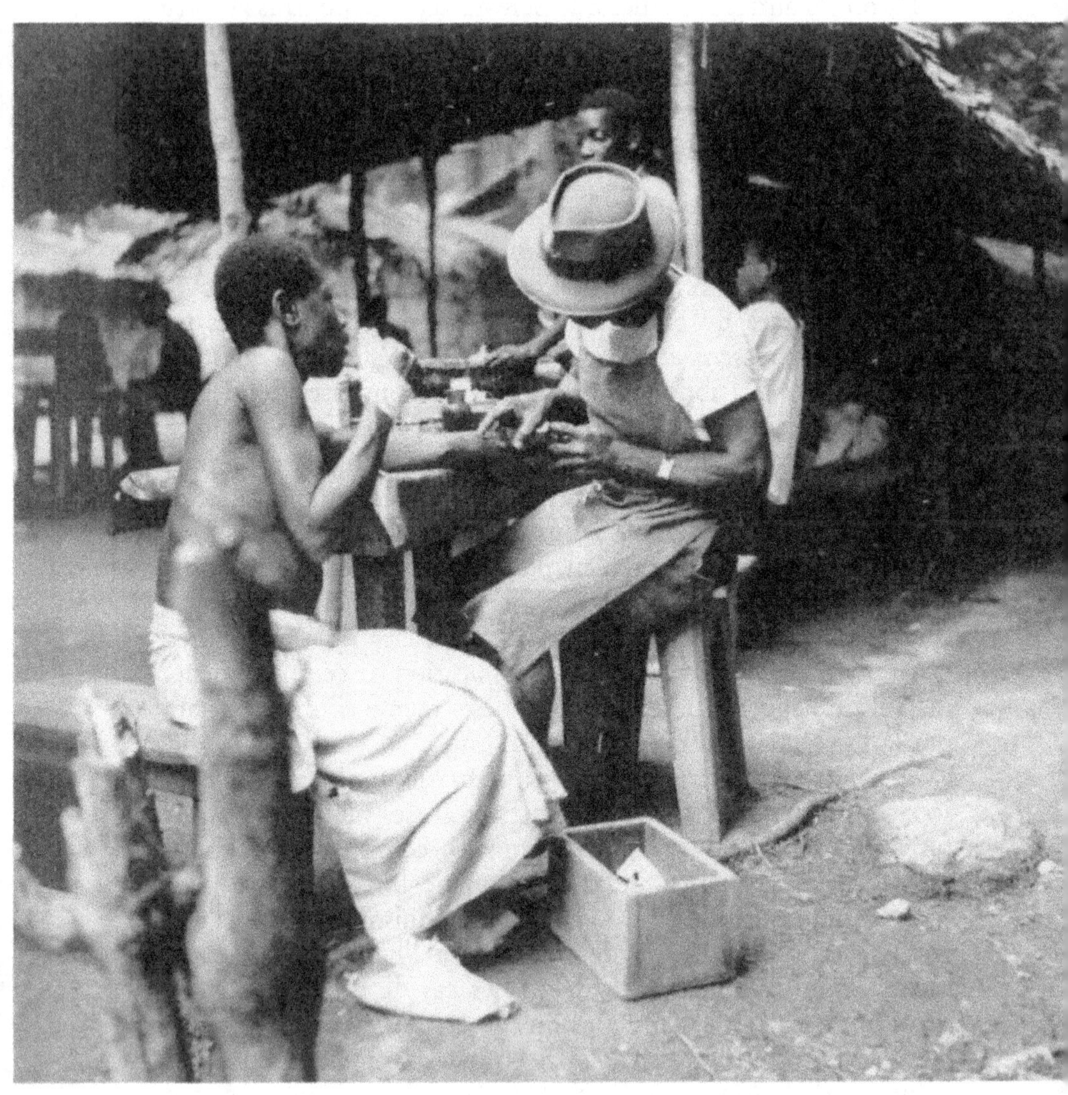

Soins au Village de lumière, sans date.

pour le principal intéressé, son domaine de compétence se limite aux pathologies relevant de la médecine occidentale, alors que, pour les seconds, il dépasse largement ce cadre restreint. Certes, il n'y a pas unanimité entre mes interlocuteurs sur ce point. Ferdinand T. considère que Schweitzer avait étudié la médecine pour soigner les maladies des Blancs. S'il avait voulu soigner les maladies des Noirs, il se serait fait initier, ce qui n'est attesté par personne à l'heure actuelle malgré de nombreuses allusions en ce sens dans le film de Bassek Ba Kobhio. À l'opposé de ce point de vue, Douglas N. et Gabriel E. O. expliquent que ce qui était frappant chez Schweitzer, « c'est que non seulement il connaissait bien les maladies des Blancs, mais qu'en plus, il voyait jusqu'aux différents poisons que les Noirs utilisent ». Ces affirmations conduisent inévitablement à aborder une question que j'ai volontairement occultée jusqu'ici, et qui est celle du dualisme des maladies.

L'effritement des frontières : aller au-delà du corps

Schweitzer évoque à plusieurs reprises des maladies européennes présentes aussi en Afrique. Notons que ce propos ne correspond à aucune forme d'essentialisme. Mais qu'en est-il des maladies africaines ? Cette expression n'est que rarement utilisée, on lui préfère souvent celle de « maladies des Noirs », qui présente aux yeux de certains l'immense avantage de mettre l'accent sur les différences et les oppositions censées structurer profondément les Noirs et les Blancs. Chez mes témoins, ces différences ne sont pas niées, au contraire, elles sont même parfois exacerbées.

Je ne peux pas oublier que, chez les Fang par exemple, on opère ce type de distinctions, en utilisant deux expressions : d'une part, pour dire une « vie de Blancs » (*enyeng mi Ntanga*), faite de facilités et de bonheur, où les richesses matérielles ne manquent pas, et d'autre part, un pôle nettement plus rude, la « vie des Noirs » (*enyeng bi Vine*), qui correspond à une existence remplie de souffrances et de privations diverses. Cette opposition touche également les activités que l'on est susceptble d'exercer. C'est ainsi que le « travail du Blanc » est particulièrement valorisé et recherché, qu'il s'agisse d'une activité exercée dans un bureau ou, de manière plus large, du travail que l'on exerce en milieu urbain, considéré comme moins pénible et surtout mieux rémunéré que le « travail du Noir ». Ce dernier, qui se retrouve en milieu rural majoritairement, a de plus l'inconvénient d'épuiser précocement les individus qdont l'espérance de vie serait moins élevée que « ceux qui travaillent chez les Blancs ».

Toutefois, il ne faudrait pas croire que tout ce qui est « blanc » jouit forcément de toutes les faveurs. On le vérifie dans le cas des unions matrimoniales : elles se subdivisent en deux catégories, les « mariages des Blancs » (qui sont célébrés par un officier d'état-civil et qui n'ont rien à voir avec les « mariages blancs ») et les mariages coutumiers (ou « mariages des Noirs »). Même si le Code civil gabonais ignore superbement ces « unions traditionnelles », elles sont quand même considérées comme les « vrais mariages par excellence » puisqu'elles lient deux groupes alors que les mariages des Blancs (qui ne sont après tout, aux dires de nos interlocuteurs, « que du papier ») présentent le risque de développer un individualisme, ou plutôt un repli sur lui-même du couple souvent mal vécu par l'ensemble du groupe familial. Néanmoins, cette opposition est la plupart du temps vécue de manière totalement neutre. Il s'agira souvent dans ce cas de distinguer ce qui a été introduit par les Européens de ce qui est endogène. C'est ainsi que, si l'on doit voyager sur l'Ogooué, on prendra un bateau, mot qui se traduit par la « pirogue du Blanc[1] » en galoa et en fang, par opposition à la pirogue locale qui est creusée dans un tronc d'arbre. De même, lorsque l'on s'intéresse à l'un des condiments les plus utilisés dans la cuisine gabonaise, à savoir le « chocolat indigène[2] », il provient d'un arbre dont le nom scientifique est *Irvingia gabonensis*, qui pousse dans la forêt équatoriale et donne des amandes très nutritives, appelé au Gabon « manguier sauvage » : les Fang le nomment *andok fang* (« manguier fang »), en opposition à *andok ntanga* (le

1. *Owatanga* qui est en fait la contraction de *owaro* (« pirogue ») et *otangani* (« blanc ») en langue galoa. Les Fang parlent de *biatanga* qui est la contraction de *bial* (« pirogue ») et *ntanga* (« blanc »).

2. C'est une sauce de couleur marron, d'où le rapprochement avec le chocolat.

« manguier du Blanc » qui vient d'Asie et a été introduit en Afrique à partir du XVIe siècle). On peut citer enfin le coco, *mbang ntanga* qui est la noix du Blanc, par opposition à d'autres noix qui ne sont pas spécialement considérées comme celles du Noir. C'est le cas par exemple de *mbang alène* qui est la noix de palme.

Ce bel ordonnancement ne fonctionne pas lorsqu'il s'agit de la maladie. Certes, les spécialistes en médecine peuvent attester que certaines pathologies sont spécifiquement localisées en Afrique, mais elles ne correspondent nullement à ce qui est considéré comme les « maladies des Noirs » dans les représentations populaires au Gabon. Ces maladies sont en effet toujours causées par des agents extérieurs situés soit dans la zone froide, soit dans l'univers des morts. La dénomination « maladie des Noirs » renvoie aussi à toutes les pathologies qui relèvent des médecines endogènes. Néanmoins, aucune de ces acceptions n'est pleinement satisfaisante. La première a l'inconvénient d'occulter le fait que les dynamiques qui ont cours dans les représentations de mes témoins ne cadrent pas forcément avec les divisions et les oppositions que l'on connaît en Occident. C'est ainsi que déterminer qui est Blanc et qui est Noir peut s'avérer particulièrement complexe. La seconde acception est combattue par Janvier N. M. avec des arguments que je partage entièrement. Pour lui, considérer qu'une maladie relèverait exclusivement des médecines endogènes paraît exagéré, puisque le propre des maladies est justement de ne pas être réductible à une catégorie. Il suggère plutôt de considérer que les maladies des Noirs ne sont finalement que le nom donné à toutes les pathologies devant lesquelles la médecine occidentale est impuissante. Cette approche permet de faire disparaître le déterminisme qui est quasiment imposé aujourd'hui et qui fait que l'impuissance de la médecine occidentale est automatiquement synonyme d'impuissance d'un médecin européen. Or, pour Janvier, il s'agit là de deux données différentes. La médecine occidentale n'est pas pratiquée que par des Blancs, on trouve bien des Noirs qui sont médecins ! À l'inverse, rien n'empêche un Blanc d'avoir des compétences dans le champ des médecines endogènes.

Cette question de l'origine culturelle du thérapeute prend souvent une importance qui ne se justifie en rien, surtout si l'on tient compte de la description des différents univers de l'existence que j'ai faite auparavant. Le médecin peut en effet appartenir au monde profane, c'est-à-dire à la zone froide, et dans ce cas le fait qu'il soit Blanc ou Noir ne change rien à l'appréciation qu'il peut avoir des pathologies : il s'intéressera seulement au corps de son patient, au sens physique du terme, et ne pourra donc soigner que les affections visibles. En revanche, lorsque ce thérapeute appartient à la zone chaude ou au monde des morts, il pourra également s'attaquer aux pathologies qui trouvent leur raison d'être dans ces différents univers, et que seuls peuvent voir ceux qui ont les yeux ouverts. J'évite volontairement de parler ici de pathologies qui n'auraient pas une origine surnaturelle puisque cette vision me paraît tronquée : lorsque l'on s'intéresse à l'origine des maladies au Gabon, il faut en effet considérer l'ensemble des rapports entre les différents univers. La survenance de la maladie s'explique en effet par les correspondances entre ces univers et non pas par des emboîtements logiques.

Au final, il m'a paru plus simple de reprendre l'opposition à laquelle Schweitzer lui-même s'est souvent référé, et que l'on peut également retrouver chez les populations du Gabon. Pour lui, les « maladies des Noirs » ne sont rien d'autre que des affections d'origine psychosomatique. Dans cette hypothèse, le médecin occidental ne peut prendre en charge que les maladies somatiques. Certes, ce dualisme peut s'avérer simpliste puisqu'on sait désormais que, comme il existe une évolution de la maladie du psychisme vers le corps, à l'inverse, il existe aussi une évolution du corps vers le psychisme. Mes témoins distinguent eux aussi les maladies qui touchent au corps et celles qui touchent à l'esprit. La difficulté réside essentiellement dans le fait que, pour eux, le corps et l'esprit doivent être envisagés comme des entités matérielles. C'est ce qui permet de comprendre que Schweitzer ait pu, dans leur entendement, déplacer les frontières que l'on pensait jusque-là intangibles. La meilleure illustration à cet égard est la prise en charge de ceux que l'on appelait les aliénés.

Contrairement aux lépreux, les malades mentaux n'ont jamais eu une place centrale dans les écrits de Schweitzer. Dans *À l'orée de la forêt vierge*, il signale simplement qu'il y a beaucoup moins d'aliénés au Gabon qu'en Europe. C'est peut-être pour cette raison qu'il en parlera si peu dans cet ouvrage. Seules trois pages leur sont consacrées, ce qui n'a rien à voir avec les longs développements réservés à la maladie du sommeil par exemple. Pour mes témoins, il s'agit à n'en point douter d'un « excès de modestie de la part du "Grand Docteur"[1] ». Il ne faut jamais perdre de vue le fait qu'aux yeux de mes témoins, c'est grâce à la prise en charge des malades mentaux qu'on a prêté à Schweitzer autant de pouvoirs. Même s'ils le disaient sur un ton plutôt léger, pour nombre de mes interlocuteurs, « Atadiè était un hôpital de fous », et Schweitzer lui-même devait en être un. Le mot « fou » doit toutefois être replacé dans son contexte d'utilisation au Gabon. *Nkendé* en galoa ou *nsogh eki* en fang peuvent être traduits par fou, mais ils renvoient aussi à tout ce qui peut paraître bizarre. Parfois chez les Fang on utilise un autre mot, *enzezame*, que l'on peut traduire approximativement par « incompréhensible ». De par la conduite qui était la sienne, puisqu'il n'était pas un « Blanc comme les autres », Schweitzer n'était pas tout à fait normal, d'où cette assimilation aux fous. D'après Mme Agnès B., « Maman Sans Nom » jouissait, par exemple, d'une impunité totale malgré les nombreux désagréments qu'elle pouvait causer aux autres habitants de l'hôpital. Le journaliste anglais Gerald McKnight qui a vu « Maman Sans Nom » lors de son passage à Lambaréné au début des années 1960 la décrit ainsi : « Une malade indigène particulièrement primitive parlait un langage consistant en claquements des dents et de la langue, que personne n'était capable d'interpréter, bien que seize dialectes au moins fussent compris à Lambaréné. Le docteur Schweitzer me dit : "Elle est arrivée ici comme un petit chien, suivant les autres sur la route." La femme tirait des bouffées de fumée du tuyau d'une petite pipe en argile ; elle paraissait satisfaite, mais elle n'acceptait qu'une partie des denrées alimentaires distribuées gratuitement par l'hôpital : elle préférait ramasser elle-même des noix, des baies et des racines et les faisait cuire dans un petit pot qu'elle avait apporté. La nuit, elle se glissait sous les racines dénudées d'un arbre énorme et dormait. Les médecins qui n'avaient jamais pu la persuader de

1. Grâce aux *Berichte aus Lamabarene* (qui sont des bulletins que Schweitzer envoyait pour informer de son activité à Lambaréné), on sait que Schweitzer a eu à connaître de nombreux cas psychiatriques.

se laisser examiner, ni lui faire prendre le moindre médicament, l'avaient surnommée "Madame Sans Nom". »

Au-delà du fait d'accueillir les fous, « Schweitzer était même capable de les commander, alors que personne d'autre ne pouvait les maîtriser », comme le rappelle Janvier N. M. De nombreux autres témoignages sont du reste allés dans le même sens. Dans *À l'orée de la forêt vierge,* Schweitzer évoque lui-même cette situation : « Il faisait nuit la première fois que je me trouvais en présence d'un aliéné. On m'avait appelé et conduit auprès d'un palmier auquel était attachée une vieille femme. Devant elle, toute sa famille était assise autour d'un feu. [...] J'ordonnai de défaire les liens ; les assistants n'obéirent qu'avec crainte et hésitation. À peine la femme fut-elle délivrée qu'elle se jeta sur moi, saisit ma lanterne et la lança au loin. Les Noirs s'enfuirent de tous côtés en criant, et n'osèrent pas même revenir quand la femme que je retenais par la main, obéissant à mes injonctions, s'assit tranquillement à terre et me tendit le bras pour se laisser faire une injection de morphine et de scopolamine. Puis, elle me suivit dans une case, où elle s'endormit paisiblement un peu plus tard. » Pour mes interlocuteurs, le fait que Schweitzer puisse calmer ceux qu'ils appelaient les fous était particulièrement important et participait de la magie de cet homme. Cependant, dans le cas de « Maman sans nom » la prise en charge de la maladie s'était faite sur un mode original, qui illustrait la limite des pouvoirs de Schweitzer. À ce sujet, mes témoins ont toujours reconnu que contrairement à ce que l'on observe maintenant dans les hôpitaux ou chez certains guérisseurs, Schweitzer n'hésitait pas à reconnaître que dans certains cas il ne pouvait pas grand-chose.

L'acceptation des limites

Pour ses admirateurs, Schweitzer est un héros, qu'il convient d'évoquer dans le registre approprié du merveilleux et de l'extraordinaire. À l'inverse, dans les récits de mes témoins, Schweitzer n'est qu'un homme, pour reprendre l'expression de Janvier N. M. Ce propos tranche de manière radicale avec l'idée, largement propagée aussi bien par les thuriféraires que par les détracteurs de Schweitzer, que les Noirs auraient considéré le « Grand Docteur » comme un médecin capable de vaincre toutes les maladies, même si les explications diffèrent. Les admirateurs de Schweitzer vont jusqu'à le présenter comme un sorcier blanc[1], et dans un livre éponyme, le lecteur apprend au détour d'un titre de chapitre qu'il a vaincu les sorciers africains. Joseph Gollomb, dans *La Vie ardente d'Albert Schweitzer*, considère que « les sorciers du village, qui prennent bien garde de risquer leur réputation dans les cas trop difficiles, dirigent sur Schweitzer tous les malades dont l'état est désespéré[2] ». Pierre Lassus écrit lui que les détenteurs des savoirs dits traditionnels « entretenaient, pour le plus grand profit de leur puissance et de leur richesse, les populations dans la terreur ». Les détracteurs de Schweitzer, pour leur part, mettent l'accent sur la naïveté des populations qui se sont ainsi laissées abuser par les artifices de ce médecin sans réel talent. Pourtant, l'une des clés du succès de Schweitzer tient essentiellement à l'équilibre qu'il réussit à réaliser entre, d'une part, sa réelle compétence qui, on l'a vu, dépasse les cadres classiques de la médecine, et d'autre part, sa conscience de ses propres limites. Comme le souligne justement Marco Koskas, « Schweitzer a remarqué d'ailleurs que les sorciers ne se sentent pas menacés par son pouvoir guérisseur. Ils lui fichent une paix royale. Entre lui et eux s'est établi un *gentleman agreement* qui n'a fait, curieusement, l'objet d'aucun marchandage ». À plusieurs reprises, le docteur Munz qui, lui, s'est rapproché notamment de deux guérisseuses, confirme cette situation. Une fois de plus, l'analogie avec le *nganga* va permettre de comprendre l'attitude de mes témoins devant un médecin qui ne peut pas tout soigner.

Dire que le malade qui se rend chez le *nganga* espère secrètement que celui-ci le guérira relève de l'évidence. Pour autant, le thérapeute, comme dans le cadre du droit moderne, n'a qu'une obligation de moyens. Pour Douglas N. M., « le vrai *nganga* ne peut jamais affirmer qu'il va te guérir. [...] Au contraire, il se contente une fois qu'il t'a entendu de dire qu'on va voir ce qui peut être fait ». Le vocabulaire du *nganga*, empreint de la plus grande prudence, est un excellent révélateur de la manière dont

1. Michel Duino, *Schweitzer. Le Sorcier blanc*, Marabout junior, 1958.
2. Joseph Gollomb, *La Vie ardente d'Albert Schweitzer*, traduit de l'américain par Michel Déon, Paris, Éditions Sun [première édition, New York, 1949].

celui-ci envisage sa tâche. La première raison de sa prudence est qu'il tient sa légitimité des résultats qu'il obtient, et dans cette optique, il ne doit pas se livrer à des déclarations qui nuiraient à sa réputation. Cette situation est quelque peu différente de celle du médecin qui est d'abord reconnu pour les diplômes qu'il a obtenus. Il y a ensuite le fait que le *nganga* tient souvent son pouvoir de quelqu'un d'autre qui réside quant à lui dans la zone chaude ou dans l'univers des morts, et le concours de cette personne lui est indispensable pour trouver le bon remède ou découvrir le « problème » du malade.

La question des limites du pouvoir de Schweitzer donne un nouvel éclairage au malentendu que je n'ai cessé d'évoquer. Au départ, on constate toujours un accord entre les différents acteurs qui paraissent partager un point de vue a priori identique : ici, il s'agit de dire que Schweitzer ne pouvait pas tout guérir et qu'il le concédait lui-même. Le cimetière sous les palmiers que l'on aperçoit depuis la route en arrivant à l'hôpital par la route de Libreville atteste parfaitement cette réalité. Cependant, les explications qui sont ensuite avancées par mes témoins d'un côté, et par Schweitzer de l'autre, ne concordent pas du tout ; malgré cela, au final, le résultat satisfait tout le monde.

Il convient une fois de plus de partir de l'outillage mental de mes interlocuteurs pour appréhender les limites des pouvoirs du « Grand Docteur ». S'appuyant sur l'analogie qu'il pouvait faire entre le médecin et le *nganga*, le malade qui arrivait à Atadiè savait au fond de lui que la guérison pouvait ne pas survenir. Contrairement aux charlatans et autres escrocs qui prétendent tout voir, le bon *nganga* peut soit ne pas tout voir, soit, quand il a vu, ne pas pouvoir interpréter. Dans ce cas, il conseille au malade de s'adresser à un autre guérisseur puisque lui ne voit pas le problème. Cette situation s'est-elle produite à l'hôpital Schweitzer ? Pour mes témoins, cela ne fait aucun doute. Chacun d'entre eux tenait à ma disposition de nombreux exemples de malades que Schweitzer n'a pas pu soigner et qui sont repartis de l'hôpital. Pour autant, les interprétations divergent sur le sens à donner à ce type de départ autorisé par le « Grand Docteur ». Pour une minorité d'entre eux, certes Schweitzer « pouvait voir toutes les maladies », mais il n'y avait pas accord sur la question de savoir s'il pouvait les soigner ou non. En revanche, pour la plupart, il y avait les maladies que Schweitzer pouvait soigner et celles contre lesquelles il ne pouvait rien. Il aurait lui-même été conscient de cette limite, d'où le triomphe de l'idée selon laquelle « quand il ne pouvait rien, il te renvoyait chez les Noirs ».

Une chose semble pourtant sûre : Schweitzer avait compris l'importance que revêtait pour les Gabonais le fait de rendre leur dernier souffle chez eux, au milieu des leurs ; et il savait de même la nécessité pour eux de préparer le départ vers ce que l'on appelle dans les langues du Gabon « le grand village ».

Les limites devant les maladies visibles

Lorsqu'il est question des maladies que Schweitzer pouvait voir, mes interlocuteurs citent systématiquement toutes les affections liées aux effets des « poisons » – le mot est souvent employé en français. Cette perception des choses rejoint d'ailleurs celle de Schweitzer lui-même, qui, comme beaucoup d'Européens aujourd'hui encore, avait tendance à ramener ce qui était pour lui inexplicable à l'effet du poison. Il faut dire que le vocabulaire utilisé au Gabon est en partie responsable de cet état. Mes témoins ont en effet eu tendance à traduire une réalité qui est celle de leur société avec des mots qu'ils pensaient plus compréhensibles par les Blancs auxquels ils s'adressaient. C'est ainsi qu'en fang il est souvent question d'*émina*, mot que l'on peut traduire par « avaler », ou plutôt le « fait d'avoir avalé quelque chose ». Si quelqu'un a le ventre qui gonfle ou s'il perd du poids, on assimile ce symptôme à l'effet de l'*émina*. Il existe une autre expression qu'on peut traduire par « être mis en bouteille » pour désigner des situations de ce type. Signalons aussi le polysème *biang* qui renvoie à la fois au médicament et au produit dont on peut se servir pour nuire à quelqu'un. Chez les Galoa, il est courant d'entendre dire d'une personne qu'elle a bu un poison, mais d'après l'érudit Raponda-Walker, il s'agit d'un emploi polysémique : le poison peut se traduire par *arè*, et boire du poison par *dyong'arè* ; *ikaza* est le poison d'épreuve, *onaï* le poison de chasse, *igongo* le poison de pêche. Ces mots servent souvent à nommer les différentes plantes toxiques. Lorsqu'il faut rendre cette réalité en fang, on se perdra dans une foule de détails qui auront au moins le mérite de donner un aperçu global du mal dont souffre la personne puisqu'on saura que, selon la formule d'usage, « on a fait manger quelque chose à cette personne » alors même qu'il peut s'agir d'une action purement symbolique. De même, à l'instar de ce que chantait dans les années 1980 l'artiste congolais Zao[1], on peut « avoir été mangé » par quelqu'un.

Pour autant, qu'advient-il lorsqu'il faut répondre au médecin qui veut savoir ce dont souffre le malade ? Dire que la personne « a été mise en bouteille » ou encore qu'elle « a été mangée » ne sera pas du tout judicieux, puisque, pour le médecin blanc, cela ne veut rien dire. Il vaut mieux contourner cette difficulté en usant d'un vocabulaire qu'il est censé mieux appréhender : on dira alors que la personne « a été empoisonnée ». Cette expression fait sens pour la réalité dans laquelle baigne le docteur, même si elle dénature totalement la pathologie dont est atteint le malade. Lorsque Schweitzer entendait son fidèle Joseph évoquer un empoisonnement, il n'avait aucune raison de considérer qu'il puisse s'agir d'autre chose que d'un empoisonnement au sens courant. Je me souviens qu'enfant, j'ai souvent entendu le mot « empoisonnement » revenir dans les conversations des Européens pour expliquer un décès ou une maladie chez les Gabonais. Il a fini par constituer à lui seul une catégorie sans que l'on puisse en déterminer les critères.

À son arrivée au Gabon, Schweitzer s'était promis d'« obtenir plus de détails sur ces substances » ; il avait avancé l'idée qu'elles devaient être produites à partir de sucs végétaux. Schweitzer a-t-il compris que sa recherche serait difficile, qu'elle allait se heurter à un grand silence, dans la mesure où « ceux qu'on soupçonne d'avoir dévoilé quelque secret, et surtout à un Blanc, peuvent être certains de ne pas échapper au poison[2] » ? Selon Schweitzer et pour nombre d'Européens, ce poison sert à justifier le pouvoir des guérisseurs. Ce qui me paraît le plus curieux, c'est que Schweitzer, qui est un homme de science, n'évoque les empoisonnements que dans les cas de convulsions ou de délire maniaque, mais jamais dans celui des décès, alors qu'il a pratiqué des autopsies à l'hôpital Atadiè. Il aurait pu avoir à connaître

1. Le titre de la chanson était « Corbillard ». Conduisant le mort à sa dernière demeure, la question suivante lui était posée : « Qui t'a mangé ? » Et le mort de répondre : « C'est mon oncle qui m'a mangé. »

2. Déclaration de Janvier N. M.

des cas d'empoisonnement, et les poisons utilisés. Il est donc probable que Schweitzer n'acceptait pas telle quelle l'explication d'empoisonnement, mais que, au contraire, il en comprenait la signification réelle, ce qui explique qu'il n'ait pas proposé de remèdes à une affection dont l'origine et la guérison ne relevaient pas, à proprement parler, de la médecine des Blancs.

Au Gabon, comme ailleurs en Afrique, il existe une catégorie de maladies réellement contractées, mais qui ne peuvent faire l'objet d'un recours ni à la médecine occidentale ni aux médecines endogènes. Schweitzer, comme les *nganga*, a la possibilité de les voir, mais ne peut en pratique rien proposer pour y remédier. Elles sont le plus souvent évoquées dans les contes, mais se manifestent aussi dans la réalité. Il peut s'agir d'abord des affections qui constituent un signe distinctif du héros. L'exemple le plus célèbre se trouve dans l'épopée mandingue : il s'agit de la paralysie de Soundjata Keita. Pour l'africaniste Jean Derive, il s'agit souvent de « maladies aux symptômes visibles, repoussants ou ridicules qui dans les cultures concernées sont l'occasion de mépris et d'exclusion sociale pour celui qui en est affecté[1] ». En pareille occurrence, point n'est besoin d'avoir recours à un guérisseur, la disparition de l'affection dépendra de la survenance d'un événement salutaire – qui peut être un service rendu à une personne souffrant d'un mal plus atroce ou encore le respect d'un précepte. Dans les contes, la maladie peut aussi être un signe de traîtrise : dans ce cas, c'est la suppression du traître, avec le prélèvement d'une des parties de son corps (la peau ou les organes vitaux comme le cœur) qui permettra la guérison. La maladie peut aussi être vécue comme une épreuve infligée au malade ou à son entourage : elle est alors envisagée comme une punition, une arme de combat, et dans certains cas, elle devient une occasion de rencontre avec la transcendance ou avec les ancêtres.

En définitive il semble extrêmement difficile de dresser une typologie des maladies que Schweitzer aurait eu à voir, mais ne pouvait pas guérir. Toutefois, pour mes interlocuteurs, ces conjectures sont sans intérêt aucun, puisque, comme me l'a

1. Jean Derive, « Représentation et fonction narrative de la maladie dans les récits oraux de quelques sociétés d'Afrique noire », in J. Bardolph (sous la dir. de), *Littérature et maladie en Afrique. Image et fonction de la maladie dans la production littéraire*, L'Harmattan, 1994, p. 5 et s.

affirmé Obieghe, en fonction de l'origine de la maladie « on savait que là Schweitzer ne pouvait pas faire grand-chose », puisqu'il n'avait pas été formé pour soigner des affections de ce type. La question qui se pose alors est de savoir pourquoi Schweitzer ne pouvait pas faire grand-chose dans ces situations.

Pour Obieghe, la réponse tient à une raison extrêmement simple : il n'existe pas de *nganga* pouvant tout voir. Quels que soient ses talents, le *nganga* ne dispose jamais de tous les outils permettant de voir toutes les maladies. C'est dans cette situation que Schweitzer a dû parfois se retrouver, selon mes témoins. Lorsque Schweitzer avoue qu'il ne peut rien pour lui, ou que le malade s'en rend compte, le malade prend l'initiative de quitter l'hôpital et se met en quête du thérapeute qui pourra l'aider. Schweitzer relate une situation de ce type dans *Histoires de la forêt vierge* :

« Un indigène, qui s'était converti au christianisme, avait depuis sa naissance pour tabou l'interdiction de recevoir un choc sur la tête. Quand il vint à Lambaréné pour fêter Noël à la station missionnaire, la vieille petite case en bambou qui lui servait d'abri commun avec quelques autres indigènes s'effondra. Dans sa chute, un bambou lui frôla la tête. Le choc avait été si léger qu'il n'avait pas laissé la moindre trace, comme nous pûmes le constater par la suite. Pour un autre homme, il n'aurait eu aucune conséquence. Mais celui-ci s'évanouit aussitôt et fut pris de convulsions tétaniformes. »

L'homme est adressé aux médecins : « À notre étonnement, nous dûmes constater que le traitement que nous appliquions contre les convulsions avait très peu d'effet. Un Pahouin, qui avait accompagné le malade, vint alors vers nous et nous dit : "Sans doute pouvez-vous guérir beaucoup de maladies avec vos médicaments européens. Mais pour cet homme, vous ne pouvez rien faire. Dans un cas de ce genre, il faut employer la sorcellerie. Donnez-moi le malade. Dans la forêt je le traiterai à ma façon."

Une fois le moment de stupéfaction passé, refus de l'équipe médicale. « Mais dans la nuit, le Pahouin revint secrètement avec quelques indigènes, emporta le malade et disparut avec lui dans la forêt.

« Quelque temps plus tard, nous eûmes l'occasion de revoir cet homme. Il se portait bien, mais il avait perdu tout souvenir de ce qui lui était arrivé. Quand nous interrogeâmes le Pahouin sur ce qu'il avait fait avec le malade, il nous apprit seulement qu'il avait sacrifié un coq blanc sur son corps et l'avait aspergé du sang en récitant de vieilles incantations. »

Et Schweitzer d'énumérer les éventuels « traitements » du *nganga*, qui ne dissipent pas le mystère de la guérison : « Lui a-t-il donné un extrait de plantes capable d'arrêter les convulsions ? L'a-t-il influencé psychiquement ? Les deux éventualités sont difficiles à admettre, l'on considère que le malade était sans connaissance et ne pouvait donc ni avaler ni comprendre. »

Le docteur Munz a lui aussi vécu une situation identique avec une malade paralysée des deux jambes, pour qui les traitements qu'on lui prescrivait à l'hôpital n'avaient aucun effet. Elle finit par disparaître. Le docteur Munz la retrouva plus tard chez une guérisseuse du nom d'Andone Catherine au bord du lac Zilé[1].

Schweitzer ne traite parfois qu'une partie du « problème » dont se plaint le patient. Dans cette hypothèse, la guérison ne sera jamais totale puisque l'autre partie du « problème » subsiste. Pour mes témoins, ce n'est pas en tant que tel un échec de la médecine moderne puisque, comme me le signalait un *nganga*, « les Européens qui soignent ne voient pas tout »... La situation la plus connue est ce que les Galoa appellent *ogoli w'ogwèra*, que l'on peut traduire par la « corde de nuit » : il s'agit d'un sortilège consistant à attacher une personne par une corde mystique. Même si le malade est soigné à l'hôpital, il faut qu'un *nganga* la coupe pour que la guérison soit complète. Concrètement, au moment de la cérémonie, le *nganga* coupe une vraie corde qui symbolise la corde mystique et par la même il libère le patient. Il existe une autre variante, où il peut ouvrir un cadenas.

L'inconnue des maladies invisibles

Le bon *nganga* est celui qui sait voir, mais c'est aussi celui qui comprend et accepte qu'il ne puisse pas tout voir. Cela n'enlève rien à la confiance que lui témoignent ceux qui sont

1. Walter Munz, *Cœur de gazelle et peau d'hippopotame. Les dernières années d'Albert Schweitzer à Lambaréné et l'évolution de son hôpital jusqu'à nos jours*, *op. cit.*, p. 130. Cette situation fait également penser aux guérisons miraculeuses de formes diverses, en particulier religieuses, dans la civilisation occidentale.

malades, bien au contraire. Personne parmi mes témoins ne pensant qu'un *nganga* doit tout voir, il n'y a donc aucune raison de faire descendre Schweitzer de son piédestal au motif qu'il ne verrait pas tout. Ce qui est important, c'est que le *nganga* reconnaisse ses limites, comme me l'a dit Janvier, afin de ne pas « faire perdre son temps au malade en multipliant des actes qui ne servent à rien ». Si Schweitzer est devenu une icône, c'est aussi parce qu'il avait en lui cette humilité et cette honnêteté de reconnaître qu'il ne pouvait pas voir toutes les maladies.

Pour appréhender ce qui peut paraître contradictoire à certains, il faut savoir que le fait de relever de la zone chaude ou même du monde des morts ne confère pas le pouvoir absolu de voir toutes les maladies. Plus que l'absence de ce pouvoir, cette situation tient surtout à la représentation de la personne et au sens même donné à la maladie.

Lorsque le guérisseur ou le médecin reçoit un malade, qui voit-il ? Pour le médecin ce sera une personne qui souffre, alors que le *nganga*, lui, voit au-delà de cette personne, toutes les autres entités qui l'habitent. Dans les croyances gabonaises, le corps se trouve être une enveloppe habitée par plusieurs personnes. Il suffit pour s'en convaincre de relever la pluralité des noms qu'un individu non seulement porte, mais revendique. Certes, dans la perception occidentale, il ne s'agit là que de surnoms. Toutefois, ce phénomène procède d'une autre logique : l'accumulation des noms est d'abord et avant tout une accumulation de puissance, d'où les multiples références aux arbres les plus grands ou aux animaux les plus forts. C'est ce qui explique pourquoi des chanteurs n'hésitent pas à s'approprier le nom d'hommes politiques[1]. Lorsqu'un homme a un problème, la question qui lui est souvent posée est celle de savoir qui a agi ? L'individu est invité à livrer le nom de celui parmi ceux qui l'habitent qui a commis le méfait. Dans ces conditions, il n'est pas rare d'entendre quelqu'un qui a commis un vol dire

1. Ce phénomène largement répandu en Afrique centrale trouve son expression la plus aboutie dans les deux Congo. Dans les années 1990, on a ainsi connu des « Empereur Hailé Sélassié », « Sadam Hussein le grand Irakien », « Mondjo Chirac », « Bill Clinton ». Plus récemment, on a vu apparaître un « Sarkozy Mopao », et on peut citer également un « Tchernobyl », ou un « Lettre A », le « A » étant la première lettre de l'alphabet, par laquelle le chanteur marque sa prééminence.

qu'il n'a rien fait mais que c'est son « poussons[1] » qui a agi. Si nous sommes habités par une multiplicité d'entités, laquelle sera malade ? La question se révèle encore plus complexe si l'on sait qu'au Gabon, lorsque l'on parle de la personne, on désigne aussi l'ensemble du groupe familial. Le thérapeute ne peut se contenter de soigner une partie de la personne. Or, Schweitzer n'a jamais pris en compte cette dimension foncièrement collective. Il ne pouvait voir qu'une partie de la personne, celle qui lui parlait au moment de la consultation ; les autres « cohabitants » de ce corps malade n'ont pas semblé l'intéresser... D'ailleurs, Schweitzer n'a jamais pris en compte les apports des courants psychanalytiques, qui lui sont pourtant contemporains. Il semblerait qu'il s'en soit méfié particulièrement, comme nous le verrons par la suite.

De nombreuses maladies vont donc échapper à Schweitzer, soit parce qu'en tant que Blanc il rejette les conceptions des indigènes et ne veut pas les voir, soit parce qu'il ne peut pas les voir. Du fait de la difficulté de bâtir une typologie de ces maladies en raison des interactions qui président à leur survenance, le catalogue que je vais en dresser est loin d'être exhaustif.

Parmi ces maladies que Schweitzer n'arrive pas à voir, il y a une situation souvent rencontrée au Gabon et ailleurs en Afrique centrale que l'on désigne par le terme « malchance ». L'expression exacte en fang est « *ë bëlë më tchi mëbi* », littéralement « avoir du mauvais sang ». Schweitzer n'aurait certainement pas été en mesure d'apporter une quelconque réponse à un patient venu faire état de cette maladie. La personne qui a la « malchance » se trouve en situation permanente d'échec. Elle se plaint de ne jamais réussir dans ses différentes entreprises. Il arrive que ces échecs n'affectent qu'un volet de son existence, c'est par exemple le cas d'une personne qui a raté plusieurs fois un examen, alors qu'elle estime avoir fourni tous les efforts nécessaires. Mais ce peut être aussi la difficulté de trouver un emploi alors que l'on rentre d'Europe ou d'Amérique bardé de

1. Du verbe « pousser », le « poussons » est, chez les Gabonais, l'esprit ou la personne (cela ne m'a pas paru très clair) qui vous habite à certains moments et vous pousse à faire quelque chose (il ressemble au *daimon* grec, qui donnera plus tard le démon intérieur chrétien, de lointaine parenté). C'est le « poussons » qui doit donc être tenu pour responsable. Il faut quand même souligner qu'il est évoqué uniquement dans les situations négatives.

diplômes. La dernière illustration, de plus en plus répandue aujourd'hui, concerne la vie affective. À cause de la malchance, la difficulté peut être grande de trouver l'âme sœur ou encore de s'assurer une descendance.

La question de la malchance n'a même jamais dû se poser à Schweitzer dans la mesure où celui qui en souffre sait très bien que le médecin moderne ne lui sera d'aucun secours. Cela est encore plus vrai aujourd'hui puisque, pour mes témoins, le risque est même que le médecin conseille au patient une psychothérapie. Recourir à un psychothérapeute, c'est, pour mes témoins, reconnaître que l'on est devenu fou. Or, avoir la malchance, ce n'est pas être fou. De plus, aller voir un psychothérapeute relève de ce que l'on appelle couramment au Gabon « les choses des Blancs », comme pour insister sur le caractère non sérieux de cette démarche. Pourtant, lorsque l'on évoque la malchance, le risque est souvent que l'on ne s'intéresse que partiellement à ce qui est en jeu ici. Si l'on revient à l'expression fang « avoir le mauvais sang », à quoi peut bien renvoyer ce sang ? Ce mot évoque plus largement la personne et tout ce qu'elle a reçu en héritage. Selon Janvier M. N., lorsque l'on a du mauvais sang, « c'est que le corps n'est pas tranquille et cela peut durer depuis plusieurs générations » – réflexion qui incite à faire un rapprochement avec les problèmes transgénérationnels que l'on observe en Occident, auxquels s'intéressent les psychothérapeutes justement. On retrouve là des traumatismes qui se répètent d'une génération à l'autre.

Il y a ensuite les maladies que l'on peut imputer à des agents naturels – même si ce terme est insatisfaisant dans le contexte gabonais, puisqu'importe d'abord ce qui se cache derrière cet agent, qu'il s'agisse d'un animal, de l'eau, d'une plante ou d'une personne. Mes interlocuteurs ont évoqué à plusieurs reprises des troubles de l'organisme causés par la consommation de la chair d'un animal, ce que Schweitzer ne pouvait pas voir. Pendant la grossesse ou à la suite de l'accouchement, la mère et le père n'ont pas le droit de consommer la viande de certains animaux, et cet interdit peut même aller jusqu'à l'interdiction de chasser ces espèces. L'affection est dans ce cas contractée par l'enfant du chasseur : et on parle chez les Fang d'*etal*, affection due à la consommation de la viande d'une variété de singes sans que cela ait un lien quelconque avec des phénomènes surnaturels. D'après mes témoins, dans le passé, de tels interdits pouvaient être saisonniers : à certaines périodes de l'année, la consommation de certains animaux était prohibée, et des maladies frappaient ceux qui ne respectaient pas ces interdictions. Même si l'on n'est pas guérisseur, dans le groupe familial il se trouve des personnes pour savoir que les maux de ventre ou encore l'éruption de boutons sur le corps sont directement liés à la consommation de tel ou tel aliment. En pareille occurrence, comme le faisait remarquer Janvier N. M., « ce n'est pas la peine de perdre son temps en allant à l'hôpital ».

Les plantes sont un agent naturel qui joue aussi un rôle dans l'apparition de certains troubles de l'organisme. La connaissance des plantes est indispensable pour savoir si elles sont dangereuses. Ce sont les enfants qui, en ayant souvent tendance à tout porter à la bouche, en seront les principales victimes, ne mesurant pas la dangerosité de la sève de certains arbres, ils ne s'en méfieront pas. De ce que savent mes témoins, Schweitzer ne s'est jamais intéressé aux plantes du Gabon. Personne ne garde le souvenir d'une conversation qu'il aurait eue ayant trait à la flore locale. Aujourd'hui, quelques-uns lui reprochent de n'avoir jamais évoqué l'abbé Raponda-Walker, ce grand botaniste qui était son contemporain[1], comme pour mieux souligner son ignorance. Certes, il est incontestable que Raponda-Walker a produit une œuvre remarquable sur les peuples et les cultures du Gabon, qu'il a étudié dans un ouvrage qui continue à faire autorité les plantes utiles du Gabon[2]. Dans ses mémoires, il signale qu'il a vécu à Lambaréné entre 1926 et 1929.

Le silence de Schweitzer sur Raponda-Walker ne me paraît nullement surprenant : l'ouvrage du botaniste est publié en 1961 en France, et il ne faut pas imaginer qu'il ait bénéficié d'une quelconque médiatisation. De plus, à ce moment-là, Schweitzer est davantage préoccupé par les arsenaux d'armes atomiques et par le combat pour leur éradication qu'il mène depuis une dizaine d'années déjà. Il n'est également pas inutile de préciser que les écrits de Raponda-Walker ont commencé à être publiés

1. Walker-Raponda a même vécu à Lambaréné à la mission Saint-François-Xavier entre 1926 et 1929. On peut retourner la remarque, et s'étonner qu'il n'évoque pas Schweitzer dans ses écrits.

2. André Raponda-Walker et Roger Sillans, *Plantes utiles du Gabon*, *op. cit.*

à partir des années 1950, et qu'à cette époque Schweitzer n'écrit plus rien sur le Gabon depuis bien longtemps.

L'eau dont chacun loue les qualités doit aussi être appréhendée comme un autre agent naturel à l'origine de nombreuses maladies. Néanmoins, la frontière est encore plus difficile à établir ici entre le naturel et le surnaturel. Dans la région du cours inférieur de l'Ogooué, où se trouvent de nombreux lacs, les interdits liés à l'eau sont nombreux. C'est ainsi qu'il est habituellement recommandé de se faire asperger d'eau quand on arrive dans certains lacs. Le non-respect de cette prescription peut être à l'origine de quelques désagréments plus ou moins graves. De même, il est interdit de boire certaines eaux. Certes, on sera tenté de considérer que cela n'a absolument rien d'extraordinaire, mais participe au contraire d'une saine hygiène. Ce raisonnement est plus que discutable en certaines circonstances. L'interdiction peut concerner par exemple l'eau de pluie, dont l'on raffolait au Gabon jusqu'à une période récente dans les milieux populaires. Pour autant, certaines personnes, pour des raisons que je n'ai pas réussi à élucider, ne peuvent pas boire cette eau sans risquer d'être malades. Plus étonnante est la possibilité d'être malade (dans un pays où il pleut neuf mois sur douze) par le fait de recevoir de la pluie sur la tête.

A priori, les personnes ne devraient pas être à l'origine de maladies si l'on considère que l'on parle ici des êtres de la zone froide. Ils sont supposés être dépourvus de toute intelligence et de toute finesse, mais surtout ils n'ont en principe pas la capacité de provoquer des maladies. Une exception existe pourtant à ce niveau : il s'agit de la malédiction. Schweitzer la présente comme une cause de tourments pour les indigènes, qui pensent sincèrement que « la malédiction proférée par un homme contre un autre est agissante ». L'agent de la malédiction est souvent l'un des deux parents, ou ce qui est plus rare, les grands-parents. Dans les faits, la malédiction peut intervenir dans des situations aussi diverses qu'un mariage, une mauvaise action (le fait de ne pas avoir respecté une injonction, de délaisser ses parents, d'avoir eu un comportement condamnable, etc.). Concrètement, elle consiste en des paroles proférées qui devront se réaliser. Certes, il paraît de prime abord difficile de la classer parmi les maladies, notamment en ce que l'intention qu'elle porte est de faire en sorte que certains événements ne surviennent jamais,

mais dans le cas de la stérilité par exemple, on est bien en présence d'un phénomène qui participe de la maladie. Dans une telle hypothèse, il est indispensable de recourir à un guérisseur ou de s'adresser directement à la personne qui a tenu le propos à l'origine de ce type de maladie. On demandera donc à cette dernière de procéder à un rite de réconciliation que les Fang appellent *ë va mëti*, littéralement « retirer la salive ». Pour comprendre ce rite, il faut savoir en effet que la malédiction passe par le fait d'avaler la salive (*ë mine mëti* en fang). À ce propos, une des menaces que l'on entend souvent peut se traduire par : « Voulez-vous que j'avale ma salive ? »

S'agissant maintenant des maladies que l'on impute à des agents surnaturels, cette catégorie est difficile à appréhender pour un esprit rationnel. Schweitzer n'a d'ailleurs pas échappé à ce travers. Le mot qui revient souvent sous sa plume est le mot « tabou ». Dans *Histoires de la forêt vierge*, on apprend d'abord que « l'idée du tabou joue dans la vie de l'indigène un rôle de premier plan ». Se voulant pédagogue, il poursuit : « Ce mot signifie l'interdiction de certaines choses ou de certains gestes, parce qu'ils entraîneraient le malheur ou la mort ». C'est donc la violation des interdits qui sera à l'origine des maladies. Schweitzer relate longuement plusieurs anecdotes où il est question d'indigènes qui meurent après avoir violé un tabou. S'il est vrai que la transgression d'un tabou ou d'un interdit joue un rôle considérable dans la survenance de certaines maladies qui sont prises en charge ensuite par les médecines endogènes, cette causalité n'est toutefois pas unique. Sous le vocable d'« agents surnaturels », il faut comprendre ici tout ce qui ne relève pas de la zone froide.

C'est d'abord dans l'univers des morts que l'on retrouve souvent les responsables de nombreuses maladies. Néanmoins, seules les personnes mortes récemment seront réellement concernées. Deux situations peuvent se présenter alors. La plus courante est celle d'un parent décédé qui se manifeste par le canal de la maladie. Il s'agit d'un moyen pour le mort de se rappeler au bon souvenir des siens, qui n'ont pas par exemple célébré tous les rites liés à son départ. Il peut également venir perturber les vivants parce que l'on n'a pas respecté sa parole, un engagement pris envers lui, ou même parce qu'il aurait voulu qu'un enfant qui vient de naître dans le groupe familial portât son nom, etc.

Seul un guérisseur peut intervenir dans ce cas pour réduire ou annihiler les effets de sa colère. Mais le mort peut être quelqu'un de tout à fait inconnu. C'est le cas notamment lorsque l'on occupe la maison d'un homme décédé récemment. Si cette personne ne souhaite pas qu'on s'installe dans sa maison, elle peut se manifester d'une manière ou d'une autre. Il n'est pas rare de voir des maisons tomber en ruines parce que personne ne peut les occuper, de peur de s'attirer les foudres du propriétaire pourtant mort. De même, le fait d'aller dans un cimetière et de s'attaquer à une sépulture peut entraîner de la part du mort des effets qui peuvent aller jusqu'à des maladies graves, qui relèvent de la compétence des seuls guérisseurs.

En dehors des morts, les génies interviennent également dans la survenance de certaines maladies. Le facteur déclenchant de la maladie sera souvent le viol du territoire qui est le leur. Dans la région de Lambaréné, les résidences des génies sont connues de tous et leur accès est strictement interdit aux profanes. Celui qui s'y aventure par mégarde peut contracter une maladie qui nécessitera l'intervention d'un guérisseur et contraindra parfois le patient à une initiation. Cela vaut aussi pour les lieux investis par certaines sociétés initiatiques. Les récits de personnes qui ont essayé d'assister clandestinement à une cérémonie des femmes du *djembé*[1] ou des hommes du *bwiti* sont légions au Gabon. Dans ce cas, les remèdes de l'hôpital ne sont d'aucune utilité pour les personnes qui ont violé l'interdiction d'être témoin de leurs pratiques. La formule « le malade connaît lui-même sa maladie » prend alors tout son sens. Aucune thérapie n'est possible tant que le malade n'a pas commencé par reconnaître ce qu'il a fait et surtout les raisons pour lesquelles il a fait cela.

En se rapprochant du monde profane, il faut s'arrêter à la zone chaude où l'on rencontre des êtres dotés d'un *evus* ou encore des esprits malfaisants que rien ne distingue du commun des mortels. Une fois de plus, tous les êtres de la zone chaude ne seront pas concernés. Un proverbe fang dit que « celui qui fait du mal ne vient jamais de la maison du voisin ». C'est

1. Le *bwiti* est un des cultes « traditionnels » les plus pratiqués au Gabon. Le *djembé* est une société secrète féminine très hiérarchisée. Pour Raponda-Walker, « le djèmbè est une société secrète féminine jouissant d'une très grande vogue chez la majorité des races gabonaises », in André Raponda-Walker, *Rites et croyances des peuples du Gabon*, *op. cit.*, p. 239.

donc vers ses proches qu'il faut se tourner lorsqu'une maladie survient. Il convient alors de rechercher ceux avec qui on a des différends. On commence par soi-même, puisqu'il apparaît qu'en certaines circonstances « le malade peut se manger lui-même ». Une maladie peut aussi être provoquée par quelqu'un avec qui on n'a aucun contentieux. Citons le cas d'un grand-père ou d'une grand-mère qui, selon la terminologie gabonaise, « envoie un missile » à son petit-fils pour punir son propre fils. Il faut noter qu'il s'est développé au cours des dernières années tout un vocabulaire militaire autour de la maladie. Outre les « missiles », on parle de « défenses », de « blindage », de « Scud » (en référence aux missiles irakiens utilisés pendant la guerre du Golfe).

Ce tableau des causes des maladies peut paraître des plus confus, voire totalement illogique, mais il convient de garder à l'esprit ici le fait que l'on est comptable non seulement de ses propres actes, mais également des agissements de tous ceux qui nous habitent : or, parmi ceux-ci, on ne peut exclure ses propres parents ; ni ses enfants. Ceux que l'on appelle encore les sorciers, ou plus précisément les « vampireux », peuvent agir personnellement, mais ils chercheront aussi à utiliser d'autres vecteurs comme des animaux, des choses ou même parfois des hommes facilement manipulables, ce qui n'est pas difficile à trouver dans la zone humide.

Pour mes témoins, la phase par laquelle le médecin voit et pose son diagnostic est particulièrement importante dans le processus de guérison. Ce qu'ils retiennent de Schweitzer, c'est qu'il n'a jamais essayé de nier la réalité qui était la leur. Par rapport à la situation que nous vivons aujourd'hui, ces lignes sont particulièrement éclairantes. Elles nous apprennent que la confiance dans un médecin n'est nullement altérée par le fait qu'il reconnaisse ses limites. Ce que l'on peut mettre en avant également, c'est le respect dont Schweitzer fait montre à l'égard de ce qu'éprouvent ses patients. Contrairement à d'autres médecins, il n'a pas d'emblée disqualifié les affections et souffrances de ses patients qui ne cadraient pas avec les cas cliniques reconnus, ils ne les a pas considérés comme relevant uniquement du psychosomatique, même si par ailleurs il a écrit des lignes qui montrent clairement qu'il ne partageait pas du tout les points de vue de ses patients, mes témoins. De ce fait, Schweitzer a donné le sentiment de comprendre un peu ce qu'est la complexité humaine, et c'est cette compréhension qui lui a permis ensuite de choisir les meilleurs moyens pour guérir ou simplement soulager le malade.

CHAPITRE V

Soigner, combattre la souffrance… et guérir si possible

Lorsque nous abordâmes pour la première fois avec Gabriel E. O. la question de savoir pourquoi lui et bien d'autres se sont rendus chez Schweitzer, il me fit la réponse suivante : « Là-bas au moins, tu savais que tu serais traité comme un homme, ce qui a presque disparu aujourd'hui. »

Ces paroles me parurent empreintes de bon sens. Pourtant, par la suite, je mesurai que ce qui était une évidence pour moi, ou pour mes interlocuteurs, ne le serait pas forcément pour tout le monde. D'autres arguments pourraient être avancés prioritairement pour évoquer les raisons pour lesquelles on se rend chez un médecin déterminé. C'est ce que firent d'ailleurs certains témoins qui eux mettaient l'accent sur la qualité des soins dispensés à l'hôpital Schweitzer, les moyens employés, la réputation de Schweitzer, etc. Mais de quoi Gabriel E. O. parle-t-il quand il évoque le fait d'être traité comme un homme ?

Mon témoin ne fait que rappeler ce que ne cessent d'enseigner de nombreuses sagesses ou religions, à savoir que l'homme ne se réduit pas à un corps et aux organes qui le composent, ce que dit une formule fang souvent revenue dans les conversations, que l'on peut traduire ainsi : « Un homme, ce ne sont pas que des bras, un homme, ce ne sont pas que des jambes, un homme, c'est d'abord un esprit. »

Traiter le malade comme un homme, c'est considérer qu'il ne se réduit pas à son enveloppe corporelle, et ne pas oublier que ce qui le conduit chez le médecin, c'est la souffrance qu'il éprouve. Or, celle-ci résulte de douleurs qui, si elles peuvent être physiques, sont aussi parfois d'un autre ordre. C'est la raison pour laquelle la demande formulée au médecin explicitement ou implicitement n'est pas forcément de guérir la personne, mais d'abord et avant tout de faire disparaître ou, du moins, de réduire cette souffrance. Schweitzer lui-même ne disait pas autre chose quand il expliquait les raisons de sa présence au Gabon. Il était venu, affirmait-il, pour soulager les souffrances des populations de la forêt vierge. Son icône est fabriquée à partir de l'idée que, contrairement aux autres médecins, Schweitzer a utilisé des moyens originaux pour mener à bien son entreprise. Aujourd'hui encore, lorsque le nom de Schweitzer est évoqué, c'est implicitement adresser au corps médical dans son ensemble une demande, une demande d'attention à la souffrance et de soin pour qu'elle cesse. La question qui s'est alors posée à moi, et que j'ai en conséquence posée à mes interlocuteurs a été de savoir quels étaient les moyens utilisés par Schweitzer qui lui avaient conféré une telle notoriété.

Unanimement, mes témoins ont toujours considéré que le médicament est le moyen par excellence. Par médicament, on entend un produit destiné à guérir ou à soulager une ou plusieurs maladies ; le dictionnaire Littré, faisant état de la langue au XIXe siècle, le définit comme « une substance simple ou composée qu'on administre à l'intérieur du corps ou à l'extérieur en qualité de remède » : dans cette définition, les mots « maladie » et « guérison » n'apparaissent pas. Sur le plan juridique, la législation gabonaise en matière de santé publique définit ainsi le médicament : « On entend par médicament toute substance ou composition présentée comme possédant des propriétés curatives ou préventives à l'égard des maladies humaines ou animales, ainsi que toute substance ou composition pouvant être utilisée chez l'homme ou chez l'animal ou pouvant leur être administrée, en vue d'établir un diagnostic médical ou de restaurer, corriger ou modifier leurs fonctions physiologiques en exerçant une action pharmacologique, immunologique ou métabolique. » Dans la même disposition, il est précisé que : « Sont notamment considérés comme des médicaments les produits diététiques qui renferment dans leur composition des substances chimiques ou biologiques ne constituant pas elles-mêmes des aliments, mais dont la présence confère à ces produits, soit des propriétés spéciales recherchées en thérapeutique diététique, soit des propriétés de repas d'épreuve. »

Aucun de mes témoins n'aurait eu l'idée de contester ces définitions. Néanmoins, si je les leur avais présentées, il ne fait aucun doute qu'elles leur auraient paru pour le moins restrictives. Dans le langage courant au Gabon, le mot « médicament » a un sens particulièrement large. J'ai parfois été tenté d'abandonner au profit de « remède », qui me semblait mieux correspondre à ce que voulaient parfois exprimer mes interlocuteurs. En définitive, j'ai cependant choisi de le retenir puisque, c'est ce mot que ces personnes employaient[1], tout comme l'ensemble des Gabonais, le terme « remède » étant quasiment ignoré, ou paraissant presque savant. Pourtant, au Cameroun voisin, le terme « remède » revient souvent dans les conversations.

Dans l'environnement gabonais, le médicament recouvre les sens classiques du mot, mais il désigne aussi toute substance (au sens de matière) qui peut servir à combattre ou à apprivoiser aussi bien des humains que des animaux[2]. Au milieu des années 1980, l'artiste gabonais Hilarion Nguéma évoquait dans une chanson intitulée « Colle-Colle » une femme qui lui aurait « fait le médicament qu'on appelle *Tabe guë si* ». Le terme fang *tabe guë si* (en galoa on dit *louana baro*) peut être traduit littéralement par « Assieds-toi ». Dans le sens où il est employé dans cette chanson, le *tabe guë si* est un médicament qui annihile toute volonté chez l'être aimé et le rend totalement dépendant. Au-delà de la substance, la parole peut aussi être un médicament puisqu'elle peut soit rendre malade soit guérir[3], comme l'illustre

1. Le français que l'on parle au Gabon doit être considéré comme une langue tout à fait autonome qui n'a pas à se situer ou à se justifier toujours par rapport au français de France. Les deux systèmes de signification, même s'ils sont liés, n'en demeurent pas moins différents

2. De même, il y a des « médicaments pour les rats » (raticides) et des « médicaments pour les moustiques ou les mouches » (insecticides).

3. On remarque ici la profonde ambivalence de nature attribuée au mot « médicament », à la fois poison et remède, c'est-à-dire substance active. En cela, comme on l'avait noté par ailleurs, les Gabonais ont une conception proche de celle des Grecs anciens, qui considéraient toute substance comme un « pharmakon », pouvant avoir une action bénéfique ou nocive selon la manière dont elle est employée.

le cas de la malédiction. C'est ce qui fait dire au sociologue et anthropologue Joseph Tonda que dans la société gabonaise, le médicament est « un poison, qui guérit, qui cause des ennuis mais aussi un charme, un fétiche, ou tout objet, toutes choses, tout mot, par exemple un nom, crédité d'avoir une puissance extraordinaire, de produire des effets physiques ou psychiques, sur le corps humain, sur des animaux, sur la nature ou des choses. Ainsi, le médicament fait tomber la pluie, fait sécher les cours d'eau, fait avorter à distance, fait tomber amoureux, fait haïr ses beaux parents, fait aimer de ses patrons, etc.[1] ». Comme toutes sortes d'objets peuplant le quotidien peuvent être qualifiés ainsi, le médicament est incessamment évoqué ; cette référence constante illustre la difficulté de cerner le domaine de la maladie. Celle-ci provoque une douleur qui frappe à la fois le corps et l'esprit, et c'est ce à quoi le médecin s'attaque. Il utilise des « médicaments des Blancs » produits par l'industrie pharmaceutique. Pourtant, pour mes témoins, ces médicaments ne permettent de soigner que le corps, l'esprit est traité par d'autres remèdes que l'on trouve chez le *nganga* notamment. L'originalité de Schweitzer, selon mes interlocuteurs, tient au fait qu'il ne s'est pas contenté de soigner uniquement les corps : il a aussi cherché à apaiser les esprits.

Si l'on veut se faire une idée sur les médicaments utilisés par Schweitzer, il convient de partir du récit des derniers jours du « Grand Docteur », que me fit Janvier N. M. un jour d'août 1996 :

« Je n'ai pas du tout été surpris lorsque le 4 septembre, dans la nuit, les cloches ont sonné à l'hôpital[2]. Nous savions depuis quelques jours que Schweitzer était très malade puisqu'on ne le voyait plus comme d'habitude coiffé de son casque, saluant les uns et les autres ou demandant : "Et toi ! Et toi !" à ceux qui paraissaient oisifs. C'est Munz qui s'occupait de lui, et il semble qu'à ce moment-là, il n'était plus maintenu en vie que grâce aux comprimés et surtout aux injections de Munz. Celui-ci a "essayé", "essayé", mais l'état de Schweitzer se dégradait toujours. Un jour, Schweitzer a demandé à Munz : "Tu veux te

1. Joseph Tonda, « La santé en Afrique ou l'esprit contre le corps », *Palabres actuelles* (revue de la Fondation Raponda-Walker), 2008, p. 86.

2. Émile N. M. et Jean-Paul M. N. ont eux aussi entendu les cloches sonner cette nuit-là.

mesurer avec Dieu ou quoi ? Tu ne vois pas que tout ce que tu fais là ne sert à rien ? Comme [pour] tout un chacun, mon jour est venu, il faut donc me laisser mourir tranquillement en faisant mes prières, et me laissant vous faire mes adieux et mes recommandations, plutôt que de te fatiguer et de me fatiguer avec toutes ces piqûres." Munz a alors jeté ses piqûres et c'est comme cela que quelques jours plus tard Schweitzer s'en est allé[1]. »

De prime abord, ce récit pourrait prêter à sourire, le docteur Munz ne s'y reconnaîtrait probablement pas. Les plus sceptiques se demanderont, à juste titre, où se trouvait le narrateur de ces événements au moment où ils se produisaient. Leur sentiment sera d'autant plus renforcé que Janvier N. M. m'a avoué se trouver au village Atsié non seulement quand Schweitzer est mort, mais également pendant les jours qui ont précédé ce décès. Il n'est venu à l'hôpital que pour assister aux obsèques du Grand Docteur. Il ne faisait que reprendre là le récit conté par ceux qui se trouvaient à l'hôpital Schweitzer, et notamment par les Gabonais qui étaient au service du « Grand Docteur ». Comme souvent en de telles circonstances, chacun a dû apporter sa touche personnelle pour relater l'événement, si bien qu'il est difficile d'en vérifier sinon l'authenticité, du moins l'historicité. Mais, comme je l'ai déjà écrit, mon souci premier n'est pas d'établir une vérité historique, il m'importe de voir ce qu'apprennent tous ces récits sur Schweitzer, d'une part, et sur les attentes de mes témoins (notamment vis-à-vis de la médecine, de la santé publique), d'autre part.

Pendant près de cinquante ans au Gabon, Schweitzer a utilisé les moyens que Janvier N. M. évoque dans son récit. Quand les malades venaient à Atadiè, c'est avec des comprimés, des « sirops » et surtout des injections que Schweitzer les soignait. Il n'emploie donc que des moyens relevant de la médecine moderne, et dont tout médecin de son temps usait, du reste. À aucun moment, il n'est fait mention d'une quelconque décoction qui aurait pu être obtenue chez un guérisseur, ni d'une synthèse qui aurait pu être tentée entre les remèdes de la médecine moderne et ceux des médecines endogènes. Jusqu'à sa mort,

1. Il est à noter que onze ans plus tard, lors d'un nouvel entretien que nous avions, Janvier N. M. reprenait mot pour ce mot ce même récit.

Schweitzer n'a pas eu recours aux « médicaments des Noirs ». Sa stricte pratique ne fait que renforcer son crédit : il a été jusqu'au bout un « vrai Blanc », qui n'a utilisé pour lui-même que les remèdes qu'il employait pour ses malades. Dans l'hypothèse inverse, certains auraient pu crier à la mystification devant un médecin qui, pour le mal qui l'affecte, choisit des solutions qu'il ignorait auparavant.

Dans son récit, Janvier N. M. décrit brièvement une scène frappante : la demande pressante faite par Schweitzer à Munz de le « laisser mourir tranquillement en faisant ses prières ». Le premier enseignement que l'on peut en tirer est que les médicaments n'arrivent pas toujours à faire disparaître la souffrance. Dans ce cas, l'acharnement thérapeutique n'est pas la solution, il vaut mieux alors laisser le malade « s'en aller tranquillement ». Le second enseignement renvoie à la dimension religieuse de la démarche de Schweitzer. Je me suis d'abord demandé quelle était la fonction de ces prières. S'agissait-il d'un « outil » pouvant se substituer aux médicaments, ou bien le fait d'y recourir signifie-t-il qu'il n'y avait plus rien à faire ? Schweitzer étant pasteur, ce qu'il fait doit également être envisagé comme le signe qu'il revient à son premier métier. Face à la souffrance, il ne peut pas oublier la prière qui accompagne le croyant en toutes circonstances. Néanmoins, cette dimension religieuse sera quelque peu estompée dans les représentations propres à mes témoins. Là où Schweitzer choisit une attitude qui lui est dictée par ses convictions religieuses, mes témoins verront plutôt une reconnaissance par l'icône de la vérité selon laquelle « l'homme est d'abord un esprit », comme le chantait l'artiste gabonais Pierre Claver Nzeng dans « Essingang ».

Le recours aux outils classiques

Dans le premier sermon prononcé à Lambaréné le 20 avril 1913, Schweitzer affirme qu'il est venu au Gabon pour soigner des corps et des âmes. Le traitement des âmes renvoyant à l'évangélisation, c'est au corps que je m'intéresserai uniquement. Pour soulager les souffrances des corps, mes témoins soutiennent que « Schweitzer est venu avec beaucoup de médicaments ». Dès le départ, le médicament est donc le moyen, l'« outil » privilégié au service de la mission qui est la sienne. On note d'ailleurs que, tout au long de sa présence au Gabon, les périodes de découragement chez Schweitzer correspondent aux situations de guerre pendant lesquelles les liaisons avec l'Europe étant devenues rares, le ravitaillement en médicaments est particulièrement difficile. Pour mes interlocuteurs, « ce qui est important pour la personne qui souffre, c'est de trouver le médicament qui va calmer sa douleur [...]. Et puis nous savions que les Blancs avaient des médicaments qui permettaient de moins souffrir ».

La demande des malades Gabonais est très précise à cet égard : il leur faut de « vrais médicaments des Blancs ». Leur attente n'est donc pas que Schweitzer réalise une quelconque synthèse entre ses médicaments et ceux qu'utilisent les guérisseurs. Lorsque l'on se rend chez le médecin, ai-je entendu à plusieurs reprises, c'est uniquement pour avoir des « médicaments des Blancs ». Pour autant, la détention et la prescription de ces médicaments ne suffisent pas à garantir et assurer leur efficacité. Il est nécessaire que ces médicaments trouvent leur place dans les catégories de pensée des malades, et c'est ce que l'on observe avec Schweitzer. Alors qu'il décrit dans *À l'orée de la forêt vierge* de manière extrêmement précise les médicaments qu'il utilise, mes témoins préfèrent raisonner par analogie et leur donner un sens plus conforme à leur propre vision des soins.

Le rejet des médicaments des Noirs

Schweitzer est venu au Gabon pour soigner d'abord les maladies d'origine parasitaire ou microbienne : il utilise pour cela soit des médicaments curatifs qui ont pour fonction de lutter contre les mécanismes responsables de l'apparition de la maladie, soit des médicaments prophylactiques ou protecteurs qui préviennent l'apparition de l'affection.

Contre la maladie du sommeil, il emploie l'atoxyl, un médicament très connu de la première moitié du XXe siècle. Produit par une réaction chimique entre l'analine et l'acide arsénique chauffée, l'atoxyl (ou sel de sodium de l'acide arsalinique) a été synthétisé par Auguste Beauchamp en 1859. Ce n'est que quarante ans plus tard que le médecin anglais H. W. Thomas eut l'idée de l'utiliser dans les colonies anglaises pour lutter contre la trypanosomiase. L'effet principal de l'atoxyl, qui n'est plus commercialisé aujourd'hui en France, est de lutter contre les mécanismes responsables de l'apparition de la maladie, à savoir les parasites de la lymphe et du sang. Ce produit a également été utilisé, si l'on en croit Gaëlle Ollivier et Dominique Legros, « dans un but prophylactique pour éliminer le portage de trypanosomes dans le système lymphatico-sanguin afin de réduire la transmission de la maladie[1] ». Dans un article publié en 1913 dans le *Bulletin de la société de pathologie exotique* et intitulé « L'atoxyl dans la "prophylaxie chimique" de la trypanosomiase humaine », Aubert et Heckenroth[2] montrent qu'une seule injection d'atoxyl permet de faire disparaître les trypanosomes du système lymphatico-sanguin pendant six mois chez 75 % des malades traités. C'est d'ailleurs cette prophylaxie par « atoxylation » que le pasteurien Jamot utilisa en Oubangui-Chari de 1917 à 1920. Toutefois, ce produit n'est d'aucun effet sur les parasites du système nerveux, ce qui conduisit parfois Schweitzer à rajouter au traitement d'atoxyl de l'émétique de potasse.

L'usage de l'atoxyl par Schweitzer apporte un éclairage intéressant sur le « Grand Docteur » diplômé en médecine : il n'était pas l'incompétent notoire que ses critiques veulent voir en lui. Dès son arrivée au Gabon, il utilise ce médicament en précisant qu'il est « en correspondance avec une autorité en matière de maladie du sommeil ». À son retour au Gabon en 1924, il abandonne l'atoxyl, qu'il juge d'ailleurs très cher et souvent inefficace, les trypanosomes étant devenus « arséno-résistants » : il se tourne vers un autre produit, la tryparsamide, employée par Jamot au Cameroun.

Contre la lèpre, l'huile de chaulmoogra[3] est utilisée à l'hôpital Schweitzer jusque dans les années 1940. Par la suite, elle est progressivement remplacée par les sulfones qui arrêtent l'évolution de la maladie. Cependant, la trypanosomiase et la lèpre ne sont pas les seules maladies traitées par des médicaments à

1. In « Historique de la trypanosomiase humaine en Afrique », *Tropical Medecine and International Health*, vol. 6, n° II, nov. 2001, p. 856.

2. Paul Aubert et Ferdinand Heckenroth furent directeurs de l'Institut Pasteur de Brazzaville entre 1910 et 1913.

3. D'après *L'Officine Dorvault, op. cit.*, cette huile est « fournie dans l'Inde, en Birmanie, Indochine et aux Philippines par expression des graines fraîches et mûres de diverses flacourtiacées, en particulier par le "chaulmoogra" proprement dit ».

l'hôpital Atadiè. Il y a des cas de pathologies cardiaques qui sont traitées en grand nombre et contre lesquelles Schweitzer utilise la digitaline. Une autre affection particulièrement répandue est l'ulcère, avec deux grandes variétés : les ulcères provenant de la chique des sables et les ulcères phagédéniques. Pour la première, Schweitzer utilise le novarsénobenzol, également employé à l'époque pour les malades de la première phase de la maladie du sommeil. Pour la seconde qui, d'après lui, « dégage une puanteur repoussante et provoque des douleurs atroces », il les traite « par curetage jusqu'aux tissus sains, puis $KMnO_4$[1] puis soins d'ulcères pendant des mois ». Lorsqu'il faut traiter des plaies suppurantes, il utilise, avec grand profit dit-il, le violet de méthyle pur (appelé aussi violet de gentiane) qui continue à être prescrit aujourd'hui en dermatologie. Enfin, pour la dysenterie amibienne, il précise, toujours dans *À l'orée de la forêt vierge*, que « depuis quelques années, on se sert du principe actif tiré de l'ipéca, c'est-à-dire du chlorhydrate d'émétine. Injecté sous la peau plusieurs jours de suite en solution à 1 % à la dose de 6 à 8 cc par jour, il produit aussitôt une amélioration et habituellement une guérison durable ».

S'il n'y a aucun doute sur l'utilisation par Schweitzer de médicaments curatifs, il n'en va pas de même des médicaments prophylactiques. Certes, il a souvent envoyé des équipes médicales dans les villages (même si cela n'a rien à voir avec le travail fait par Jamot, que l'on essaie souvent d'opposer à Schweitzer), mais leur mission était avant tout de soigner des malades ou encore d'identifier les besoins des populations. Il suffit de se souvenir, par exemple, de cette expédition, avec à sa tête Emma Hausknecht, partie en 1931 et qui s'est rendue jusque dans la région de Nyanga, couverte de forêts, tout à fait au sud du pays. Dans les comptes rendus que j'ai pu lire, le formidable travail accompli était évoqué, mais sans que l'accent soit mis sur la distribution de médicaments préventifs[2]. Ce silence est certainement compréhensible dans le climat de l'époque où la prévention ne tenait pas une place aussi importante qu'aujourd'hui. Pourtant, malgré ces limites, et malgré ce qu'ont dit de lui ses

1. Le $KMnO_4$ est plus connu en français sous le non de permanganate de potassium.

2. Voir *Études schweitzériennes* n° 2, où l'on peut retrouver le récit de ce périple.

détracteurs, il est incontestable que la prévention a tenu un rôle non négligeable dans la démarche de Schweitzer. On peut le vérifier en particulier grâce aux photos que l'on retrouve dans sa maison de Lambaréné. La légende de l'une d'elles, placée dans la pièce principale, évoque une séance de vaccination sur un chantier en 1925. Toutefois, aucune précision n'est donnée sur la nature de ces vaccinations. On sait seulement que ces séances de vaccination se déroulaient dans les chantiers forestiers. J'ai déjà signalé comment les échanges avec Albert N. N. m'ont permis de cerner cette dimension préventive[1], notamment en direction des enfants qui venaient se faire déparasiter et subir des visites complètes à Atadiè. C'est ce que m'ont confirmé tous mes témoins qui vivaient à la mission protestante d'Andendé. Et il faut encore signaler que l'hébergement de la famille du malade permettait souvent de pratiquer une vaste action préventive sur les membres de la famille accompagnant l'enfant. Malheureusement, la plupart de mes interlocuteurs n'ont pas pu me donner avec précision les noms de médicaments utilisés à cette occasion, ne se souvenant que de « sirops sucrés ».

Les récits de mes témoins font état du fait que Schweitzer guérissait les fous, alors que lui-même se montrait plus modeste : « On rencontre ici des cas de délire maniaque contre lesquels nos remèdes sont à peu près impuissants », écrit-il dans *À l'orée de la forêt vierge*. D'après Mme Sonia Poteau, « Schweitzer ne voulait pas les abrutir de médicaments ». Pourtant, celui-ci avoue avoir eu recours aux médicaments symptomatiques dont la fonction est de soulager. Il utilise dans ces situations un analgésique comme la morphine, ou encore un sédatif comme le bromure, même s'il reconnaît qu'ils restent sans effet.

Les médicaments qui viennent d'être évoqués ont pour trait commun d'être réellement des « médicaments des Blancs », dans la mesure où ils sont absolument inconnus par les « Noirs » et qu'ils sont répertoriés dans les classifications de l'Académie de médecine. Pourtant, compte tenu des difficultés rencontrées en certaines circonstances, Schweitzer a été contraint parfois de faire avec les moyens du bord, ou même d'expérimenter des solutions qui vont se révéler concluantes. Ainsi, contre la gale, il décrit le traitement suivant dans *À l'orée de la forêt vierge* :

1. Cf. chapitre III, p. 122.

« Le malade se baigne dans le fleuve, puis il est enduit sur tout le corps avec une pommade que je prépare au moyen de fleur de soufre[1], d'huile de palme brute, de restes d'huile provenant de boîtes de sardines et de savon vert. En outre, je lui mets une provision dans une boîte de fer-blanc qui a contenu du lait stérilisé. Le malade s'en enduira lui-même deux fois, quand il sera rentré chez lui. Le résultat est excellent. »

Malgré tout, les audaces de Schweitzer ne sont pas sans limite. Il s'en tient aux recettes qu'il imagine lui, il n'est nullement question de recourir aux remèdes des indigènes. Ce trait ne lui est pas propre. Le docteur Munz, qui est certainement, parmi les personnels européens qui ont servi à Atadiè, celui qui s'est le plus intéressé aux cultures gabonaises, n'avait pas davantage pour ambition d'essayer d'utiliser les remèdes des indigènes dans son hôpital. Il s'agissait avant tout d'établir des formes de coopération entre médecine moderne et médecines endogènes afin que les guérisseurs puissent envoyer un certain nombre de malades qui relevaient de la première catégorie vers l'hôpital Atadiè.

Au-delà de ces descriptions savantes, pour mes témoins, la question centrale était celle de l'efficacité du médicament. De ce point de vue, et selon une formule récurrente, « les médicaments de Schweitzer étaient vraiment forts ». Pourtant, ce propos dissimule une réalité plus complexe puisque tous les médicaments n'avaient pas la même force, ou plutôt la même efficacité. S'intéresser à cette question, c'est avant tout se donner les moyens de comprendre comment mes interlocuteurs se sont approprié ces « médicaments de Blancs », comment ils les ont intégrés dans une grille de lecture qui est au final celle des « maladies des Noirs ». D'autre part, on observe comment le sentiment de leur efficacité se développe à partir du moment où les médicaments de Schweitzer sont dotés de propriétés que les Gabonais connaissent déjà dans leur environnement socioculturel.

L'appropriation des « médicaments du Blanc »

S'il est vrai que les maladies sont réparties en plusieurs catégories, ces classifications n'ont a priori aucun sens pour mes

1. C'est un antiseptique.

témoins. Leur approche est davantage basée sur la forme des médicaments : soit liquide, soit solide, il n'y a d'ailleurs pas là pour eux une opposition radicale entre ces deux catégories ; l'organisation de leur connaissance des médicaments passe par les propriétés que le médicament est supposé avoir dans l'environnement gabonais. C'est ce qui ressort notamment des propos de Gabriel E. O. : comme les singes du proverbe fang qui n'atteignent pas tous la cime des arbres, il pense que les médicaments de Schweitzer n'avaient pas tous la même force. De l'ensemble de mes conversations avec lui et mes autres témoins, j'ai retenu les médicaments suivants :

– les sirops ;

– les comprimés, gélules (qui n'existaient pas à l'époque de Schweitzer mais qu'il faut quand même intégrer pour voir la place qu'elles prennent aujourd'hui) et suppositoires ;

– les désinfectants ;

– les piqûres, auxquelles on peut rajouter les perfusions.

Les sirops

Pour nombre de Gabonais, l'efficacité d'un liquide est jugée d'abord et avant tout à son goût, le critère de référence étant l'amertume. Plus un produit est amer, plus il est jugé efficace, si l'on excepte le cas particulier du miel. Chez le *nganga*, les potions que l'on doit avaler se caractérisent principalement par leur saveur amère. Le médicament étant censé combattre le mal, il faut qu'il soit particulièrement fort, donc amer, pour parvenir à cette fin. À l'inverse, tout ce qui est sucré est supposé affaiblir l'homme, réduire sa puissance et sa virilité[1]. Au cours de ces échanges, j'ai noté que la question de l'affaiblissement ne concerne pas que les hommes. Mes interlocutrices partageaient les mêmes craintes qu'eux en ce qui concerne la prise de sirops.

1. En assistant il y a quelques années à un mariage chez des Mpongwé (groupe ethnique de la province de l'Estuaire), j'ai relevé qu'il était formellement interdit d'inclure des boissons sucrées dans les compensations matrimoniales que l'on remet à la famille de la mariée. Celles-ci risquent en effet de « ramollir » l'union. « Pour une circonstance aussi sérieuse, les boissons sucrées n'ont pas du tout leur place. Il convient de les réserver aux cérémonies pour enfants » avait tonné l'un de ces innombrables et impayables personnages extrêmement scrupuleux sur le chapitre de la tradition, que l'on trouve de plus en plus au Gabon.

Chez les Kota, au nord-est du Gabon, ne dit-on pas qu'un homme doit manger comme un porc-épic, animal censé ne consommer que des aliments amers ? Chez les Fang, le dicton « *Fame é ne ayoule a ne zoung* » peut se traduire par : « L'homme est amer comme la bile. » Une telle conception des liquides n'est pas sans incidences néfastes, du point de vue diététique et plus largement en matière de santé publique. Les yaourts avec leur onctuosité et leur couleur blanchâtre, tout comme l'ensemble des autres produits laitiers, se trouvent tout particulièrement dans la ligne de mire des tenants de la préservation de la puissance masculine : les enfants en sont particulièrement friands, et la chose est admise pour eux, mais il est souvent malvenu pour un adulte d'en consommer.

Dans l'idée de mes interlocuteurs, les vers (taenia, oxyures et ascaris) dont ils se plaignent tant, se nourrissant de ce qui est sucré, il faut proscrire de son alimentation, pour les éviter, tout ce qui est sucré et parallèlement encourager la consommation de tout ce qui est amer ou fort, en particulier les spiritueux et autres alcools. Autre danger sur le plan sanitaire, les patients décident eux-mêmes de prendre des doses supérieures à celles qui sont prescrites : pour nombre de Gabonais, ces dosages sont prévus pour les Blancs, mais pour les Noirs, il faut des doses plus fortes, puisque le mal qui atteint le Noir est autrement plus tenace.

Pourtant, tous les sirops ne sont pas logés à la même enseigne. C'est ainsi que les antitussifs jouissent par exemple d'un plus grand crédit que les vermifuges, en raison de leur goût sucré moins prononcé. Personne ne conteste le fait que la nivaquine en sirop, particulièrement amère, soit un vrai médicament. Pour ce qui est des boissons sucrées, dès lors que l'impression d'amertume revient, la boisson jouit d'un crédit différent. C'est ainsi que le Tonic indien, qui a pourtant une quantité de quinine trop faible pour avoir un quelconque effet sur le plan médical, n'en est pas moins considéré comme un moyen de prévention contre des maladies sans que l'on précise d'ailleurs lesquelles (quelques-uns de mes interlocuteurs ont évoqué le paludisme).

Les comprimés

Parmi les solides, les comprimés sont le produit le plus souvent cité. Janvier parle de « *bibma* » que l'on donnait chez Schweitzer ou que ce dernier a reçu de Munz à la fin de sa vie. De quoi s'agit-il en fait ?

En fang, le singulier « *ébma* » peut aussi bien désigner le pépin dans un fruit, que ce fruit. C'est ainsi qu'on parlera parfois de « *ébma aloure* » ou encore d'« *ébma orange* », pour désigner un citron ou une orange. Dans le domaine médical, le mot *ébma* renvoie souvent au comprimé, mais chez certains de mes témoins, il sert aussi à désigner les suppositoires. C'est ce qui m'a conduit à aborder séparément ces deux produits puisque leur efficacité ne serait pas la même. Toutefois, parmi ces *bibma* (hors suppositoires), il existe une opposition assez récente consistant à distinguer les comprimés proprement dits et les gélules.

Pour juger de l'efficacité du comprimé, son goût ne joue pas un grand rôle. Deux autres paramètres doivent être privilégiés : le volume et dans une moindre mesure la couleur. La confiance dans le médicament sera donc d'autant plus grande qu'il sera gros. Les comprimés effervescents sont aujourd'hui considérés comme les plus efficaces. Pourtant, il semble qu'il n'était pas courant de les trouver du temps de Schweitzer. Doit-on alors penser que, dans ce domaine au moins, les médicaments sont plus efficaces aujourd'hui ? Pour mes témoins, cette question est mal posée puisque, s'il est vrai que les comprimés effervescents sont récents, on a assisté en même temps à la miniaturisation du comprimé : « Les comprimés d'aujourd'hui sont plus petits », affirme Douglas N. De l'avis de tous, les comprimés étaient beaucoup plus gros du temps de Schweitzer. Le rapport entre le volume du médicament et son efficacité est certainement lié au fait que « du temps de Schweitzer, on n'avait pas besoin de te donner plusieurs comprimés, un seul suffisait ». Si on donne plusieurs médicaments pour une même maladie, c'est certainement parce qu'ils sont plus faibles.

Outre le volume, la couleur du comprimé joue un rôle non négligeable. La couleur blanche qui était celle des comprimés du temps de Schweitzer rassure davantage. C'est elle que l'on retrouve d'ailleurs quand il s'agit de comprimés contre les fièvres, dont on peut vérifier aisément la disparition. Aux dires de certains, ce sont les comprimés de cette couleur qui guérissent réellement. Dès lors qu'ils ont une autre couleur, ce n'est pas forcément un bon signe. Pour Janvier, « depuis que Schweitzer est mort, tu as des médicaments de plusieurs couleurs qui ressemblent à des jouets et qui ne soignent même pas la maladie puisqu'il faut qu'on te les remette souvent »... Dans le cas de l'hypertension ou du sida, le malade se voit prescrire des comprimés de plusieurs couleurs qu'il risque d'être obligé de prendre pendant longtemps, ce qui réduit d'autant le sentiment d'efficacité du médicament.

La question de la couleur conduit à envisager la place qui est faite aujourd'hui aux gélules dans cette hiérarchie. Mes témoins ont souvent fait la distinction entre comprimés et gélules.

On sait que le succès de Schweitzer était lié avant tout aux médicaments antagonistes qu'il a employés : les comprimés. Leur fonction étant de lutter contre les mécanismes responsables de l'apparition d'une maladie, on pouvait juger rapidement de leurs résultats. Ainsi, pense l'un des témoins, la gélule a, elle, pour fonction de redonner du tonus au malade : et elle est souvent assimilée à une vitamine. D'où cette réflexion d'Obieghe, « les comprimés vont te soulager, et les vitamines sont là pour te donner la force et la vigueur ». Le rapprochement opéré entre gélules et vitamines est extrêmement intéressant dans la mesure où ce dernier terme a acquis depuis quelques années au Gabon un succès qui ne manque pas de surprendre : les vitamines y sont considérées comme un produit miracle permettant à celui qui les prend de retrouver rapidement du tonus. On les crédite de toutes les vertus dans la lutte contre l'asthénie et contre le vieillissement. Certes, en dépit de tous ces effets bienfaisants, elles ne sont pas susceptibles de guérir une maladie, elles ne viennent que renforcer l'action des comprimés. Au final, dans la hiérarchie des traitements, elles ont une place moindre que les sirops.

Les suppositoires

Parmi les médicaments cités par mes témoins, le suppositoire tient une place à part. Schweitzer n'évoque jamais dans ses écrits ce mode d'administration du médicament, contrairement aux sirops, comprimés et piqûres. Il n'en est non plus question dans les films d'Érica Anderson si bien que je me suis demandé si le suppositoire était connu à Atadiè du vivant du « Grand Docteur ». Il n'y aurait donc pas lieu de s'y arrêter, si je n'avais relevé au début de mes échanges l'omniprésence des suppositoires dans les réfrigérateurs des foyers gabonais et le fait que personne n'en parlait presque jamais. Mme Jeannine A.[1] fut la première à le faire, me déclarant qu'« on donnait parfois aux enfants des suppositoires quand ils étaient enrhumés et qu'ils avaient de la fièvre ». Par la suite, d'autres femmes m'ont confirmé ce propos, si bien que j'ai fini par comprendre que seules les femmes évoquaient le suppositoire, et seulement dans le cas des enfants.

Lorsque j'abordais ce sujet avec mes interlocuteurs, il y avait comme une gêne que l'on peut comprendre facilement. Il ne s'agit plus de s'arrêter sur l'efficacité du médicament, mais l'on touche d'abord à l'intimité de la personne, et à ce qu'on l'on désigne au Gabon par le « côté caché des choses ». Dans une moindre mesure, comme nous le verrons plus loin, il en va de même avec la piqûre. Pour comprendre cette raison, approchons la réalité gabonaise : quand on parle du médicament et de sa prise en général, le verbe que l'on utilise est celui dont le sens peut être rendu par « boire ». En fang, on dit : « *E gnu mebiang* », « boire les médicaments ». À celui qui est astreint à un traitement, on demande : « As-tu bu tes médicaments aujourd'hui ? » La réponse est donnée dans les termes suivants : « Oui, je vais aller les boire tout de suite. » Toutefois, on ne peut pas dire cela avec tous les médicaments. On ne peut imaginer une mère dire à son fils : « Va prendre le suppositoire de ton père dans le réfrigrateur ! », ou encore la même mère demander à son époux en public s'il a déjà pris son suppositoire. Des métaphores seront utilisées dans ce cas. De ce point de vue, la voie rectale se présente comme une voie interdite, et il est très difficile d'évoquer publiquement les médicaments qui

1. Les deux enfants de Mme Jeanine A. sont nés à l'hôpital Schweitzer.

l'empruntent. J'ai par exemple observé que dès que l'on abordait ce sujet, il y avait un changement d'attitude chez les hommes, qui se traduit par une baisse de la tonalité de la voix. De plus, l'information m'était donnée sur le ton de la confidence que l'on ne fait qu'à quelqu'un de proche. Ceci explique que seuls les enfants apparaissent comme consommateurs de suppositoires. Pour eux, les barrières peuvent tomber puisqu'il n'est pas encore question ici de cacher une faiblesse quelconque.

Il n'en demeure pas moins qu'au-delà de la pudeur qui entoure son usage, le suppositoire est considéré comme particulièrement efficace. Cette appréciation s'explique par l'assimilation de ses effets avec ceux de remèdes, également introduits par voie rectale, que les Gabonais s'administrent – au sujet desquels ils manifestent la même discrétion. Chez les Fang, il s'agit de ce qui est appelé « *abangh* ». Dans son dictionnaire fang-français, Samuel Galley le définit comme « un remède fait avec piment, feuilles de piment et écorces ». En réalité, la composition de l'*abangh* est variable, et ce terme sert désigner toutes les préparations solides que l'on met dans le rectum. Il y a le *biang é tchogho* (« médicament du *tchogho* »), composé notamment d'écorces de bananes brûlées et d'huile d'amandes, médicament employé dans le traitement d'une maladie mortelle qui se traduit, d'après Mme Élisabeth L.[1], par une perte de poids chez les enfants et des cheveux qui deviennent roux. Ce sont les Kota qui connaissent le plus cette maladie qu'ils appellent *tchèkè*. Les Fang de Ndjolé en auraient entendu parler à leur contact, alors que les Fang de l'Ogooué maritime ne la connaissaient pas jusque dans les années 1970.

De manière générale, les médicaments qui se prennent par voie rectale renvoient à ce que mes témoins veulent trouver dans chaque remède, à savoir la nécessité de détruire ce qui est entré dans le corps pour provoquer la maladie. Il n'y a que deux possibilités : soit on le détruit dans le corps, soit on l'expulse. Les médicaments par voie rectale remplissent parfaitement ces deux fonctions, alors que les comprimés ne peuvent souvent que détruire, contrairement à d'autres médicaments que l'on peut prendre par voie orale et qui peuvent servir à faire vomir.

1. Madame Élisabeth L. a séjourné enfant à Atadiè du vivant de Schweitzer.

Les désinfectants

Au mutisme sur le suppositoire succède la prolixité sur les désinfectants que Schweitzer utilisait. Ces désinfectants semblent avoir été totalement adoptés par tous mes témoins, et même par l'ensemble des Gabonais. Aussi bien dans les villes que dans les villages (du moins ceux du Moyen-Ogooué et de l'Ogooué-Maritime que je connais), l'alcool et le mercurochrome sont aujourd'hui des produits que chacun se doit d'avoir. Pour des blessures ou des plaies, ce sont d'abord les désinfectants modernes qu'on utilise. Le succès de ces produits, et notamment de l'alcool, est lié au fait qu'il s'agit d'un liquide qui pique, ce qui traduit une lutte avec les organismes qui sont dans le corps.

La piqûre

S'il y a un mode d'administration du médicament dont le succès ne se dément pas depuis Schweitzer, c'est bien la piqûre, plus connue sous le nom d'injection. Lorsqu'une personne revient de l'hôpital ou du dispensaire, la question qui lui est inévitablement posée est celle de savoir ce que le médecin lui a donné. Si ce sont des comprimés, il a droit invariablement à un « Ah ! » de déception. Pour mes témoins, la piqûre est le plus efficace de tous les médicaments, et si elle ne vient pas à bout d'une maladie c'est qu'il n'y a plus aucun espoir, comme dans le récit des derniers jours de Schweitzer.

Si au début du séjour de Schweitzer au Gabon, la piqûre attirait tant les indigènes, c'était aussi parce que le « Grand Docteur » récompensait ceux qui acceptaient de la subir, même si cela faisait naître d'autres risques : « Les indigènes ont surmonté leur appréhension pour les piqûres et viennent régulièrement aux jours fixés. Pour récompenser les enfants de leur vaillance, je leur offre un petit morceau de réglisse. Il en résulta que le fils de Ngonga, le catéchiste, – six ans –, se mit, ayant déjà été "piqué", au rang de ceux qui ne l'avaient pas encore été, prêt à subir double douleur, pour obtenir une double ration de bonbons. Heureusement que Joseph s'en aperçut et me retint au moment où j'allais donner une seconde injection au courageux petit gourmand[1] ».

L'injection a conservé un voile de mystère qui renforce le sentiment de son efficacité. Celui-ci est fondé sur un certain nombre d'éléments parmi lesquels on peut citer : le mystère de sa composition et la pudeur qui entoure l'injection, la nécessité d'avoir recours à un intermédiaire, la douleur qu'elle cause, les effets qui rappellent ceux des médicaments endogènes (transpiration causée certainement par la peur). Selon le proverbe fang, le soin n'est pas un jeu (*Essèghe e se bivi*), il peut faire mal. Notons au passage qu'en fang les mots *biang* (« médicament ») et *gnane* (« douleur ») sont souvent associés.

Pour autant, ce qui caractérise avant tout la piqûre, et ce qui fait indéniablement son succès, c'est qu'il s'agit par essence du médicament du Blanc.

Dans le Gabon précolonial, il y avait des produits à prendre par voie rectale et par voie orale. La piqûre est à n'en point douter une nouveauté introduite par le Blanc. Le sentiment de son efficacité est en grande partie lié à cette particularité. Certes, d'aucuns ont tenté parfois de rapprocher les scarifications que l'on connaît au Gabon de la piqûre, mais cette assimilation est jugée fallacieuse par mes témoins dans la mesure où, s'il est vrai qu'il s'agit d'un moyen d'introduire dans l'épiderme des médicaments, ce ne peut être qu'un moyen d'appoint alors que la piqûre se suffit à elle-même. C'est ce que confirme Douglas N. dans cette question qu'il me posait : « Où as-tu vu quelqu'un guérir avec des simples scarifications ? »

Le sentiment d'efficacité du médicament est fortement lié au voile de mystère ou de magie qui l'entoure. On notera que plus un médicament se banalise, moins il est considéré comme efficace. Les comprimés, qui étaient jusqu'à il y a encore une trentaine d'années recouverts par ce voile de magie puisqu'on ne les trouvait qu'en pharmacie et que de plus c'était le « Blanc lui-même » qui les remettait, ont vu le mystère qui les entourait et le sentiment de leur efficacité décroître. Ils peuvent en effet être achetés désormais n'importe où, chez n'importe qui et, comme me l'ont dit mes interlocuteurs, « on n'est même pas sûr qu'ils viennent toujours de chez les Blancs ». Cette évolution est

1. In *Le Courrier de Gunsbach*, n° 5, p. 17.

désormais irréversible, depuis l'inauguration d'une usine pharmaceutique à Libreville. Il reste dans les mentalités un préjugé sur les comprimés produits sur place, qui ne sauraient avoir tout à fait la même efficacité que ceux qui viennent d'Europe. À plusieurs reprises, j'ai pu observer que l'extranéité est un élément permettant à un médicament de prétendre à une efficacité supérieure à celle des remèdes locaux. Ce phénomène ne vaut pas que pour les populations citadines de la capitale. Il peut se vérifier à l'intérieur du pays, avec la médecine traditionnelle : c'est ainsi que les *nganga* pygmées ou ceux venant d'une contrée lointaine sont censés avoir des pouvoirs supérieurs à ceux des thérapeutes du cru. Dans les années 1970, le *ndjobi,* qui est une société initiatique que l'on retrouve chez les populations du Haut-Ogooué, faisait ainsi l'objet de tous les fantasmes chez les populations des environs de Ndjolé. Les « charlatans » et autres marabouts ouest-africains sont particulièrement prisés à cause de la puissance supposée de leurs remèdes. Jusqu'à présent, il n'est pas rare de voir mes compatriotes organiser des voyages pour se rendre eux-mêmes dans ces pays où ils consultent, se soignent, ou encore se protègent contre les dangers de la vie.

L'effet du médicament et du thérapeute est décuplé quand le Blanc entre en scène, la magie de ce dernier étant encore plus inaccessible. À la différence du comprimé, la piqûre a conservé sa qualité de « vrai médicament de Blanc » : elle vient toujours d'Europe, et non du Nigeria, considéré comme la plaque tournante de la contrefaçon par excellence. Le mystère de la piqûre est préservé par le fait qu'on ne la trouve que dans les pharmacies officielles et dans les structures hospitalières. Même si la vente des médicaments dans la rue à tendance à se développer au Gabon, il est encore exceptionnel pour l'instant d'y trouver des solutions à injecter. En définitive, il n'y a que le Chinois pour surclasser le Blanc. Les médicaments des Chinois viennent d'un ailleurs encore plus inaccessible que celui du Blanc. De ce fait, la présence du Chinois conduit à une banalisation du Blanc. Le succès des médicaments venant de Chine tient davantage, me semble-t-il, à ce facteur qu'à leur coût, comme on veut trop souvent le penser.

La piqûre doit son aura à la ritualisation qui entoure l'injection, dont mes témoins m'ont décrit avec moult détails les différentes phases comme s'il s'agissait d'un office religieux. Première étape, le remplissage de la seringue, que le malade va observer avec curiosité ou angoisse, et l'expulsion de la bulle d'air, jusqu'à ce que le liquide perle au bout de l'aiguille. Quand elle est pratiquée à l'hôpital, le médecin ou l'infirmier fait sortir de la chambre les personnes qui s'y trouvent pour ne rester qu'avec le malade. La « piqûre » entre en effet en contact avec une partie du corps, la fesse, par exemple, qui n'a pas à être exposée aux regards de tous. Prestige de l'habit, la personne qui fait l'injection porte une blouse blanche, symbole de son autorité en matière médicale. On ne saurait imaginer la réaction d'un malade qui se ferait piquer par une personne en short ou vêtu de raphia. Lorsque la piqûre est faite à la maison, la ritualisation est encore plus frappante : celle-ci se déroulera dans l'espace le plus intime qui soit, à savoir la chambre. Il faut donc qu'il s'agisse d'un événement particulièrement important pour qu'un étranger pénètre dans cette pièce, où n'entrent jamais les amis et parents.

Lorsque l'on regarde les photographies prises à l'époque de Schweitzer, on note parfois un trait d'inquiétude sur les visages : la peur qui habitait certains malades à l'idée qu'ils allaient subir une injection. La seringue et son aiguille constituent un objet particulièrement impressionnant qui fait parfois penser à une arme que l'on peut planter dans le corps d'un individu. Ce sentiment est renforcé par l'ignorance du produit qu'elle contient. Schweitzer évoque d'ailleurs quelques situations cocasses au début de son séjour : « Quelques jours plus tard, un robuste Noir s'enfuit devant la seringue libératrice et ne revint pas. C'était un chasseur d'éléphants réputé, qui avait souvent regardé la mort en face[1]. »

Une fois la douleur ressentie, on attend les effets de la piqûre. D'après Janvier N. M., l'avantage avec la piqûre, « c'est que le produit se diffuse dans le corps jusqu'à aller trouver la maladie et pour se battre avec elle. Parfois tu sens toi-même comment cela te monte dans le corps ». Obieghe dit à peu près la même chose : « Une fois que les infirmiers t'ont injecté, le ver ou toute autre microbe qui circule dans le corps est attaqué, et le médicament qui est dans la piqûre va le poursuivre jusqu'à le faire sortir par la sueur. » Chez mes interlocuteurs, comme chez beaucoup de Gabonais, on retrouve souvent cette idée selon laquelle « la piqûre secoue d'abord le corps ». Cette « secousse »

1. *Ibid.*

rapproche la piqûre de médicaments utilisés par le *nganga* : leur amertume, ceux-ci ont pour particularité de « secouer le corps ». C'est même à cela qu'on reconnaît un vrai médicament[1]. À cet égard, on observe parfois des comportements cocasses après une injection : la personne s'étire, pour faciliter la pénétration et la circulation du médicament dans le corps, comme me le disent mes témoins. Les effets de la piqûre se faisant sentir, la personne se met à transpirer. Plus la sueur sera abondante, plus la lutte est acharnée entre le médicament et la maladie, c'est bon signe. À l'issue de cette phase, le médicament réussit en principe à expulser totalement le mal. Toutefois, la réussite n'est pas toujours garantie. Parfois, la piqûre ne triomphe pas de la maladie. Dans ce cas, mes interlocuteurs évoquaient le « Bon Dieu », qui en a décidé ainsi, ou ils estimaient que cette absence de résultat valait quitus pour aller se soigner chez les Noirs.

Cependant, depuis la mort de Schweitzer ce schéma s'est quelque peu modifié. Depuis une dizaine d'années, la perfusion a fini par détrôner la piqûre au sommet de cette hiérarchie des médicaments. C'est désormais le remède miracle contre tous les maux, qu'il s'agisse d'un paludisme, d'une grippe ou de toute autre affection. Le succès de la perfusion repose sur les mêmes bases que celui de la piqûre : douleur, idée d'un produit qui va combattre le mal, produit qui n'est pas installé par le premier venu mais par une personne ayant des compétences reconnues dans le domaine du soin. De plus, avec la perfusion, les effets de la piqûre sont décuplés : son volume, sensiblement plus important, garantit que la maladie sera vraiment combattue : contrairement à la piqûre, le produit prend tout son temps pour « entrer dans le corps ». Au moment où il commence à circuler dans l'organisme, on continue à en recevoir, si bien que la maladie n'a aucune chance de s'en sortir… C'est ce qui a fait dire à Janvier N. M. qu'avec la perfusion « le corps est complétement nettoyé ».

Plus récemment encore, la perfusion a acquis une autre valeur, symbolique : il semblerait que son usage soit le signe de l'importance sociale de la personne qui la reçoit ; de plus en plus de malades demandent une perfusion à la maison, et les déten-

1. C'est ce qui explique également que l'alcool soit parfois envisagé comme un médicament, puisqu'il a la particularité de secouer le corps.

teurs d'un savoir médical satisfont à leur exigence moyennant une rétribution. Comme me le disait, Gabriel E. O., « ce n'est pas un villageois qui aura une perfusion chez lui. Ce sont les médicaments vraiment réservés aux gens riches qui vivent en ville ». Cette médicalisation des domiciles n'est pas sans danger. Outre les risques médicaux que l'on connaît parfaitement, celui de la banalisation existe également, dès lors que chacun pourrait avoir sa perfusion chez lui. Si cette tendance se confirme, il est à craindre que l'on aboutisse à une situation où la confiance dans le médicament diminuera, ou tendra à disparaître dès lors que le premier venu en prescrira l'usage dans des conditions qui ne garantissent plus le mystère nécessaire au sentiment d'efficacité.

La confiance dans l'efficacité des médicaments ne doit pas être érigée en norme absolue. Schweitzer ne s'est d'ailleurs jamais inscrit dans cette perspective. Lorsque l'on observe son expérience au Gabon, on note plutôt que, tout en ne niant pas l'importance du médicament, en en faisant bon usage, il s'est efforcé de promouvoir une médecine qui faisait appel à d'autres ressorts et qui a donné des résultats plus que satisfaisants.

Les limites des « médicaments du Blanc »

Un proverbe gabonais nous enseigne que « la main qui nourrit est aussi celle qui sauve et qui tue ». Ce propos me paraît totalement adapté aux médicaments y compris ceux qui sont prescrits par la médecine moderne, qui, quoi que l'on en dise, ne soignent pas toujours... ce qui n'est contesté ni par les médecins, connaissant la puissance de l'effet placebo, ni par les laboratoires pharmaceutiques qui les produisent. S'il n'y a pas lieu d'engager une polémique sur l'utilité des médicaments, au moment où les trithérapies prescrites contre le sida permettent de prolonger bien des vies, il n'est pas interdit de se demander si l'importance que l'on accorde aux médicaments aujourd'hui dans un pays comme le Gabon est totalement justifiée.

Pour Claude Béraud, médecin et ancien vice-président de la Commission de la transparence de l'Agence française de sécurité sanitaire des produits de santé, « si nous vivons en moyenne beaucoup plus longtemps qu'en 1950, c'est principalement en raison de l'amélioration de nos conditions de vie et de travail, à savoir des modifications de nos habitudes alimentaires, d'une réduction de la consommation d'alcool, du souci que nous avons de l'entretien de notre corps, d'une meilleure hygiène des logements, de la réduction des nuisances au travail et de la pénibilité des tâches, de l'accroissement du temps de repos et de loisirs, de la réduction du nombre d'enfants par famille et du développement de l'instruction[1] ». S'agissant de ce dernier facteur, on s'aperçoit, en effet, que, pour reprendre à nouveau les mots de Claude Béraud, « accroître le nombre des années d'études, c'est accroître aussi le nombre des années de vie ». En France, des chercheurs ont montré que la mortalité des hommes qui ont suivi des études supérieures était inférieure, à tous les âges, de 40 à 50 % à celle de ceux qui n'ont aucun diplôme[2]. En 1976, dans une étude américaine, G. E. Dever a calculé, pour les dix principales causes de mortalité, la part respective des quatre groupes des facteurs déterminants de la santé. Sa conclusion était la suivante : 43 % des décès peuvent être évités par un comportement approprié au maintien de la santé ; 11 % des décès peuvent être évités par les soins ; 27 % sont liés à des causes biologiques et 19 % à l'environnement[3]. Le recul de la tuberculose en Angleterre est, à cet égard, un exemple intéressant. La mortalité pour cette pathologie est passée de 400 à 60 par million d'habitants entre 1840 et 1940. Si la vaccination par le BCG est apparue dans cet intervalle, il semblerait qu'elle n'ait pas joué le rôle de facteur unique et prépondérant dans la tendance décroissante de la maladie[4].

En dépit de ce rôle modeste qu'occuperaient les médicaments dans la réduction de la mortalité, leur part dans les dépenses

1. Claude Béraud, *Petite encyclopédie critique du médicament*, Ed. de l'Atelier, Paris, 2002 ; voir également ce qu'en dit le médecin américain Robert Aronowitz dans *Making Sense of Illness. Science Society and Disease*, Cambridge University Press, 1998.

2. Éric Jougla, Stéphane Rican, Françoise Péquignot, Alain Le Toullec, « La mortalité » in *Les Inégalités sociales de santé*, Inserm-La Découverte, Paris, 2000. Voir également, CNIS (Conseil national de l'information statistique), Rapport du groupe de travail « Niveaux de vie et inégalités sociales », mars 2007.

3. G. E. Dever, « An Epidemiological Model for Health Policy Analysis », *Social Indicators Research* volume 2, n° 4, 1975, pp. 453-456 ; Milos Jenicek, Robert Cléroux, *Épidémiologie, principes, techniques, application*, Maloine, Paris, 1987.

4. R. P. O. Davies, Karen Tocque, Mark Bellis, T. Remmington, « Historical Seclines in Tuberculosis in England and Wales : improving social conditions or natural selection ? », *Vesalius* (revue de l'International Society for The History of Medecine), volume V, n° 1, juin 1999, p. 25 et s.

de santé est particulièrement importante[1]. En revanche, pour le Gabon, même s'il n'y a pas de chiffres officiels, les dépenses en matière de prévention semblent réduites à la portion congrue. Il suffit pour s'en convaincre de relever que l'éducation populaire qui, il y a encore une trentaine d'années, jouait un rôle particulièrement important dans ce domaine, a totalement disparu aujourd'hui. Dans ces conditions, les limites des médicaments sont de plusieurs ordres : même s'il a satisfait à toutes les procédures administratives, le médicament prescrit ne soignera pas forcément le mal dont souffre le patient ; plus grave que cela, il y a des médicaments qui ne soignent pas du tout, ou mal, ou dont les effets secondaires ne sont pas en relation avec les maladies qu'ils soignent ; enfin, des difficultés liées à une prescription inadaptée peuvent rendre totalement inefficaces nombre de médicaments.

Lorsque l'on aborde la pratique de Schweitzer, la question de la limite des outils classiques, les produits pharmacologiques, ne paraît pas centrale. Mes témoins s'accordent avec sa conception sur au moins un point, même s'il l'exprime de manière différente : la nécessité de s'inscrire dans une démarche complémentaire. Il ne s'agit pas de refuser ou de dénigrer les médicaments, mais il convient, en cas de nécessité, d'envisager d'autres outils puisque la nature de la relation entre le malade et le médecin l'exige. C'est ce que Schweitzer exprime parfaitement dans une lettre adressée à son ami le docteur August Heisler en 1951 : « Nous ne comprendrons jamais assez que la médecine n'est pas seulement une science exacte, mais aussi un art de la relation de personne à personne. »

Comme mes témoins, Schweitzer pense que la médecine et ses outils ne peuvent pas toujours constituer la seule réponse à la maladie et que la certitude de la guérison est une tentation dont il faut se méfier. Son ami le docteur Frédéric Trensz[2] a rédigé une contribution à un ouvrage consacré à Schweitzer[3].

1. Aux États-Unis, elle avoisine par exemple les 90 %.

2. Le docteur Frédéric Trensz fut désigné en 1925 comme son successeur, mais cette décision ne fut jamais effective à cause de la difficulté qu'avait celui-ci à supporter le climat équatorial. En 1948, il fonde un laboratoire d'analyses médicales, toujours sis à Strasbourg. À la mort de Schweitzer, il devint le président de l'Association de l'hôpital du docteur Albert Schweitzer à Lambaréné.

3. *Albert Schweitzer*, publié sous la direction de Robert Amadou, aux Éditions de la Main jetée en 1951.

Évoquant une maladie, Trensz a écrit : « Elle est toujours guérissable. » Sollicité par Trensz qui souhaite obtenir son assentiment à la publication, Schweitzer corrige son texte, joint à une lettre du 23 juillet 1950 de cette annotation : « Elle est guérissable. » Quelques lignes plus loin, Trensz a avancé : « Quelques séries d'injections d'une solution de tartre stibié guérissent cette parasitose. » Schweitzer lui répond que « c'est trop beau pour être vrai, hélas ». Il lui demande plutôt d'introduire cette nuance : « On traite cette parasitose avec des injections intraveineuses de tartre stibié qui malheureusement peuvent parfois produire des accidents et ne se révèlent pas efficaces dans tous les cas. »

Pour mieux illustrer ces limites des outils classiques qui ne constituent pas, et je ne me lasserai pas de le répéter, un rejet, j'ai choisi deux situations bien précises. La première renvoie directement à la complémentarité que j'évoquais. Mes témoins se souviennent en effet que Schweitzer les a non seulement soignés, mais également fait redevenir hommes. Or, s'il est vrai que les médicaments peuvent permettre au corps de retrouver son tonus, pour redevenir un homme d'autres outils sont indispensables. La seconde illustration concerne ces situations où il est clairement avéré que les médicaments ne sont plus d'aucun effet. Le médecin se trouve alors confronté à l'alternative suivante : l'acharnement thérapeutique ou alors la préparation à la mort et la préservation d'un certain mieux-être du malade.

La nécessité d'une démarche complémentaire

Il y a vingt-six siècles maintenant, Hippocrate écrivait dans les *Aphorismes* que « le médecin ne doit plus se contenter d'agir lui-même comme il convient, mais il doit faire en sorte que le malade, son entourage et même les influences extérieures concourent à la guérison ». Bien qu'il n'ait jamais évoqué l'influence que le médecin grec aurait eue sur lui, il semble qu'Albert Schweitzer ait repris à son compte cette réflexion. L'hôpital Atadiè renvoie en effet à une pratique où étaient associés à la fois le savoir-faire du médecin (et les outils qui vont avec celui-ci) et des facteurs extérieurs comme le mode d'hébergement ou la participation du malade et de sa famille à la vie de l'hôpital. Plutôt que de me livrer à une analyse théorique de cette démarche, j'ai choisi d'en retenir quelques illustrations.

Même si je conteste l'assimilation de l'hôpital Schweitzer à un village pour lépreux, le site du « Village de lumière » permet de bien se rendre compte de l'approche qui était celle de Schweitzer, et des raisons pour lesquelles cet homme demeure vénéré par ceux qui l'ont connu. Lorsque l'on évoque la lèpre, il ne faut jamais oublier la réalité de la maladie : il était difficile pour les lépreux de vivre normalement dans les villages, une hostilité s'y manifestait envers eux. C'est d'ailleurs le fait que les patients de l'hôpital refusaient de vivre à leurs côtés qui a conduit Schweitzer à créer le « Village de lumière ». L'autre élément dont il faut tenir compte est l'absence, jusque dans les années 1950, de médicaments pouvant guérir définitivement cette maladie.

Si l'on se replonge dans le contexte de l'époque, et pour mieux appréhender la démarche de Schweitzer, il convient d'abord de s'interroger sur la raison pour laquelle les lépreux venaient à l'hôpital Atadiè. A priori, on serait tenté de répondre qu'ils y venaient pour trouver les médicaments susceptibles de les guérir. Or, cela ne peut être vrai qu'après 1950 ! En fait, comme me l'a dit Jean-Louis M., lui-même ancien lépreux[1], l'hôpital était d'abord considéré comme un lieu pouvant leur offrir une vie un peu plus supportable.

Dans *À l'orée de la forêt vierge*, Schweitzer écrit : « Les indigènes ont une telle peur de cette maladie qu'ils viennent souvent de très loin pour me consulter à propos d'une petite tache rouge. » Dans les évocations des comportements des malades, il est pourtant toujours question d'individus qui ne se rendaient à l'hôpital que lorsque l'affection était à un stade déjà avancé, si bien qu'il devenait difficile de la traiter. Pourquoi cela ?

Pour Jean-Louis M., « avoir la lèpre, ce n'est pas avoir une petite grippe ! Une fois que tu es malade, c'est ta vie qui change pour toujours et souvent en mal ». De ce fait, la peur que Schweitzer évoque, plus encore que la maladie elle-même, est liée à ses conséquences sociales, et notamment à la manière dont sont traités les lépreux dans les villages. Le malade qui arrivait

1. Il s'est présenté à moi comme le « doyen du Village de lumière ». Par ailleurs, il a été au service de Schweitzer.

à l'hôpital était, pour reprendre le propos de Jean-Louis M., atteint dans sa chair puisque la lèpre est une maladie qui provoque des douleurs atroces. Mais, être lépreux signifie également que « les autres ne vous considèrent plus réellement comme un vrai homme ». Dans certains cas, les lépreux, quand ils n'étaient pas simplement méprisés, pouvaient être bannis du village. Il faut en effet se rappeler de ce qui a été écrit s'agissant de l'origine de la maladie : une croyance veut que le « malade connaît lui-même sa maladie » ; il n'y a pas lieu de s'apitoyer sur lui, puisqu'après tout, il n'est peut-être pas si étranger que cela à la progression de cette maladie. La personne malade est parfois soupçonnée de « se manger elle-même ». Seules les personnes du village qui relèvent de la zone chaude ont la possibilité de vérifier cette hypothèse. Mais, quelle que soit la zone dont il relève, au village, chacun peut voir la progression de la maladie. Aussi, pour éviter qu'il ne « mange d'autres personnes » pour tenter de se reconstituer lui-même, il peut paraître opportun de chasser le lépreux de la communauté. Certes, cette description peut paraître choquante pour les tenants d'une certaine vision idéalisée des sociétés africaines, mais elle correspond hélas au sort qui a été réservé à certains malades[1].

Ce type de logique d'exclusion a conduit de nombreux lépreux à l'hôpital Atadiè. Dès lors, que pouvait-on leur proposer ? En médecin, il veut soigner, avec cette particularité qu'il insiste sur le fait qu'il ne garantit pas la guérison. Dans *À l'orée de la forêt vierge*, il écrit à propos des lépreux : « Je les traite par des onguents et des gouttes d'huile de chaulmoogra. On n'arrive pas à la véritable guérison. » Quand celle-ci est possible, son processus est particulièrement long. Parfois, il aura fallu près de vingt ans pour que des malades soient définitivement débarrassés de la lèpre. Dans les années 1950, avec l'arrivée de la dapsone, on arrivera à stopper réellement la maladie ; aujourd'hui la polychimiothérapie permet de guérir la lèpre en quelques mois, sans aucun risque de rechute. Certes, le malade ne pourra plus retrouver son aspect physique antérieur, mais sa maladie ne progressera plus.

1. Dans *Un long chemin vers la liberté*, Nelson Mandela avait déjà critiqué ce travers dans les termes suivants : « Beaucoup de gens ont brossé des tableaux idylliques de la nature égalitaire de la société africaine, et si je suis d'accord en général, il n'en reste pas moins vrai que les Africains ne se traitent pas toujours mutuellement en égaux ».

Dans les années 1950, Schweitzer cherche à répondre aussi à la demande des lépreux autre que la guérison, à savoir pouvoir tout simplement vivre. Il ne pouvait pas les renvoyer chez eux, cette solution les aurait condamnés inévitablement : le traitement pour la lèpre était extrêmement long, et il n'était pas sûr que les malades l'auraient suivi scrupuleusement ; de plus, si la personne était rentrée dans son village après un court séjour à l'hôpital, n'aurait-on pas tout simplement pensé que l'hôpital avait échoué ? Ce qui n'aurait fait que confirmer la thèse selon laquelle la lèpre est une « maladie des Noirs » puisque les Blancs ne pouvaient rien contre elle. Autre aspect de sa prise en charge des lépreux, Schweitzer utilise ce que l'on appellerait aujourd'hui la « reconstruction » de la personne. À l'hôpital, le lépreux est l'égal de tout autre malade et, de plus, il peut prendre part à la vie de l'institution de près ou de loin, ce qui fait qu'il ne sera pas uniquement tourné vers sa maladie. Joan Clent, dite Madame Joan, missionnaire médicale qui avait rejoint Schweitzer en 1958, écrit que « la plupart des lépreux avaient une activité malgré leurs infirmités. Les plus valides travaillaient selon leurs possibilités directement à l'hôpital, engagés comme surveillants du linge que l'on suspendait ou, sur les chantiers, comme tailleurs de pierre, maçons ou menuisiers. Les femmes travaillaient généralement dans les plantations. [...] Ceux qui étaient condamnés à rester assis enroulaient de la ouate sur de fines tiges de bambou, à destination du village comme de l'hôpital[1] ».

C'est ainsi que des lépreux ont fini par avoir une place de choix dans l'histoire de l'hôpital. Le cas le plus emblématique reste celui d'Alain Douviogou, arrivé comme malade à l'hôpital à l'âge de dix-sept ans en 1951. Il devint ensuite infirmier avant de finir comme chef du personnel de l'hôpital. On peut citer également Banza Maurice le cordonnier, Kenguele Georges le tailleur ou encore Jean-Louis M., mon témoin, qui fabriquait des tam-tams et construisait des pirogues.

S'il y a un regret exprimé par plusieurs de mes témoins touchés par cette maladie, il concerne l'idée de communauté (Schweitzer parlait lui-même de *Gemeinschaft*) : ils auraient

1. Jo et Walter Munz, *Albert Schweitzer's Lambarene. A Legacy of Humanity for Our World Today*, Penobscott Press, 2010, p. 81.

souhaité que l'hôpital dans son ensemble fût une communauté dans le cas des lépreux. Certes, le « Village de lumière » témoigne du fait que l'administration de médicaments n'était pas la seule vocation de l'institution hospitalière, mais ils auraient souhaité partager le même site avec les autres malades, qui ne voulaient pas des lépreux dans leur voisinage. L'exclusion dont ils étaient les victimes dans les villages se reproduisait au sein de l'hôpital.

L'autre illustration de l'attention que Schweitzer portait aux conditions de vie du malade et à son environnement concerne les malades mentaux. Au fil des ans, le « Grand Docteur » en a accueilli de plus en plus ; les médicaments dont il disposait n'étaient pas toujours efficaces. Malgré cela, il agit toujours en médecin, comme le fait remarquer le docteur Jean-Claude Huck : « Schweitzer utilisait du chloral, de la morphine, de la scopolamine et du bromure, et notait, comme d'autres à son époque, que leur efficacité n'était que passagère. Mais il avait aussi fait parvenir à Lambaréné de la chlorpromazine, prouvant en cela qu'il tenait à ce que ses malades africains bénéficient des progrès récents de la médecine[1]. » Comme la médication n'apporte que des répits, il importait de trouver d'autres moyens, d'autant que les malades mentaux pouvaient se montrer violents en certaines circonstances. Schweitzer ne cherche pas à construire une maison d'aliénés sur le modèle des asiles que l'on voit à l'époque en Europe, en particulier en France, dont la mission est avant tout médicale. Il veut simplement arracher ces personnes à leur condition qu'il décrit dans les termes suivants dans *À l'orée de la forêt vierge* : « Le sort de ces pauvres gens est affreux. Pour les rendre inoffensifs, les indigènes essaient de les enfermer ; mais ils parviennent toujours à s'échapper d'une hutte en bambous. Alors on les lie au moyen de cordes de raphia, ce qui les excite encore davantage. On finit par s'en débarrasser d'une façon ou d'une autre. »

Si on peut envisager de placer des lépreux avec d'autres malades, cette solution n'est pas appropriée pour les malades mentaux : « Si je les garde à la station, ils font du tapage toute la nuit et je suis obligé de me lever à chaque instant pour les calmer par des injections hypodermiques, écrit Schweitzer.

1. Jean-Claude Huck, « La psychiatrie à Lambaréné du temps d'Albert Schweitzer à nos jours », *Études schweitzériennes*, n° 7, 1995, p. 98.

Pendant la saison sèche, il est facile de trouver une solution à ce problème. Je fais camper mes aliénés et ceux qui les accompagnent sur un banc de sable situé à six cents mètres environ. » Quelques années plus tard, quand il s'installe sur le site d'Atadiè, il prévoit huit cellules pour les patients agités. À cause du tapage qu'ils causent, il a construit en 1934, à l'écart de l'Ogooué, une nouvelle case qui comprend six cellules. C'était encore il y a encore quelques années le seul bâtiment du temps de Schweitzer recevant toujours des malades.

Schweitzer ne doit pas sa réputation au seul fait d'avoir hébergé des malades mentaux. Il a surtout marqué les esprits par le fait qu'en dehors des médicaments, il tentait de redonner à ces personnes une existence la plus convenable possible. Pour le docteur Christoph Staewen[1], « à côté des soins et des traitements médicamenteux, Albert Schweitzer a su développer un traitement qui se révèle particulièrement salutaire : l'ergothérapie[2] ». Il a eu recours aux travaux manuels pour les rééduquer ou les réadapter, pour canaliser leur énergie, au lieu de procéder à leur enfermement total, comme il a refusé la surprescription médicamenteuse, qui aurait permis de les abrutir davantage, mais sans espoir d'amélioration de leur état.

Deux femmes méritent d'avoir leur nom à jamais gravé dans l'histoire de cet hôpital du fait du rôle qui a été le leur dans la prise en charge des malades mentaux. La première est l'infirmière anglaise Lilian Russel, plus connue sous l'appellation de Mrs Russel. Elle a séjourné à Lambaréné entre 1927 et 1946. Anatole N[3]. se rappelait fort bien d'elle. Marco Koskas évoque son souvenir en ces termes : « En compagnie d'Emma Hausknecht et Mathilde Kottman, elle forme le trio précurseur de celles qui voueront toute leur vie à l'œuvre médicale d'Albert Schweitzer : Emma la rubiconde, Mathilde la mélancolique, Mrs Russel l'optimiste. D'autres infirmières viendront, repartiront et reviendront encore. Mais ces trois-là auront gagné une stature

1. Médecin allemand (1926-2002), Christoph Staewen connut un autre « moment de gloire », quand, en 1974, avec l'ethnologue et archéologue française Françoise Claustre (1937-2006), il fut enlevé par les rebelles Toubous (dirigés par Goukouni Weddeye) dans le Tibesti (Tchad).

2. Voir *Études schweitzériennes*, 1995, n° 7, p. 90.

3. Anatole N. vivait en aval de Lambaréné, au lac Nyogo. Il est venu à l'hôpital Schweitzer du vivant de Schweitzer soit pour se soigner, soit pour accompagner ses femmes qui y ont accouché à plusieurs reprises.

historique. » Mrs Russel n'avait pourtant pas pour fonction principale de s'occuper des malades mentaux. Dans la liste des personnes ayant séjourné à Lambaréné, elle est toujours répertoriée comme « aide de partout ». D'abord affectée au défrichage, Schweitzer finira par faire d'elle son chef de chantier, à cause de son autorité naturelle et du fait que, selon lui, les indigènes obéissaient plus facilement à la femme blanche.

Contrairement à Mrs Russel, Ruth Breitenstein, qui a effectué sept séjours entre 1957 et 1966, apparaît dans les documents de l'hôpital comme secrétaire et surveillante des aliénés. Dans le souvenir de mes interlocuteurs, Mlle Ruth est très présente puisque tous ont évoqué devant moi le spectacle quotidien des aliénés qu'elle menait en direction du fleuve. Là, ils passaient leurs journées à travailler au grand jardin potager de l'hôpital. Il fallait biner, bêcher, planter, récolter, amener l'eau, irriguer et arroser, etc. Elle mettait en application l'idée qu'il fallait occuper ces malades. Pour Ruth, « de telles occupations ne les détournaient pas seulement de leur misère, elles leur procuraient le sentiment d'appartenir à une communauté et d'être utiles, en dépit de leur maladie. S'ils étaient dans leur village, ils seraient tenus à l'écart[1] », écrit-elle. « Aucun malade ne reste inactif et n'est laissé à son expérience morbide », « les malades qui ne pouvaient pas ou ne voulaient pas travailler au jardin confectionnaient des nattes, assis à l'ombre des grands arbres ».

Cette situation tranche avec ce que l'on peut observer aujourd'hui dans les grandes villes du Gabon, où il n'est pas rare de voir errer des malades mentaux dans les rues sans que cela émeuve particulièrement les autorités. La présence d'un hôpital psychiatrique à Libreville par exemple n'empêche en rien la croissance de ce phénomène.

La réflexion sur la démarche de Schweitzer doit largement dépasser la situation des malades mentaux. En réalité, quelle que soit l'affection, l'inscription dans la complémentarité est indispensable. Schweitzer l'a mise en application systématiquement, comme en témoigne l'organisation de l'accueil des malades dans son hôpital. Ce premier contact peut sembler très secondaire

1. Jo et Walter Munz, *Albert Schweitzer's Lambarene. A Legacy of Humanity for Our World Today*, *op. cit.*

par rapport aux soins, mais s'il se passait bien, il participait certainement à son mieux-être : pour mes témoins, lorsqu'il arrive chez le *nganga*, le malade est rassuré s'il est accompagné de l'un des siens. Janvier N. M. ne cessait d'ailleurs d'insister sur le fait que nombre de malades seraient partis de l'hôpital s'ils y avaient été ainsi laissés seuls. De même, le fait, pour le malade, de continuer à se nourrir avec des aliments qui ne lui étaient pas inconnus avait certainement pour effet de lui retirer une part d'appréhension qui l'habitait au moment de son arrivée à l'hôpital. Qu'en est-il de l'état d'esprit d'un malade qui s'inquiète de savoir ce qu'il aura au repas, comme on pouvait l'observer parfois dans certaines structures hospitalières gabonaises lorsque l'on y distribuait encore des repas ? Enfin, pour mes témoins, la possibilité de se mettre à travailler à l'hôpital alors que, comme le dit Douglas N., « cela commençait à aller mieux », participait de cette ergothérapie qui n'était pas destinée aux seuls malades mentaux.

La vie est une maladie mortelle

Dans le récit des derniers jours de Schweitzer que m'en a donné Janvier N. M., la demande formulée par le « Grand Docteur » de le « laisser mourir tranquillement » mérite que l'on s'y attarde. Par ce propos, Schweitzer confirme ce que n'ont cessé de dire mes témoins, à savoir que les médicaments ne soignent pas toujours.

Dans *Écrits sur la médecine*, Georges Canguilhem affirme que « tous les malades traités ne guérissent pas », ce qui correspond parfaitement à ce que soutiennent mes témoins. Pour sa part, Schweitzer a toujours dit que, dans son hôpital, la guérison n'était pas garantie, ce qui signifiait tout simplement que la mort était une des issues possibles. Une telle conception s'éloigne de ce que j'ai entendu de la bouche de médecins pour qui la mort est un échec. Dans une telle perspective, le rôle du médecin revient à repousser sans cesse les limites de la mort. De ce fait, et quoique cela soit tout à fait involontaire, le corps médical en arrive à infliger aux patients des traitements prolongés qui s'accompagnent parfois d'une dégradation de leur état général, dans le seul but de repousser le plus loin possible l'échéance de leur décès. Ces pratiques correspondent à « une médecine d'une efficacité qu'on aurait parfois crue proche de la perfection et qui confère l'illusion d'un pouvoir presque illimité de l'homme sur la vie et sur lui-même. Mais aussi une médecine passablement froide, distante des patients, relativement indifférente à leurs réalités psychiques, tant elle est concentrée sur des évaluations et des gestes quasi-mécaniques, régis par la seule rationalité scientifique[1] ». Cette médecine est à n'en point douter aux antipodes de celle que célèbrent mes témoins.

Outre le fait que l'usage des médicaments ne garantit pas toujours la guérison, on peut relever que chaque jour de nombreuses affections guérissent sans l'intervention d'un quelconque médicament, au sens où l'entend la médecine moderne. Pour mes témoins, lorsqu'il est acquis que le médecin ou le guérisseur ne peuvent plus rien faire, il vaut mieux « laisser le malade tranquille ». La difficulté réside dans l'évaluation de ce moment où il faut laisser le malade tranquille. Parfois, c'est le thérapeute qui le détermine, mais plus souvent c'est le malade lui-même, puisque cela rejoint l'idée selon laquelle il est « celui qui connaît le mieux sa maladie », donc le mieux placé pour œuvrer à sa guérison – ce qui témoigne d'une forte expression de la liberté subjective.

Dans le récit de Janvier N. M., il y a l'expression d'une profonde similitude entre Schweitzer et les vieillards gabonais. Arrivés au terme de leur parcours sur terre, après avoir bien vécu, ils demandent à mourir tranquillement. Ceux qui meurent en souffrant sont souvent considérés comme étant punis par les morts à cause des méfaits qu'ils sont supposés avoir commis ou des règles qu'ils n'auraient pas respectées. Schweitzer ayant été un homme de bien, il ne peut que s'en aller tranquillement. Certes, une telle approche ignore la question de la douleur, question de plus en plus présente dans nos sociétés. Mais introduire la douleur dans ce débat, c'est justement le déplacer puisque la souffrance physique ne peut concerner que quelqu'un qui est malade. La personne qui se trouve en fin de vie n'est pas forcément malade, sauf à considérer, comme le font d'ailleurs mes

1. Voir Nicolas Reix, Gérard Bos, *Les Médecins face aux mourants*, Paris, Éd. Connaissances et savoirs, 2004.

interlocuteurs, que c'est la vie elle-même qui est une maladie mortelle.

S'agissant de Schweitzer, dans les derniers jours d'août 1965, le docteur Munz fait appel à un cardiologue américain, le docteur Miller, qui confirme le diagnostic initial de Munz, à savoir que Schweitzer n'est pas vraiment malade, mais que la vie, doucement, est en train de le quitter. Dans ce cas, plutôt que de recourir aux médicaments, ne vaut-il pas mieux appliquer ce que dit Nietzsche dans *Le Crépuscule des idoles* ? « Morale à l'usage des médecins : [...] Mourir fièrement, quand il n'est plus possible de vivre avec fierté. La mort librement choisie, la mort au moment voulu, lucide et joyeuse, accomplie au milieu de ses enfants et de témoins, de sorte que de vrais adieux soient possibles, puisque celui qui prend congé est encore présent, et capable de peser ce qu'il a voulu et ce qu'il a atteint, bref de faire le bilan de sa vie, tout cela par opposition à la comédie pitoyable et atroce que le christianisme s'est permis de jouer avec la dernière heure des mourants. »

Mes témoins partageraient sans aucune hésitation la pensée de Nietzsche s'ils la connaissaient, puisque l'idée d'être entouré et de faire ses adieux au moment du grand départ est très présente chez les Gabonais. Pour Janvier et les autres, Schweitzer s'est vraiment conduit en honorable vieillard gabonais. Comme eux, le « Grand Docteur » possède la maîtrise de son propre « calendrier » puisqu'il sait à quel moment il est inutile de continuer à lui procurer des soins, même si Munz, qui est plus jeune, veut continuer à le faire. Il m'a ainsi été donné d'entendre des personnes annoncer à leurs proches la proximité de leur mort et leur faire leurs adieux alors qu'aucun signe clinique ne l'annonçait. Certains vont même plus loin en préparant ce jour, notamment les vêtements qu'ils porteront et le drap sur lequel ils reposeront.

Comme ces personnes, Schweitzer a soigneusement préparé ce rendez-vous. Certes, il n'a pas prévu les vêtements qu'il porterait pour son dernier voyage, mais il a déjà fait fabriquer son cercueil. Celui-ci se trouvait, selon de nombreux témoignages, sous sa maison. La seule différence que l'on peut noter finalement est l'impression de solitude, qui contraste fortement avec la scène que l'on peut observer chez le malade gabonais en fin de vie qui, lui, est très entouré. Cette présence nombreuse

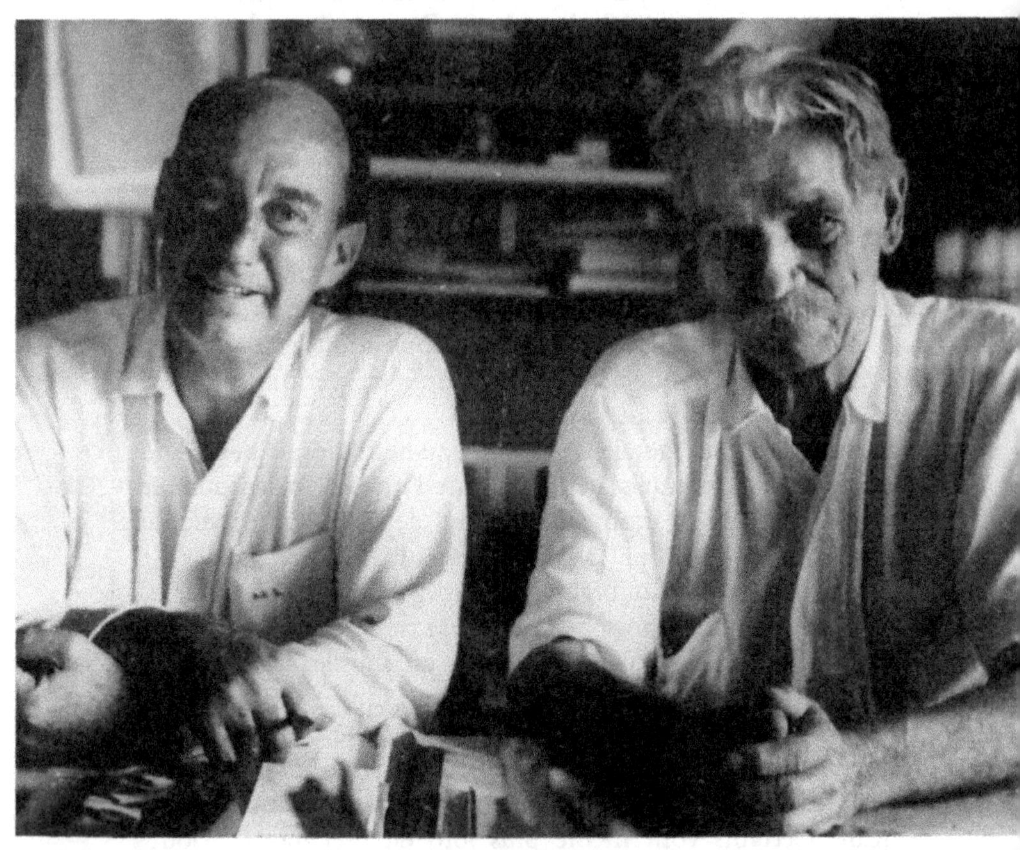

À Lambarané avec Adlai Stevenson,
ambassadeur des États-Unis à l'ONU (après 1961).

autour du mourant s'explique souvent par la volonté de bénéficier du privilège de recueillir les dernières paroles du mourant (il est d'usage qu'il fasse ses adieux aux siens). La pièce dans laquelle il se trouve voit également défiler des guérisseurs, des religieux, et depuis quelque temps, des pasteurs et des fidèles de ce que l'on appelle les « Églises éveillées ». Tout ceci crée une atmosphère particulièrement bruyante, avec moult déclamations, prières et chants. Chez le « Grand Docteur », dans la solitude de sa chambre, rien de tout cela. Il y a uniquement un tête à tête avec Munz, et personne ne sait où est la fille de Schweitzer à ce moment-là.

J'ai compris le récit de sa mort comme une illustration du fait que, jusque dans la maladie, le *Nganga* n'aura pas été un homme comme les autres. Son traitement n'a pas besoin de publicité et se déroule à l'écart des regards. De plus, pour recueillir sa parole, il n'a pas besoin de tout le monde. La présence de Munz, que nombre de mes témoins ont considéré comme le fils spirituel de Schweitzer, suffit, et c'est à lui qu'il transmet ses dernières volontés.

Puisqu'il est acquis que la personne qui meurt de vieillesse n'est pas forcément malade, il n'y a aucune raison de lui prescrire des médicaments. Pour nombre de mes témoins, Schweitzer a été un « grand » parce qu'il ne s'est pas seulement contenté de donner des médicaments au sens de la médecine moderne, mais qu'il a également utilisé tous les « médicaments », dans le sens que l'on donne à ce mot au Gabon. « Médicaments » qui ne sont d'ailleurs pas à la seule disposition des médecins. Chacun d'entre nous peut s'en servir en fonction des circonstances. Il faut pour cela partir de cette idée très présente dans nos échanges et que Janvier N. M. rappelait avec force : la vie en elle-même doit être considérée comme une pathologie, puisqu'elle est dominée par l'angoisse permanente de la mort. Aucun comprimé, aucune piqûre ne peuvent rien contre cette angoisse. Pour l'apaiser, il faut d'autres outils, que sont la parole et l'écoute. De ce fait, même quand le malade se rend chez le médecin, cette angoisse est toujours présente en filigrane, et ce ne sont pas les remèdes qui sont destinés à son corps qui vont la faire disparaître. Le médecin se doit alors de mettre la parole au service de son exercice médical. Cette situation varie bien entendu en fonction de l'âge du malade. Lorsqu'il s'agit d'un vieillard, comme c'est le cas de Schweitzer dans ses derniers jours, le recours à ces « outils » est d'autant plus indispensable que sa faiblesse ne relève pas de la maladie. Il n'y a pas lieu de faire perdre son temps au malade avec « des comprimés et des piqûres qui ne servent à rien », ni de tenter de « se mesurer à Dieu ». Il importe au contraire de lui apporter toute l'aide nécessaire afin qu'il prépare sereinement son départ, en confiant aux uns et aux autres ses dernières recommandations, en se réconciliant éventuellement avec certains, etc.

Pour autant, si cette perception est aisée à soutenir lorsque la mort frappe un vieillard, puisque l'on considère qu'il n'est pas utile de lutter contre elle et que la personne a bien vécu, qu'en est-il si la personne malade est jeune ?

Médecin soignant les patients qui venaient à lui, Schweitzer ne semble pas avoir varié d'attitude en fonction de l'âge du malade lorsque celui-ci était dans un état très grave, perdu. Comme tout médecin, il a essayé les médicaments modernes. Mais, mes témoins me l'ont confirmé, en de nombreuses circonstances, il refuse de prescrire des médicaments quand il estime que cela n'en vaut pas la peine, ou que les souffrances que va endurer le patient ne seraient jamais compensées par un quelconque bénéfice réel. Ce qui est important pour Schweitzer, c'est surtout de ne pas masquer la vérité au malade et aux siens. Dans *À l'orée de la forêt vierge*, il écrit : « Chez les primitifs, il ne faut jamais essayer de donner espoir au malade ni aux siens quand il n'y a plus rien à espérer. Que la mort survienne, et que le médecin n'ait pas donné au préalable un avertissement, on en conclut qu'il ignorait l'issue de la maladie, et donc qu'il ne l'avait pas reconnue. Il faut dire la vérité, sans ménagements, aux malades indigènes. Ils désirent la connaître et peuvent la supporter. La mort est pour eux chose naturelle. Ils ne la craignent pas, mais l'envisagent au contraire avec calme ; si, contre toute attente, le malade s'en tire, la réputation du médecin grandit. Il passe alors pour savoir guérir même les maladies mortelles. »

Certes, ce propos peut être contesté dans la mesure où, contrairement à ce qu'il affirme, au Gabon, la mort est loin d'être vécue la plupart du temps comme un événement naturel. Il me semble que l'on soit encore là au cœur d'un vaste malentendu dans la mesure où nul n'aurait osé s'élever contre un Schweitzer disant sans ambages qu'il n'y a plus rien à espérer. Toutefois, quand Schweitzer avouait ne plus pouvoir faire grand-chose, mes témoins le comprenaient souvent comme une autorisation implicite à tenter autre chose, à savoir se rendre chez les *nganga*. Pour sa part, estimant qu'il n'y avait plus rien à faire d'un point de vue médical, il se concentrait alors sur la meilleure façon pour le patient de surmonter l'angoisse de la mort, et dans ce cadre les échanges et la parole jouaient un rôle particulièrement important.

Il n'en va plus de même aujourd'hui dans les hôpitaux gabonais, qui font davantage penser à ce que décrivent Poirier et Salaün, à savoir « des lieux où s'exerce une compétence technique, un “savoir-faire” de plus en plus exigeant et performant, mais où les questions propres au sens, les questions qui relèvent de la subjectivité des soignants et de leurs malades n'ont généralement pas leur place[1] ». Cela a pour conséquence de développer de plus en plus chez les malades le sentiment « d'être réduits à un “corps objet”, livré aux mains de la médecine, et de n'être pas reconnu comme “personnes” avec une mémoire, une histoire, des sentiments, des peurs, une pensée qui s'interroge[2] ».

À l'hôpital Atadiè, ces craintes étaient infondées. Que ce soit en complément des soins qu'il prodiguait ou même de manière isolée lorsqu'il estimait inutile de recourir aux médicaments, Schweitzer avait su installer une relation fondée à la fois sur la parole et sur le contact physique avec le malade, sans d'ailleurs avoir besoin de le formuler, et encore moins de le proclamer. Parmi les reproches que l'on fait au corps médical gabonais, il y a notamment ce sentiment que donnent certains médecins de ne pas avoir envie de toucher les patients. Obieghe relevait par exemple « qu'il y a des fois où tu peux passer deux nuits à l'hôpital sans jamais voir le médecin, et quand il vient te voir, il se contente de venir lire ce qui est écrit sur ton lit ». Sans vouloir généraliser ce que j'ai pu noter, j'ai quand même été frappé par le fait que mes témoins se souvenaient de Schweitzer autant pour ses paroles et le contact physique qu'il avait eus avec eux, que pour les médicaments qu'il leur avait prescrits. Comme me le

1. Jacques Poirier, Françoise Salaün, *Médecin ou malade ? La médecine en France aux XIXe et XXe s*, Paris, Masson, 2001, p. 14.

2. *Ibid.*

faisait remarquer Agnès E., « tu ne peux pas savoir quand tu es dans un hôpital, comment cela fait du bien quand un médecin te prend la main. Tu as l'impression qu'il te transmet dans ce geste la force pour t'en sortir ». Pour mes témoins, toucher quelqu'un est encore plus important que de lui parler.

À Atadiè, il y avait de nombreux lépreux, et pour eux ce contact auquel ils n'avaient plus eu droit parfois dans leur village leur était particulièrement important. Plus largement, pour Obieghe, « quand tu es dans ton lit allongé, tu es déjà un peu comme un mort. La personne qui te touche montre bien qu'elle n'a pas peur de toi »... Ce rapprochement avec le défunt doit être replacé dans le contexte gabonais où il n'est pas banal de toucher un corps mort. Qu'on le veuille ou non, ce corps fait peur. Il faut soit une bonne dose de courage, soit un lien extrêmement fort avec le défunt pour toucher son cadavre. Que Schweitzer, qui n'a aucun lien affectif avec ses patients, puisse ainsi les toucher relève de l'exceptionnel. Ne serait-ce que par comparaison avec les médecins gabonais, qui tous ne prennent pas forcément le temps de les toucher. Obieghe dit encore : « Prendre la main d'un malade, c'est soit se placer au-dessus de lui, ou alors lui donner son corps en appui s'il est assis. Celui qui te prend la main est toujours en meilleure santé [...]. Te prendre la main, c'est comme essayer de te sortir d'un puits au fond duquel tu es tombé. Il n'y a pas besoin de te tirer, sentir cette présence humaine est un formidable espoir. Celui qui te donne sa main te dit : ne te laisse pas abattre, reste avec nous ou encore appuie-toi sur moi pour t'en sortir. »

Pour mes témoins, plus que les médicaments, cette main qui est proposée est un formidable espoir. Le médecin exprime ainsi clairement sa disponibilité pour aider le malade à s'en sortir. Que l'on guérisse ou pas est déjà secondaire. Il fallait ne pas laisser le patient se sentir seul, face à sa souffrance. Le médecin que l'on apprécie le plus n'est pas celui qui prescrit le plus de médicaments. Aujourd'hui, dans le contexte gabonais, la question posée à celui qui revient de chez le médecin est souvent : « Qu'est-ce qu'il t'a donné ? » L'absence de prescription est très souvent vécue comme un aveu d'impuissance, quand ce n'est pas tout simplement d'incompétence, du médecin, ce qui lui fait perdre par la suite tout crédit. Si le docteur n'a rien prescrit, c'est soit qu'il ne peut rien, soit, ce qui est plus grave, « qu'il n'a rien vu ».

Pourtant, personne ne tenait rigueur à Schweitzer de la déclaration de son impuissance. Schweitzer n'avait pas besoin de noyer le malade sous un flot de prescriptions, lui ne pratiquait pas la surprescription, qui ne sert en fait qu'à compenser une absence d'écoute et de temps consacré au malade. La demande du malade ne consiste pas forcément à obtenir toujours plus de médicaments, mais peut-être un peu plus d'humanité. L'icône s'est largement fabriquée à partir de la satisfaction de cette demande d'humanité. Même s'il faut aussi prendre en compte le fait que Schweitzer était un Blanc, facteur qui a sûrement joué un rôle important.

Être touché par un Blanc, n'est-ce pas recevoir aussi un peu de sa puissance ?

Bientôt après son installation à Lambaréné, Schweitzer se distingue par l'empathie, empathie à double sens qu'il a su installer dans sa relation avec les malades – même si pour certains cela relevait plutôt de la sensiblerie. Ses adversaires les plus acharnés ne pourront lui dénier cette qualité qui fait bientôt sa caractéristique. Pour répondre d'avance à ceux qui estiment qu'on ne soigne pas avec de l'empathie, et encore moins avec de bons sentiments, il faut tout simplement revenir à la demande de départ du malade. Celui-ci a besoin d'être soigné par quelqu'un de compétent dans son domaine, et dans le même temps, il veut qu'on réponde à la moindre question qu'il pose. Mais, il a également besoin d'être épaulé ou accompagné pour affronter la terrible angoisse de la mort. C'est la raison pour laquelle l'empathie est si importante. Avec elle, on rejoint l'homme dans ce qu'il a d'essentiel. Par elle, on réalise que l'homme ne se réduit pas à ses fonctions biologiques, ou à un corps objet.

Le docteur Amélie Marchal, qui effectua un séjour à Lambaréné en 1955 et qui vit Schweitzer à cette occasion, le décrit ainsi : « Dans la relation médecin-malade, il fait intuitivement la distinction entre la compassion qui peut se cacher derrière une voix parfois rude, et l'absence d'intérêt réel masquée sous une amabilité de façade[1]. » Être traité comme un homme, c'était aussi bénéficier de cette empathie. Si l'on considère que la relation entre le médecin et le patient ne se résume pas à un échange de produits et de services, il convient alors, comme l'a

1. *Études schweitzériennes*, 1995, n° 7, p. 168.

fait Schweitzer, de montrer qu'en dehors de l'action purement technique, le médecin doit aussi assurer « une tâche psychologique personnalisée ». D'aucuns pourraient trouver contradictoire ce qui vient d'être décrit, s'agissant d'un homme que l'on a souvent présenté comme étant froid et distant dans ses rapports avec les Noirs. Janvier N. M. a tenu à préciser que cela n'avait rien de contradictoire, puisque de son point de vue, « chacun de nous a plusieurs facettes. Tu n'es pas le même chez toi ou au travail ! Tu n'es pas le même avec tes enfants ou avec tes amis ! Pourquoi vouloir que Schweitzer soit le même quand il se trouvait sur un chantier et quand il rendait visite aux malades ? »

Pour conclure ces développements, je dirai qu'il est plus que jamais nécessaire, comme le conseillait Alain Elloue-Engone, de considérer Schweitzer comme un contemporain dont nous avons beaucoup à apprendre. De même, il me paraît indispensable de pouvoir mieux prendre en compte ce que disent mes témoins, appréciations que nombre de Gabonais partagent largement. Cet effort me semble d'autant plus nécessaire que l'on doit faire face aujourd'hui à un climat général dans lequel la confiance dans le médicament a tendance à reculer, alors même que la conception de la médecine comme une biomédecine, mise en œuvre par des praticiens « techniciens du corps » ne cesse de gagner du terrain. Cette situation n'est pas propre au Gabon. Il suffit d'observer le scepticisme grandissant des populations envers la vaccination par exemple, alors qu'il y a encore quelques années, il n'y aurait eu qu'une minorité de personnes à contester son utilité.

Dans l'absolu, il n'y a pas lieu de considérer que Schweitzer a créé quelque chose d'unique. Il me semble même cocasse que l'Occident ait salué la démarche de Schweitzer de manière si bruyante, alors que si l'on se penche quelque peu sur l'histoire de la médecine en Europe, son approche de bon sens avait de fameux prédécesseurs. Néanmoins, pour qu'un tel système soit plébiscité, il faut que les personnes auxquelles il est destiné se sentent pleinement reconnues dans leur humanité, et que le médecin cultive par-dessus tout cet art de la relation à l'autre. Si Schweitzer a été ainsi sacralisé, c'est certainement parce que l'exemplarité dont il a su faire preuve en tant que médecin rejoignait celle de l'homme qui a vécu au contact des Gabonais pendant près de cinquante ans.

CHAPITRE VI

Le respect pour les hommes

Dans leurs souvenirs, mes témoins chérissent le médecin qui a vécu sur les bords de l'Ogooué et a sauvé de nombreuses vies. Mais, comme le faisait remarquer Obieghe, Schweitzer n'avait pas toujours sa blouse de médecin. Il était également un patron, un missionnaire ou plus simplement un être humain en relation avec d'autres êtres humains. Dans ces situations, mes témoins ont souvent présenté Schweitzer comme un homme qui les respectait beaucoup. C'est sur cette dernière dimension que j'ai voulu m'arrêter ici. Elle participe en effet de manière décisive à la fabrication de l'icône. Nombre de mes témoins n'ont pas hésité à affirmer que « Schweitzer aimait les Noirs comme aucun Blanc ne les a jamais aimés ».

A priori, la présence des mots « respect » et « amour » dans les conversations avec mes interlocuteurs ne devrait pas susciter d'observations particulières. S'agissant du premier, il est tellement associé à la philosophie de Schweitzer qu'il n'est pas surprenant de le retrouver. Pour ce qui est du second, en tant que pasteur et donc homme de Dieu, Schweitzer ne fait qu'appliquer ce que Jésus considère dans l'Évangile de Marc comme le Second Commandement, à savoir aimer l'autre comme soi-même. Toutefois, une connaissance minimale du contexte dans lequel Schweitzer a évolué au Gabon met à mal le bel ordonnancement de cette interprétation.

En utilisant le terme « respect », il me semble que mes interlocuteurs cédaient à une facilité de langage. J'en suis d'autant plus convaincu que souvent, dans nos échanges, ils précisaient quasi systématiquement que « Schweitzer respectait beaucoup les animaux et même les insectes »... et ils se faisaient toujours un plaisir de revenir sur les attitudes plus ou moins excentriques de Schweitzer, censées illustrer ce respect. Je ne prendrais pour exemple que ces propos de Janvier N. M. : « S'il te voyait avec un oisillon, il te grondait. C'était la même réaction si tu prenais un petit poisson, il t'obligeait à le relâcher dans l'eau. Il n'aimait pas que l'on maltraitât la plus petite espèce. » Quel sens pour le mot de « respect » ? S'il est vrai qu'encore maintenant il est courant d'entendre des salariés se rappeler avec nostalgie de Blancs qui les ont aimés, l'évocation d'un « Blanc respectant les Noirs » est nettement plus rare. Pendant la période coloniale, le Blanc est un homme que l'on craint et que l'on respecte. Cet état fait partie de ce qui peut être considéré comme la normalité du moment. Si l'on reprend cette définition, le respect dû au Noir ne fait même pas partie des hypothèses envisageables. En consultant la littérature de l'époque ou les archives, j'ai été frappé de constater la quasi-absence de marques d'attention, de sentiments de considération ou de devoir – ce qui évoquerait un quelconque respect – envers les indigènes dans leur ensemble. Comment dans un tel contexte Schweitzer a-t-il pu être atypique ?

Que l'on m'ait cité le mot « respect » ne s'expliquerait-il pas tout simplement par le caractère familier du terme à Lambaréné ? Tous mes témoins ont entendu parler à un moment donné du « respect de la vie », concept central et fondement de la philosophie d'inspiration humaniste développée très tôt par AlbertSchweitzer. Pourquoi ne leur serait-il pas apparu comme tentant de l'employer, devant moi, pour bien montrer qu'ils connaissaient parfaitement Schweitzer ? Cette impression est renforcé en moi par le fait que ce qu'ils ont appelé « respect » ne correspondait pas forcément au sens communément admis pour ce mot en français. Dans le dictionnaire Littré, « respect » renvoie à la considération ou à la déférence pour quelque chose ou pour quelqu'un. Or, dans les différentes langues du Gabon, ce que l'on traduit en français par « respect » correspond soit à une crainte révérencielle, soit à une profonde vénération. C'est cette idée que dit en fang le mot *égvüma* (*edubyè* en galoa). « Respecter quelqu'un », c'est le craindre. C'est dans ce sens que l'on évoque par exemple « un enfant qui ne respecte pas les adultes ». Mais « respecter quelqu'un », c'est également le porter très haut, lui attribuer une excellente qualité, qui le distingue.

Paradoxalement, cette précision sur le sens donné au mot « respect » dans les langues gabonaises a pour conséquence d'effacer une part du malentendu autour de Schweitzer. L'emploi de ce mot devient justifié dans son acception dans les langues du Gabon.

Ce mot de « respect » me plonge une fois de plus dans les affres de la traduction. Schweitzer, faut-il le rappeler, a pratiquement toujours écrit en allemand. Or, les traductions de cette langue en français n'ont pas toujours été satisfaisantes. Je citerai tout d'abord le cas significatif du titre deson ouvrage emblématique, consacré au Gabon, *À l'orée de la forêt vierge*[1], dont le titre allemand est *Zwischen Wasser und Urwald*, littéralement, « entre eau/fleuve et forêt vierge ». Le titre original a l'avantage de donner une idée précise de la situation de l'hôpital. Le second exemple que je prendrai est celui de l'ouvrage *Les Grands Penseurs de l'Inde* dont le titre en allemand est *Die Weltanschauung der indischen Denker : Mystik und Ethik*[2]. Le mot *Weltanschauung* renvoie à la conception du monde, sujet sur lequel l'ouvrage porte, et que l'on traduirait plutôt par *La Conception du monde des penseurs indiens.*

De ce fait, pour commenter son idée du « respect de la vie », telle qu'il l'a formée, il m'a paru indispensable de partir du texte, écrit en allemand par Schweitzer après qu'il en ait eu la révélation, à proximité des trois îles situées en face du village Iguendja, en un jour de septembre 1915[3]. Dans *Aus meinem Leben und Denken* (*Ma vie et ma pensée*)[4], il note :

1. Ce texte a contenu de nombreuses éditions en langue française du vivant de l'auteur, après la première édition (Bern, P. Haupt et M. Drechsel, 1921) : Strasbourg, Librairie évangélique, 1923 ; Paris, Rieder, coll. « Témoignages », 1929, puis 1935 et 1952 ; Paris, Albin Michel, 1952 ; ensemble « Récits et réflexions d'un médecin en Afrique équatoriale française », vol. 9, Paris, Le Club du livre français, 1953 ; Paris, Le Club de la femme, 1964 ; Paris, Cercle du bibliophile, 1965.

2. L'édition originale, en langue allemande : Munich, Beck Verlag, 1935 ; la première édition française : Paris, Payot, 1936.

3. Selon le philosophe et spécialiste de l'œuvre de Schweitzer Jean-Paul Sorg, un jour, quelqu'un a demandé à Schweitzer dans quel livre de Goethe dont il était un admirateur, il avait découvert la formule « respect de la vie ». Schweitzer répondit qu'à sa connaissance Goethe ne s'était jamais exprimé en ces termes, que sans doute il avait dit beaucoup de choses sur le respect, mais d'une manière un peu vague, rien de concret, et jamais en l'associant au mot « vie ». À titre anecdotique, il est à noter que Schweitzer fut lauréat du Prix Goethe, décerné par la ville de Francfort en 1932, et que pendant l'été 1898, il trouva à se loger au 36, rue du Vieux-Marché-aux-Poissons à Strasbourg, dans la maison où Goethe était descendu jadis.

4. La première édition, en allemand : Leipzig, F. Meiner, 1932 ; première édition française : Paris, Albin Michel, 1959.

« Am Abend des dritten Tages, als wir bei Sonnenuntergang gerade durch eine Herde Nilpferde hindurchen, stand urplötzlich, von mir nicht geahnt und nicht gesucht, das Wort "Ehrfurcht vor dem Leben" von mir. » La traduction de ce passage donne dans l'édition française la formulation suivante : « Au soir du troisième jour, alors que nous avancions dans la lumière du soleil couchant, en dispersant au passage une bande d'hippopotames, soudain m'apparurent, sans que je les eusse pressentis ou cherchés, les mots "Respect de la vie"[1]. »

Sans vouloir me livrer à une quelconque appréciation savante, le lecteur qui connaît l'allemand ne peut qu'être surpris par la traduction de l'expression censée rendre la découverte qui illumine Schweitzer. Si *Leben* correspond bien à la « vie », et que l'on peut admettre « de la vie » à la place de « devant la vie », qui sonne allemand, *Ehrfurcht* peut difficilement être traduit par « respect », qui paraît bien faible ici pour décrire le sentiment éprouvé par le médecin[2]. On emploie plutôt habituellement dans ce sens les mots *Achtung* ou *Respekt*. Dans l'encyclopédie Brockhaus de 1896, *Ehrfurcht* est défini comme « le degré le plus élevé de la déférence ou de l'hommage, le sentiment de la dévotion le plus haut, [que l'on doive] soit à une personne soit à un pouvoir, comme la patrie, la science, l'église, l'État, l'humanité, la divinité[3] ». Il conviendrait mieux de le traduire par : « profond respect », « vénération », « crainte révérencielle », cette dernière expression correspondant bien au sens des deux éléments qui composent *Ehrfurcht* : *Ehre,* l'honneur, l'hommage, et *Furcht*, la crainte, l'appréhension, la peur. Il serait donc plus conforme de dire « vénération de la vie », décalque de la formule latine *Veneratio vitae.*

Le « respect » que mes témoins évoquent semble proche du sens que Schweitzer donne à sa philosophie. Dans *Ma vie et ma pensée,* on lit : « L'homme qui pense éprouve le besoin de témoigner le même respect de la vie à toute volonté de vivre

1. Sur la façade du musée Schweitzer à Atadiè est inscrit ce texte : « C'est en face des trois îles sur le fleuve Ogooué, au village Iguendja, quatre-vingts kilomètres en aval de Lambaréné, que me vint la révélation, un jour de septembre 1915, que "respect de la vie" est le principe élémentaire de l'éthique et de la vraie humanité. »

2. Le mot « respect » comporte toutefois bien la nuance de menace et de crainte dans une expression : « tenir en respect ».

3. « Der höchste Grad der Ehrerbietung, das Gefühl der Hingabe an dasjenige, was man höher schätzt als sich selbst, sei es eine Person oder eine geistige Macht, wie Vaterland, Wissenschaft, Kirche, Staat, Menschheit, Gottheit. »

autre que la sienne. Il ressent cette autre vie dans la sienne. Il considère comme bon : de conserver la vie et d'élever à sa plus haute valeur toute vie susceptible de développement. Il considère comme mauvais : de détruire la vie, de nuire à la vie, d'empêcher de croître une vie susceptible de se développer. » Respecter la vie, c'est en fait respecter l'autre. Il ne s'agit pas là d'une morale compassionnelle de l'amour. Pour reprendre les propos du philosophe Jean-Paul Sorg : « Je ne peux pas aimer tout le monde puisque j'ai mes amitiés, mes antipathies ; par contre, je peux par la raison m'obliger à respecter l'humanité en l'autre et la vie en lui quels que soient mes sentiments à son égard. »

Pour autant, que vais-je respecter en l'autre ? Il peut s'agir de son humanité ou même d'un morceau de sa divinité puisque l'homme a été créé à l'image de Dieu. L'autre est également une singularité, une étrangeté, il est un mystère, pour reprendre le terme de Schweitzer. Le mystère renvoie à l'énigme qu'est la vie. Dans l'épilogue de *Ma vie et ma pensée*, Schweitzer insiste sur la nécessité d'entrer en relation avec la vie de manière active. C'est en se consacrant au service de ce qui vit que l'on donne un but et un sens à cette énigme qu'est la vie.

Respecter la vie implique pour Schweitzer l'idée de la responsabilité. Une fois de plus, la traduction française est trompeuse puisque le mot allemand *Verantwortung*, utilisé pour dire la responsabilité, est traduit par « sentiment de responsabilité ». Or, le terme allemand renvoie davantage à une prise de responsabilité dans l'action. Pour Schweitzer, respecter la vie, c'est donc se sentir comme un acteur agissant pour la préserver. Il a cette formule : « Je suis vie qui veut vivre au milieu de vies qui veulent vivre[1]. »

Cette conception très élaborée, si elle était analysée, renverrait à des considérations philosophiques et théologiques fort savantes. Pour mes témoins, la discussion ne porte pas sur la vie, mais sur eux-mêmes. Schweitzer les respecte parce qu'ils sont la vie justement, et que l'on ne peut pas respecter la vie sans respecter les êtres humains, sauf à ressembler à ces individus qui fanfaronnent sur la fraternité mais ne la pratiquent pas.

Schweitzer a-t-il agi au Gabon en conformité avec sa pensée ? En a-t-il été ainsi dans ses relations avec les Gabonais ?

1. « *Ich bin Leben*, das *leben* will, *inmitten von Leben*, das *leben* will. ».

Assurément, si l'on se place dans la perspective du concept qu'il découvre et nomme en 1915. Schweitzer a respecté mes témoins. Au-delà, on trouvera de l'amour dans les relations qu'il a nouées, alors que le respect de la vie ne l'implique pas forcément.

Cette affirmation pourrait apparaître aux yeux de certains comme particulièrement bienveillante, voire lénifiante ; il pourrait sembler que par là-même seraient évacués des aspects bien connus de la réalité coloniale et de la vie de Schweitzer au Gabon. Pour celui qui a entendu parler des existences séparées entre Européens et Gabonais, qui ne partageaient pas les mêmes cases à l'hôpital Atadiè, de la table de Schweitzer où il n'y avait que des Blancs, du cimetière où aucun Noir n'a jamais été enterré, et ce jusqu'à présent, et même de quelques gifles dispensées par le « Grand Docteur », les mots « respect », « responsabilité » et « amour » peuvent sembler ne pas être des plus appropriés pour parler de la relation de Schweitzer avec les Gabonais. En outre, il ne faut pas oublier que, conformément à la logique coloniale, c'est Schweitzer qui vient aider ces gens. Il y a une dissymétrie fondamentale. Or, le respect suppose a priori un minimum d'égalité de condition. Dans ce cas précis, comme le rappelle un proverbe gabonais : « La main qui donne est toujours au-dessus de celle qui reçoit. » Par ailleurs, le racisme institutionnalisé propre au contexte colonial, aux antipodes des idéaux républicains français, ne permet pas vraiment le développement de rapports idylliques entre Européens et Africains. Il faut rappeler que depuis la création du Code de l'Indigénat en 1887, il existe un système dual dans les Colonies françaises, avec, d'une part, les citoyens français, Africains assimilés compris, bénéficiant des lois de la IIIe République, et d'autre part, l'écrasante majorité de la population considérée comme des sujets, soumis à des règlements spéciaux. Ce système ne prendra fin officiellement qu'après la fin de Seconde Guerre mondiale, et perdurera dans les faits jusqu'au milieu des années 1950.

Certes, je souscris à toutes ces critiques, tout comme l'ensemble de mes témoins qui me les ont régulièrement rappelées durant nos échanges. Néanmoins, aussi acerbes et fondés que puissent être ces griefs, ils ne peuvent faire oublier l'autre face de la médaille. Pour mes interlocuteurs, comme ils n'ont cessé de me le répéter pendant ces années, « Schweitzer n'était qu'un homme ». Dans leur entendement, être un homme, c'est tout simplement avoir une part d'ombre et une part de lumière. En fonction des circonstances, ceux qui jugent choisissent l'une au détriment de l'autre. Mon entreprise est de montrer comment s'est fabriquée l'icône gabonaise de Schweitzer, elle n'est pas de disserter sur la face sombre de l'homme Schweitzer. Pour autant, il me paraît utile de commencer par montrer celle-ci pour dissiper tout malentendu. Surtout, ce dévoilement va nous permettre de voir comment elle est envisagée par mes témoins.

L'enracinement de Schweitzer dans son temps, ou la part d'ombre

En dehors des oraisons funèbres, dont la fonction première est de valoriser le parcours du défunt, évoquer un homme se révèle être un exercice particulièrement difficile. Dans tous mes échanges avec mes interlocuteurs, je garde présent à l'esprit l'accent qu'ils ont toujours mis sur l'ambivalence de l'homme. Schweitzer ne pouvait pas y échapper. Pour Janvier N. M., les monstres absolus n'existent pas, pas plus que les saints intégraux. S'ils ont dit de lui beaucoup de bien, au risque d'être suspectés parfois d'aveuglement, mes témoins n'en ont pas moins insisté sur ses nombreuses zones d'ombre.

Alors que l'image d'un Schweitzer qui aurait compris les Gabonais et se serait fondu dans le paysage gabonais est particulièrement présente chez ses admirateurs fervents, mes témoins sont loin de partager leur enthousiasme. Pour la plupart d'entre eux, Schweitzer est un Blanc vivant dans des conditions qui font naître des interrogations chez les Gabonais. Son mode de vie est d'autant plus intrigant qu'il est difficile, pour le Gabonais de l'époque coloniale, d'en percer le mystère. Dans le contexte colonial, les contacts entre Blancs et Noirs sont limités à un espace unique qui est le lieu de travail, si l'on excepte le cas particulier des maîtresses noires. Les rapports personnels sont quasiment proscrits au profit des relations de maître à sujet.

Dans ces conditions, il n'est pas surprenant d'apprendre d'Émile N. M. que « Schweitzer était quelqu'un de très distant qui ne rigolait pas comme ça avec vous [...]. Schweitzer ne se mélangeait pas avec les Noirs, il vivait de son côté, nous du nôtre ». Certes, mes témoins ont parfois évoqué quelques amis de Schweitzer, et lui-même a parlé d'amitiés avec des indigènes. Il s'agissait souvent de pasteurs, plus rarement de quelques travailleurs. S'il est vrai qu'à plusieurs reprises Schweitzer a discuté avec les uns et les autres, le terme « ami » me semble excessif. Pour nombre de Gabonais, les critères de l'amitié avec un Blanc sont beaucoup plus larges que ce qu'ils pourraient exiger d'un Noir. Dans l'ensemble, Schweitzer n'échappe pas à ce modèle pour des raisons que Douglas N. expose ici : « Schweitzer vivait quand même au temps des colons. Il y avait une différence entre les Blancs d'avant et ceux de maintenant, et tu considérais rapidement un Blanc comme un ami dès qu'il était gentil avec toi. » Le seul fait d'avoir la chance que Schweitzer vous consacre un peu de son temps pouvait dès lors être assimilé à une preuve d'amitié.

Ce que les témoins voient et disent est corroboré par ce que Schweitzer écrit dans *À l'orée de la forêt vierge.* Il donne même l'impression de conforter ce jugement, en avançant que le voisinage des Noirs peut se révéler périlleux pour le Blanc. Il ne s'agit là que d'une entrée en matière ! Plus loin, Schweitzer va jusqu'à considérer que le séjour prolongé en Afrique est dangereux pour le Blanc, surtout lorsque ce dernier n'a pas une instruction approfondie : « il court le risque de ne plus être à la hauteur de sa tâche. Cette altération se manifeste en ce qu'il perd de vue les principes essentiels de son œuvre, que son énergie s'affaiblit et qu'il en arrive à s'arrêter à des vétilles et à en discuter sans fin comme les Noirs. » Aux antipodes de l'icône qui est célébrée, dans ces lignes on est plutôt face à un personnage détestable qui est non seulement convaincu de la supériorité culturelle de l'homme blanc[1], mais aussi qui n'est pas du tout gêné de partager le point de vue des théoriciens

1. C'est cette supériorité culturelle qui permet d'ailleurs de justifier le colonialisme, selon le penseur indien Ashis Nandy : « Le colonialisme sans mission civilisatrice n'est plus du colonialisme. Il devient un handicap pour le colon beaucoup plus que pour le colonisé ». Aujourd'hui ce schéma n'a pas changé, puisque, toujours selon Nandy, « les vieilles forces de violence et de cupidité en l'homme, […] ont simplement trouvé une nouvelle légitimité dans les doctrines du salut laïque, dans les idéologies du progrès, de la normalité et de l'hypervirilité, ainsi que dans les théories de la croissance cumulative de la science et de la technologie. » Voir Ashis Nandy, *L'Ennemi intime*, Paris, Fayard, 1987, p. 28 et pp. 51-52.

évolutionnistes, exploités à l'époque par les tenants du racialisme. D'après l'un de ses biographes, Pierre Lassus, « Claude Bernard et Darwin étaient parmi ses références favorites ». Pour les penseurs racialistes des années 1920-1930, tant allemands que français (moteurs dans cette théorisation), « la civilisation de l'Occident chrétien est à la pointe de l'histoire, au point de représenter la civilisation tout court, la culture en ce qu'elle a d'absolu, la meilleure chose qu'on puisse souhaiter aux autres peuples est d'arriver au plus vite à le rejoindre dans ses valeurs, ses normes et ses techniques[1] ».

Dans ces lignes, difficile de découvrir le moindre indice du respect évoqué par mes témoins. L'appréhension du monde gabonais par Schweitzer est marqué par les manières de voir et l'air du temps : il n'hésite pas à recourir au vocabulaire fait d'« étapes » et d'« échelons », cher aux évolutionnistes : *ganz primitive, Halbprimitive, zivilisierte, halbzivilisierte, Naturmensch, Untermenschen,* etc.[2]. Ce vocabulaire irrigue toute la littérature coloniale allemande[3].

Schweitzer soutient l'entreprise coloniale. Alors que l'on aurait pu penser que le « Grand Docteur » serait un ardent militant de l'émancipation des indigènes, il n'en est rien. Dans la préface d'une réédition de son livre, *À l'orée de la forêt vierge* en 1953, il ne renie en rien ses propos initiaux, bien au contraire. Ce qui le préoccupe, ce sont ces temps nouveaux annonciateurs de changements qu'il dénonce vigoureusement. Son jugement sur cette revendication d'émancipation qui risque de faire des Noirs ses égaux semble même empreint de beaucoup d'amertume : « Maintenant nous devons nous résigner à ne plus nous sentir comme les frères aînés et à ne plus agir comme tels. D'après l'opinion qui prévaut aujourd'hui, l'avènement de l'ère du progrès ne peut se faire qu'à condition que le frère cadet soit considéré comme majeur et capable de discernement au même titre que le frère aîné, et que les indigènes prennent de

1. Pierre Erny, « Schweitzer, la colonisation et les cultures africaines », *Études schweitzériennes* n° 2, 1992, p. 21.

2. Traduction de ces termes allemands : « Tout à fait primitif », « semi-primitif », « civilisé », « semi-civilisé », « homme de la nature », « sous-homme ». *Naturkinder* donne lieu à des divergences d'interprétation dans sa traduction, qui rendent complexes l'appréciation de son usage par Schweitzer, comme le signale Jean-Paul Sorg.

3. Voir Max F. Dippold, « L'image du Cameroun dans la littérature coloniale allemande », *Cahiers d'Études Africaines*, vol. XIII, 1973, p. 37.

plus en plus les destinées de leurs pays en main. » Sept ans avant l'indépendance du Gabon, Schweitzer en est même à regretter que l'on puisse considérer l'Africain comme majeur et comme son égal. Il n'est certes pas le seul dans ce cas, mais il faut convenir que nombreux sont ceux qui ont eu des intuitions plus heureuses. Cette position est la source des critiques les plus virulentes contre lui.

Comme beaucoup de ses contemporains, et même si nous verrons qu'il critique par ailleurs l'aventure coloniale, Schweitzer justifie le fait colonial. Jusqu'en 1945 au moins, il y a un large consensus en métropole sur la nécessité de la colonisation. Le succès de l'Exposition coloniale internationale de Vincennes en 1931 en est une parfaite illustration[1]. Au cours de celle-ci, la droite et la gauche se retrouvent autour d'un discours glorificateur de la puissance française et de son Empire. Les divergences ne portent en fait que sur les modalités. Comme le rappelle l'ethnologue Pierre Erny, « ni Schweitzer ni (Charles) de Foucauld ne se trouvaient gênés d'être embarqués dans la logique d'une entreprise de type colonial. Malgré les ambiguïtés dont elle était grevée, ils la percevaient comme globalement positive ; ils essayaient d'éviter certains abus, et étaient très sincèrement persuadés que, chacun à sa manière, ils travaillaient pour le bien des populations[2]. »

La colonisation française est présentée comme un acte généreux d'une nation civilisée à l'égard des peuples qui vivent dans la barbarie. Elle a pour soubassement les œuvres missionnaires des congrégations religieuses, qui ont débuté bien avant la conquête coloniale de la République ; à la fin du XIXe siècle et dans la première moitié du XXe siècle, la religion continue de jouer un rôle important, parallèlement à la conquête et l'administration de nouveaux territoires et populations par la France. En substituant au paganisme les Évangiles, elle permet aux Noirs de sortir des « ténèbres » et de l'« obscurantisme », premier pas

1. La Ligue internationale contre l'oppression coloniale et l'impérialisme (créée en 1930), le Parti communiste français et le syndicat CGTU organisent une contre-exposition, intitulée « La vérité aux Colonies », entre juillet 1931 et février 1932. Elle n'accueille que cinq mille visiteurs, alors que l'Exposition coloniale enregistre huit millions d'entrées, en deux mois et demi.

2. Pierre Erny, « Schweitzer, la colonisation et les cultures africaines », *art. cit.*, p. 24.

pour entrer dans la civilisation : telle est l'idée la plus partagée de l'époque, une évidence qui ne se discute pas… Le 3 janvier 1909, le pasteur Albert Schweitzer prononce un sermon en l'église Saint-Nicolas de Strasbourg : « Ces hommes "exotiques" sont profondément malheureux, prisonniers d'une sorte de délire ou de fantasmagorie qui les fait vivre dans une terreur quasi permanente. […] Non, le paganisme ce n'est pas la paix et la félicité. Et cela vaut pour le paganisme le plus avancé comme pour le plus arriéré. Il suffit d'entendre certains récits des Hindous, dont la pensée a atteint pourtant un certain degré de raffinement suprême, pour s'apercevoir des tortures qu'au nom de leur religion l'on inflige aux âmes. » C'est pour mettre fin à de tels agissements que la colonisation s'impose, de même que la « vraie » religion, que l'on doit enseigner aux indigènes, peut seule être une libération de ces « âmes ».

Alors qu'on aurait pu penser que, des années plus tard, Schweitzer, vivant désormais au Gabon, aurait pu revenir sur ses propos tenus en 1909, il n'en est rien. Il laisse même entendre, comme nombre de ses contemporains, que l'arrivée de l'Homme blanc a permis de sauver les Noirs de quelques massacres qu'on qualifierait d'interethniques aujourd'hui. Ce point de vue est clairement exprimé dans *Histoires de la forêt vierge* : « Quand les indigènes autochtones manifestent leur mécontentement d'être dominés par les Blancs, je leur réponds que sans nous ils n'existeraient plus, soit qu'ils auraient achevé de s'entretuer ou qu'ils aient fini dans la marmite des Pahouins. Ils ne peuvent rien répliquer à cet argument. En général, malgré les nombreux et graves méfaits dont les Blancs se sont rendus coupables dans leur œuvre de colonisation sur toute la terre, ils peuvent pourtant faire valoir qu'ils ont apporté la paix aux peuples soumis. »

À lire ces passages, la gêne doit être palpable chez ceux qui ont salué le grand humaniste Schweitzer en apprenant que leur héros avait adopté une étrange neutralité à l'égard du travail forcé, qui faisait pourtant des ravages dans les colonies, au Gabon notamment. L'argumentation qu'il développe dans *Histoires de la forêt vierge* ne peut manquer de surprendre : « À mon avis le travail obligé n'est pas faux en principe, mais pratiquement très difficile à réaliser. Dans une colonie on ne parvient pas à se tirer d'affaire sans contrainte. »

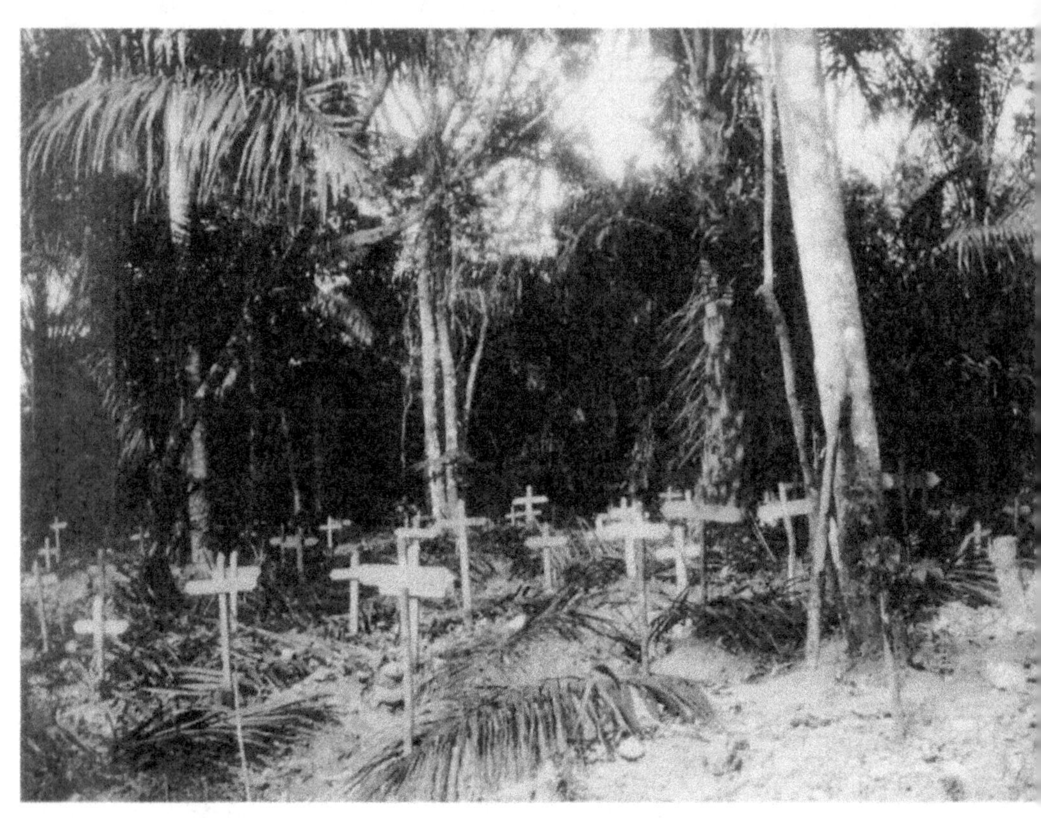

Le cimetière des animaux à Lambaréné, créé par Albert Schweitzer.

Par ailleurs, c'est selon le modèle de ce que l'on pourrait appeler un « développement séparé », si ce mot n'avait pas eu une charge aussi forte en Afrique du Sud, qu'Albert Schweitzer évolue à Lambaréné. Il y a des habitations séparées pour les Blancs et pour les Noirs. Les uns et les autres ne vivent pas dans les mêmes espaces. Cette séparation entre les races ne concerne pas seulement le personnel puisque, d'après Janvier N. M., « les malades Blancs n'étaient pas accueillis au même endroit que les Noirs ». Douglas N. a également confirmé ce propos : « Il y avait une séparation entre Blancs et Noirs pour la maternité mais pas pour la pharmacie. » Jusque dans l'au-delà les frontières perdurent, avec un cimetière pour les Blancs où Schweitzer et quelques autres anciens de Lambaréné reposent, et des cimetières pour les Noirs. Cela conduit d'ailleurs Janvier N. M. à se poser la question suivante : « Regarde à la Mission catholique, les gens sont mélangés au cimetière, or chez Schweitzer, ce n'était pas comme ça ! Pourquoi ces cimetières différents ? »

Schweitzer n'est-il pas d'abord, comme le dit toujours Janvier N. M., « un Blanc, c'est-à-dire un politique[1] ? Il voulait se faire bien voir [...], mais comme les autres Blancs, il nous prenait pour des singes. » Néanmoins, cette critique peut paraître excessive si l'on prend en compte les pratiques respectives des catholiques et des protestants. Comme le faisait remarquer fort justement Margaux E.[2], dans les missions protestantes, qu'il s'agisse de celles de Ngomo[3], d'Andendé ou encore de Talagouga[4], seuls les missionnaires étaient enterrés dans les cimetières situés derrière les temples. Il suffit d'ailleurs, à Ngomo par exemple, de relever les dates sur les tombes pour constater qu'il a fallu attendre de nombreuses années avant que des Noirs y reposent.

L'une des images que ses admirateurs ont véhiculée est celle d'un Schweitzer curieux de tout et habité par une volonté permanente d'apprendre sur les hommes. Or, lorsque l'on s'arrête sur cet aspect de sa personnalité, on ne peut donc qu'être surpris que pendant toute la durée de son séjour au Gabon un esprit

1. Terme couramment employé au Gabon pour désigner une personne hypocrite.

2. Fille d'un pasteur, amie de Schweitzer, scolarisée à Andendé, elle s'est rendue à plusieurs reprises à Atadiè.

3. Mission fondée à la fin du XIXe siècle et située à cinquante kilomètres environ en aval de Lambaréné.

4. Mission située sur une île de l'Ogooué aux environs de Ndjolé.

Ci gît
le Dr Albert SCHWEITZER
né le 14.1.1875
décédé le 4.9.1965

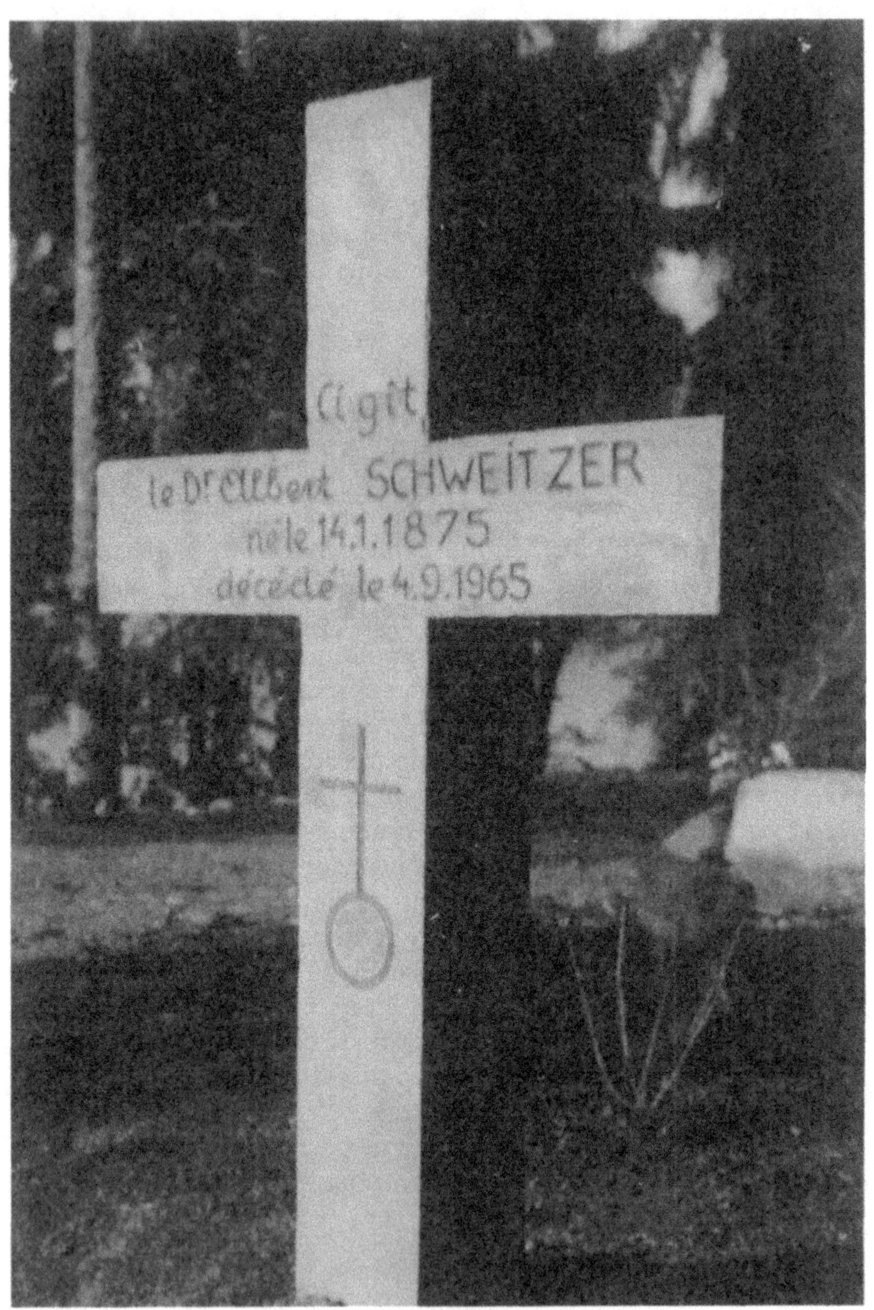

Sépulture d'Albert Schweitzer.

aussi curieux et féru du respect dû aux êtres humains ne se soit pas davantage intéressé aux cultures qui l'entouraient. Ce comportement tient certainement au fait que, pour Schweitzer, comme pour la pensée dominante de l'époque, les indigènes n'avaient ni culture ni système de pensée – attributs que l'on ne pouvait retrouver que chez les peuples civilisés. C'est ce que semble du reste confirmer le théologien et philosophe André Gournelle lorsqu'il écrit : « Schweitzer étudie avec beaucoup de soin les philosophies de l'Inde et de la Chine, mais pas les sagesses du Gabon. Visiblement, l'Afrique ne se situe pas pour lui au même niveau que l'Asie ou l'Europe. Il prend la peine d'analyser les civilisations d'Orient et d'Occident, mais de celles d'Afrique, il ne retient que des anecdotes pittoresques. Le fait qu'il s'agisse de cultures orales, et que Schweitzer soit un homme de livres, qui travaille et réfléchit beaucoup à partir de ses lectures, favorise ce manque d'attention que lui ont amèrement reproché certains Africains[1]. »

Il s'agit là d'un des aspects le moins défendable chez Schweitzer.

Certes, Pierre Lassus explique cette attitude par le fait que Schweitzer ne se vivait pas comme un ethnologue, mais plutôt comme un thérapeute, « c'est-à-dire comme celui qui prend soin des âmes et des corps du sujet dans sa vérité humaine globale ». Toutefois, cette appréciation me paraît d'autant moins recevable qu'elle est en totale contradiction avec ce que proclament les thuriféraires d'un Schweitzer, homme ouvert au dialogue interculturel : Schweitzer occultait totalement leur culture.

Plutôt que de chercher absolument à présenter un Schweitzer immaculé et pétri de qualités, il faut simplement reconnaître, comme l'a souvent répété Janvier N. M., que « ce n'était qu'un homme ». Schweitzer vivait à une période où des mots comme celui de « philosophie » ne s'appliquaient pas à l'Afrique. Il n'est donc pas surprenant qu'il se soit situé dans cette lignée de penseurs pour lesquels l'Afrique n'avait pas de pensée. Il serait hors de propos de le lui reprocher, mais il n'y a pas lieu non plus de lui attribuer des mérites qu'il n'a pas eus.

De même, il a souvent été reproché à Schweitzer d'avoir vécu près de cinquante ans au Gabon et de ne pas avoir pu s'exprimer

1. André Gounelle, « Albert Schweitzer et la diversité des cultures », in *Études schweitzériennes,* n° 2, 1991, p. 14.

dans l'une des langues du pays. Cela illustrerait mieux que d'autres exemples, l'indifférence dans laquelle Schweitzer tenait les indigènes : puisque ce sont des êtres inférieurs, leurs langues ont également leur statut. De plus, commencer à parler les langues des indigènes, n'est-ce pas réduire la distance créée entre eux et lui ? La proximité avec un individu se mesure en effet, entre autres, d'après Janvier N. M., au fait qu'il puisse parler notre langue. Certes, mes interlocuteurs se souviennent que le « Grand Docteur » a usé du *Mbolo* (« bonjour », dans les langues du Gabon) pour saluer les uns et les autres, mais apparemment il ne serait jamais allé au-delà. Dans *Le Procès d'un prix Nobel*[1], roman d'un avocat Gabonais, il y a un échange intéressant, lors du procès, entre le prévenu, le docteur Seller, et le président de la cour : « Vous n'avez pas appris une seule des cinquante langues parlées dans ce pays [...]. La plupart des missionnaires venus ici ont appris au moins deux langues pour mieux faire passer leur message. » Et le docteur Seller de répondre : « La plupart des escrocs aussi ont appris une ou deux langues pour escroquer les habitants de ce pays. » Pourtant, là encore, il est exagéré, comme je l'ai déjà montré, de dire que Schweitzer était totalement ignorant de ces langues puisque dans ses sermons, il lui arrivait d'employer quelques mots galoa ou fang. Les admirateurs de Schweitzer ont mis en avant le fait qu'il n'aurait pas voulu apprendre les langues du Gabon à cause de leur extrême diversité et pour ne pas donner l'impression d'en privilégier une au détriment des autres. Mais le fait est que, du point de vue des Gabonais, cet aspect n'était pas déterminant : on n'exigeait pas d'un Blanc qu'il maîtrisât toutes les langues du pays. De toute façon, ce n'est pas ce que l'on attendait de lui !

Plus que l'absence de maîtrise des langues, c'est son désintérêt pour la médecine traditionnelle qui vaut à Schweitzer le plus de critiques. L'étonnement devant un tel comportement est d'autant plus grand que, durant la même période, l'abbé Raponda-Walker (dont il ne parle jamais) a mené d'importantes recherches sur la flore du Gabon. La seule explication recevable ici est qu'après 1945, Schweitzer ne s'intéressait plus aux

1. Séraphin Ndaot-Rembogo, *Le Procès d'un prix Nobel, ou le Médecin du fleuve*, Paris, La Pensée universelle, 1983. Ce roman relate le procès d'un médecin, André Seller, dont les initiales et la vie rappellent Schweitzer.

questions médicales. L'engagement contre les armes nucléaires aux côtés d'Albert Einstein mobilise entièrement ses dernières forces, et ce jusqu'à la fin de sa vie.

Pourtant, au début des années 1920, il écrit dans *À l'orée de la forêt vierge* : « Des personnes dignes de foi m'ont assuré que les gens du pays peuvent, après avoir consommé certaines feuilles ou racines, pagayer vigoureusement tout un jour sans ressentir ni faim, ni soif, ni fatigue, et en manifestant une gaieté et un entrain toujours croissants. » Quelques lignes plus loin, il promet de s'y intéresser. L'a-t-il fait ? On n'en saura jamais rien, et il est difficile d'accorder un quelconque crédit à Bassek Ba Kobhio lorsqu'il laisse entendre dans son film que Schweitzer aurait essayé de percer le secret de l'iboga[1].

L'alimentation du « Grand Docteur » est un excellent révélateur de l'absence de proximité entre mes témoins et Schweitzer. Schweitzer a certes vécu de nombreuses années au Gabon, mais « il ne mangeait pas comme les Noirs ». Ce détail n'est guère surprenant dans la mesure où, comme le signale Janvier N. M., « à cette époque, les Blancs ne prenaient pas la nourriture des Noirs comme aujourd'hui ». Pour Jean-Paul M. N., les mets de Schweitzer étaient ceux des Blancs. Il se nourrissait, dit-il, « d'herbes[2] et de légumes ». Dans son alimentation, il allait même plus loin que les autres Blancs, puisque végétarien, il ne mangeait ni viande ni poisson. Renoncer à consommer certains aliments sans y être contraint, alors qu'il pouvait acheter du poisson ou de la viande sans aucun problème fait justement partie de ces choses que mes interlocuteurs ont du mal à cerner, le sommet de ces facéties étant atteint avec le cimetière pour animaux que Schweitzer a créé. Néanmoins, cette différence d'alimentation ne suscite que peu de critiques, pas plus que le fait qu'à la table de Schweitzer il n'y avait aucun Gabonais, sauf de temps en temps, selon Jean-Paul N. M., « des gens comme Léon Mba[3] quand il passait à Lambaréné ». Douglas N. trouve

1. *Tabernanthe iboga* est un arbuste atteignant 1,50 m à 2 m de hauteur, produisant des fleurs jaunâtres ou rosâtres qui donnent des fruits à la chair sucrée, mais ne contenant pas d'alcaloïdes psychoactifs. Au Gabon, l'écorce de ses racines est utilisée pour ses propriétés stimulantes à faible dose, et pour ses propriétés hallucinogènes à doses plus élevées, notamment dans les rituels d'initiation.

2. Les herbes ou les feuilles servent à désigner la salade.

3. Léon Mba, d'origine fang, se fait remarquer par ses agitations dans sa jeunesse : il est condamné à l'exil ; de retour au Gabon en 1946, il s'engage dans une

même ce débat totalement absurde : « Pourquoi voulais-tu qu'on aille manger chez Schweitzer, il avait sa nourriture et nous la nôtre ? Est-ce qu'on t'a déjà dit que je voulais manger uniquement des herbes ? » Mes témoins ne rêvaient pas d'être assis à la table de Schweitzer pour consommer une nourriture qui ne les tentait aucunement.

Si le souvenir de Schweitzer se résumait à ces seuls aspects de son mode de vie, il n'y aurait pas d'icône, ni d'analyse à fournir pour comprendre comment celle-ci est advenue. À certains moments, les certitudes de mes témoins ont semblé tellement vaciller que j'en suis arrivé à me demander si Schweitzer était autant célébré que tous voulaient l'affirmer. Néanmoins, il me revenait toujours en mémoire cette formule si simple, mais si riche, de Janvier N. M. : « Ce n'était qu'un homme ! » Grâce à mes témoins, j'ai pu éviter la tentation du manichéisme, mais à plusieurs moments, je me suis demandé si le mot « respect », qu'ils avaient employé, ne sonnait pas faux dans cette relation entre Schweitzer et les Gabonais. C'est ce que j'ai cru comprendre, par exemple, lorsque Émile N. N. me suggérait d'évoquer non pas un Schweitzer qui respectait beaucoup les Noirs, mais plutôt « des Noirs qui le respectaient beaucoup et avaient peur de lui » – ce qui est conforme aux règles alors en vigueur dans l'univers colonial.

Le « Grand Docteur » ne semble nullement contredire cette perception de lui, et c'est même pour lui la condition *sine qua non* pour que le Blanc puisse continuer à exercer son magistère moral, qu'il revendique. Dans *À l'orée de la forêt vierge*, il le dit sans détours : « Le Blanc n'a de réel ascendant que lorsque l'indigène le respecte. » À plusieurs reprises, il revient sur la supériorité morale du « grand frère Blanc » et sur le fait que les indigènes sont voleurs ou menteurs. Bref, dans les années 1920, il est imprégné des préjugés raciaux.

En dépit de cela, la condamnation n'est jamais totale chez mes témoins. Aucun n'a contesté le fait que « tout le monde avait peur de Schweitzer et il était très *respecté* »... Toutefois, mes témoins ont souvent apporté une nuance que je consi-

---

carrière politique. Élu maire de Libreville en 1956, il œuvre au maintien du Gabon dans la France, pour une départementalisation du pays. C'est lui qui proclame le 17 août 1960 l'indépendance du pays. Il est élu premier Président de la République gabonaise (1961-1967).

dère comme particulièrement enrichissante en soulignant qu'il s'agissait de la norme de l'époque. Dans la relation entre le Noir et le Blanc, la crainte est souvent présente chez le premier. Comme le rappelait Janvier N. M., « quand on disait que le Commandant était en colère ou que le Docteur était fâché, tout le monde se tenait tranquille, on avait peur de faire les frais de cette colère [...]. C'est pour cela que lorsque le Blanc disait quelque chose, on l'écoutait même si on ne l'aimait pas puisque ses colères pouvaient être terribles. » Cette peur permet de comprendre pourquoi sa tâche de médecin s'en trouva facilitée. Il n'avait pas besoin de rappeler ce qu'il y avait à faire dans son hôpital, ni qu'il fallait prendre les médicaments.

Même lorsqu'ils jugeaient sévèrement Schweitzer, mes témoins n'omettaient jamais de préciser que, malgré tout, l'attitude de Schweitzer se distinguait de celle des autres Européens. Dans ses écrits, cette singularité trouve toujours une illustration. Lorsqu'il veut par exemple définir le type de relations qu'il veut avoir avec les indigènes, il écrit dans la première édition de *À l'orée de la forêt vierge* : « Quelle sorte de relations établir avec l'homme de couleur ? Dois-je le traiter comme un égal ou comme un inférieur ? Je dois lui montrer que je respecte la dignité de tout être humain ; et il doit s'en rendre compte. L'essentiel est qu'il existe un esprit de fraternité. Jusqu'à quel point cet esprit se manifestera-t-il dans les rapports quotidiens ? C'est là une question d'opportunité. Le primitif est comme un enfant. Sans autorité on n'obtient rien de l'enfant. Par conséquent, j'établirai les formules de nos relations de manière à ce que mon autorité naturelle y soit exprimée. Mon attitude vis-à-vis du primitif, je la définis de la façon suivante : "Je suis ton frère, mais ton frère aîné." Allier la bonté à l'autorité, tel est le secret des vrais rapports avec les indigènes. »

Certains ont souvent raillé ces propos de Schweitzer en insistant sur l'infériorisation du Noir qu'ils contiennent. Ce faisant, ils passent à côté de ce qui fait de Schweitzer quelqu'un de différent dans le contexte colonial. Il aurait pu, comme nombre de ses contemporains, s'interroger sur l'humanité des indigènes. Or, ce point ne fait pas question pour lui. D'emblée il les considère comme ses frères. Peut-on seulement prendre aujourd'hui la mesure de ce mot et de sa portée en 1921 ? Au même moment, la littérature racialiste est florissante outre-Rhin ; et dans l'esprit de théoriciens français, les indigènes sont un maillon entre le singe et l'Homme.

C'est la formule de Janvier N. M. qui résume mieux toute l'ambivalence qui colle au personnage : « Schweitzer était un vrai colon comme tu ne peux pas l'imaginer, mais son récit, son souvenir c'est du plaisir dans les oreilles. Les autres Blancs, c'était parfois la mort[1]. »

Du « plaisir dans les oreilles »

Pour montrer comment mes interlocuteurs considèrent que Schweitzer les a beaucoup respectés, j'ai choisi de rester fidèle à la présentation qu'ils m'ont faite de lui. Plutôt que d'essayer de me convaincre avec de multiples arguments, ils s'appuyaient sur deux éléments. Le premier est : « C'était un Blanc que tu ne pouvais pas comprendre. » Formule qui, dans le contexte gabonais, renvoie à tout ce qui relève du mystère ou de l'énigme. En l'espèce, le cœur de l'énigme réside dans le fait qu'un Blanc puisse respecter des Noirs. Le second élément est constitué par les facettes diverses de Schweitzer qui illustrent leur propos. Ce qui donne dans cette perspective : « Schweitzer a respecté les Noirs » lorsqu'il agissait comme missionnaire, puisqu'il ne faut pas oublier que Schweitzer est envoyé au Gabon par les Missions africaines. « Schweitzer a respecté les Noirs » en tant qu'employeur car, à ce titre, il ne se comporte pas comme les autres employeurs que l'on connaissait à l'époque. Enfin, Schweitzer reste avant tout un homme.

Comment le respect va-t-il s'exprimer pour ces autres hommes ?

1. Il s'agit là d'une traduction approximative du fang. J'aurais pu tout aussi bien écrire que son récit a le « goût de la jouissance dans les oreilles » ou encore « du miel dans les oreilles », pour reprendre les mots employés par Janvier N. M.

Un prosélytisme très tempéré sous les tropiques

Avant d'être médecin, Schweitzer a été pasteur. Il ne manque pas de le rappeler dans le premier sermon qu'il prononce quatre jours après son arrivée à la mission protestante d'Andendé, le 20 avril 1913 :

« J'étais pasteur et docteur dans une grande ville d'Europe, dont l'église èst une des plus grandes du monde. [...] Dans cette ville, il y a beaucoup de gens qui pensent aux païens en Afrique et prient Dieu, afin qu'il leur envoie des gens pour prêcher l'Évangile. [...] Alors les gens de cette ville ont dit : Nous allons montrer à ces Galoa et à ces Pahouins [...] que Dieu et le Seigneur Jésus-Christ les aiment et que nous les aimons aussi, parce que le Seigneur Jésus-Christ a dit que tous les hommes doivent s'aimer. Nous allons leur envoyer un docteur qui connaît les médicaments qu'il faut. Je leur ai dit : Je suis un docteur, envoyez-moi. Et ils ont dit : Va en notre nom, prends tous les bons médicaments, prends-en beaucoup, mets-les dans des caisses et transporte-les sur le grand bateau de l'Océan, puis sur le bateau de l'Ogooué, et va à Lambaréné chez les missionnaires. Les Galoa et les Pahouins, ceux qui sont malades et qui ont des plaies, viendront chez toi ; tu leur donneras des médicaments et tu les soigneras. Et tu leur diras que nous t'envoyons et que tu viens pour qu'ils croient que Dieu les aime et que le Seigneur Jésus-Christ les appelle, qu'il veut qu'ils soient guéris, comme lui aussi guérissait les malades de son peuple. Et si tu soignes leur corps, dis-leur que leur âme est encore bien plus malade et que l'âme est encore bien plus précieuse que le corps, il n'y en a qu'une, une seule, pour guérir l'âme. Cette médecine, c'est l'Évangile qu'on prêche depuis des années, mais que beaucoup ont rejeté et n'écoutent point. »

C'est à partir de ce sermon qu'il faut comprendre le sens de la présence de Schweitzer au Gabon. Comme nous l'avons vu, il soigne les corps, mais l'objectif suprême est de convertir les cœurs en soignant les âmes. Or, pour mes témoins, l'image du missionnaire, qu'il soit protestant ou catholique, est celle d'un homme habité par ses certitudes qui tente d'amener de gré ou de force l'indigène vers la « vraie » religion, qui est bien entendu la sienne. Cette exigence est-elle compatible avec le respect que mes témoins évoquent par ailleurs ?

Des échanges avec mes interlocuteurs, il s'est dégagé une idée assez paradoxale, à savoir que, dans l'absolu, il n'y a pas lieu de considérer la volonté que les missionnaires avaient de convertir les populations comme un mépris ou un manque de respect pour leurs croyances et pour eux-mêmes. Comme me l'ont fait remarquer nombre d'entre eux, le missionnaire apporte la Bonne nouvelle et veut sauver ses frères. A priori, il n'y a pas lieu d'en vouloir à quelqu'un qui veut vous sauver. Les difficultés apparaissent lorsqu'on aborde le contenu de cette Bonne nouvelle. Le message chrétien n'est pas du tout vécu comme une menace par mes témoins, mais apparaît très vite le point de désaccord central : à savoir la question de la polygamie. Schweitzer a sur le sujet une position atypique.

Comme les autres missionnaires, Schweitzer appelle mes témoins à croire en un seul Dieu créateur de l'univers visible et invisible. Dans l'absolu, cet objectif de la mission n'est pas vécu comme une négation de leurs croyances ou un manque de respect par mes témoins. Ce projet ne soulève aucune hostilité de principe, car il n'introduit en fait rien de bien nouveau dans leurs croyances. Chez les Fang, par exemple, une force divine préside à la création du début du monde : *Zame* ou *Zama*. Par ailleurs, un rapprochement peut être opéré avec la trinité chrétienne : pour les Fang, le Créateur est composé de trois forces, ce que Janvier N. M. traduit en ces termes : « Dieu est un et il est trois. Il y a Zame et les trois forces qui le composent, Zame (la matière), Nkwa (l'essence corporelle ou manifestation de la vie) et Mebeghe (l'esprit) ».

Dans l'Évangile prêché par les missionnaires, la résurrection est une idée qui se révèle particulièrement séduisante. La plupart de mes interlocuteurs m'ont d'ailleurs demandé pourquoi ils devraient être hostiles à l'espérance de la vie éternelle et à la perspective de retrouver les leurs dans l'au-delà. L'idée de retrouvailles avec les ancêtres est inscrite dans la cosmogonie des populations galoa et fang dont sont issus majoritairement mes interlocuteurs. Comme dans la conception chrétienne, ces retrouvailles ne concernent pas les corps physiques, du moins avant la résurrection des derniers jours. Le commandement le plus important du Nouveau Testament ne pose pas problème :

Tu aimeras ton prochain. Il en va de même pour les autres commandements, tels que « Tu ne voleras point » ou « Tu ne tueras point », préceptes que l'on retrouve chez les différents peuples du Gabon.

L'entreprise des missionnaires devient problématique lorsqu'elle touche aux mœurs, notamment à la polygamie. Celle-ci, faut-il le préciser, n'a jamais été la forme d'union la plus répandue[1]. Seuls les hommes qui disposaient de moyens matériels pouvaient y recourir. Néanmoins, la polygamie est l'une des pratiques les plus combattues par les églises, qu'elles soient catholiques ou protestantes. Pour mes témoins, cet acharnement se comprend difficilement. S'ils éprouvent une certaine indulgence pour les missionnaires protestants, puisque le célibat des ministres du culte et le vœu de chasteté sont absents de leur doctrine, leur jugement est dur pour les catholiques. À plusieurs reprises, j'ai entendu cette réflexion : « Comment un homme qui n'a jamais eu de femmes peut-il dire que c'est mauvais d'en avoir plusieurs ? [...] à moins que les prêtres ne nous cachent des choses ? » Ce que ne supportent pas mes interlocuteurs dans le discours catholique, c'est l'ignorance des conséquences sociales d'un tel choix. Pour Douglas N., par exemple, il est frappant de relever que les prêtres ne se sont pas demandé ce que deviendraient les épouses de celui qui renoncerait à la polygamie, tout comme les enfants issus de ces unions.

Dans les différents échanges que j'ai eus, il ne m'a jamais été fait état d'un cas de renonciation à la polygamie. Cette attitude n'a rien de surprenant dans la mesure où, pour mes témoins et même pour de nombreux Gabonais, la polygamie est le type même de « faux problème que les Blancs aiment créer ». Ne voulant pas renoncer aux avantages que pouvaient procurer la religion (espérance de la vie éternelle, mais aussi la possibilité de côtoyer le Blanc), nombre de mes témoins m'ont confié ne jamais avoir dit toute la vérité sur leur situation matrimoniale aux religieux, estimant par ailleurs que cela ne les concernait pas.

Schweitzer tranche dans ce paysage. Et sa position originale conserve aujourd'hui encore toute sa force quand on observe ce qui se passe et les discours véhiculés par les nouvelles églises.

1. Même le Dieu créateur fang Zame est monogame. Il n'a qu'une seule femme *Nyingone ya me beghe.*

Sur la forme d'abord : avec Schweitzer, on est assez loin du « lavage de cerveau » qui tenait lieu de méthode d'évangélisation à l'époque. Le but du missionnaire est en effet de faire table rase du passé pour installer la nouvelle religion. Dans cette optique, rien ne trouve grâce à ses yeux chez les indigènes, il faut absolument qu'il change par la conversion et le baptême. Pour mes témoins, cette volonté s'est heurtée à des représentations que n'imaginaient même pas les missionnaires. C'est ce qui transparaît dans ce récit de Douglas N. : « Tu sais, les missionnaires nous disaient que pour aller au paradis, il fallait être baptisé et qu'au jour du Jugement dernier, nous retrouverions les nôtres. Le problème, c'est que tous nos parents disparus avant l'arrivée des missionnaires ne pouvaient donc pas accéder au paradis. Quel était alors l'intérêt du baptême si nous ne pouvions pas revoir nos morts ? »

De plus, toujours selon Douglas N., les missionnaires étaient trop souvent dans l'abstraction. En lisant les sermons de Schweitzer à Lambaréné, on ne peut qu'être surpris non seulement par la teneur de ses propos, mais aussi par leur singularité. Dans le contexte colonial, le discours du missionnaire est d'ordinaire de l'ordre de la peur et de l'infantilisation. Les mots qui reviennent souvent sont « péché » et « enfer », réservé à toutes les personnes qui ne suivront pas ce que dit le missionnaire. De ce fait, la religion n'aura de cesse de développer un vocabulaire extrêmement culpabilisant pour l'individu. Chez Schweitzer, cela semble être totalement absent. On peut l'expliquer par le fait que, à l'opposé de ce qui a fini par apparaître comme une propension naturelle chez les missionnaires, il n'a jamais voulu s'ériger en juge ou en directeur de conscience, appliquant en cela le précepte « Tu ne jugeras point ». Cette attitude renforce, s'il en était besoin, l'image que nous retrouverons plus loin d'un « Schweitzer qui laissait les gens tranquilles », qui participe largement à la notoriété de cet homme. En cela, il est fidèle à Luther qui estimait que personne n'a le droit d'imposer son opinion et ses convictions aux autres et d'en faire des lois. Cette attitude s'explique certainement aussi par le fait que, lors de la Conférence mondiale des Missions évangéliques tenue à Édimbourg en 1910 et à laquelle avait participé le *Journal des missions évangéliques*, il avait été recommandé, comme l'écrit le théologien Matthieu Arnold, « d'adopter une position de sympathie et de compréhension vis-à-vis des croyances traditionnelles. Elles ne devaient pas être rejetées en bloc comme idolâtres, mais perçues comme comportant des éléments préparatoires à la prédication chrétienne[1] ».

Si Schweitzer paraît si différent, c'est peut être parce que dès le départ son projet est singulier. Pour le comprendre, il faut relire *Ma vie et ma pensée* :

« Je voulais devenir médecin pour pouvoir travailler sans parler. Pendant des années je m'étais dépensé en paroles. J'avais exercé avec joie mon rôle de professeur de théologie et de prédicateur. Cependant cette nouvelle activité consisterait non à parler de la religion d'amour, mais à la pratiquer. Des connaissances médicales me donneraient le moyen de réaliser mon intention de la manière la meilleure et la plus complète, en quelque endroit que le service me conduisît. »

Dès le départ, Schweitzer est habité par cette idée, qui ne le quittera pas pendant tout son séjour au Gabon : l'exemple qu'il donnera aidera les Noirs à s'engager sur la voie du Seigneur et de la civilisation. De ce point de vue, sur l'aspect missionnaire, comme le dit Janvier, il est « un Blanc pas comme les autres ». Contrairement aux autres, il n'entreprend pas de croisade contre les mœurs des populations de la forêt. Nombre de mes témoins m'ont confirmé que, alors qu'il interdisait aux différents *nganga* de se livrer à leurs pratiques dans son hôpital, il acceptait que s'y pratiquent des rites de naissance[2]. Schweitzer recevait également tous les malades, quelle que soit la forme de leur union matrimoniale. À plusieurs reprises, mes témoins n'ont eu de cesse de me rappeler ce qui leur paraissait proprement incroyable : « Tu pouvais même venir à l'hôpital avec tes deux femmes, il ne te disait rien, alors que les autres Blancs n'aimaient pas ça

1. Matthieu Arnold, « "Vous les Noirs, nous les Blancs..." L'opposition entre Européens et Africains dans les sermons de Schweitzer à Lambaréné (1913-1931) », *Revue d'histoire et de philosophie religieuses*, t. 83, n° 4, 2003, p. 429. Voir également *Journal des Missions évangéliques* n° 86, 1911, 1er semestre, p. 106.

2. Dans *À l'orée de la forêt vierge*, il y a l'illustration suivante : « Dès qu'un enfant vient au monde dans mon hôpital, sa mère et lui sont badigeonnés de blanc sur le corps et le visage, au point de paraître repoussants. Cette pratique se retrouve chez presque tous les peuples primitifs. Il est probable qu'elle a pour but d'effrayer ou de dérouter les démons qui pourraient devenir, en ce moment-là, particulièrement dangereux pour l'un et l'autre. Je ne m'oppose pas à cette coutume. Je dis parfois moi-même, lorsque l'accouchement est terminé : Surtout, qu'on n'oublie pas la peinture ! »

du tout. [...] Et puis, lui-même ou les autres Blancs de l'hôpital ne venaient jamais te poser des questions sur la polygamie. »

La tolérance dont fait montre Schweitzer à l'égard des polygames est déjà assez remarquable, mais il va encore plus loin en justifiant leur pratique, ce qui ne peut manquer de surprendre chez un pasteur. N'écrit-il pas dans *À l'orée de la forêt vierge* : « Là où la population vit dans des cases en bambou et où la société n'est pas organisée de manière à permettre aux femmes de gagner leur vie par un travail indépendant, il n'y a pas de place pour la femme célibataire [...]. La polygamie respecte le droit de l'enfant. Après l'avoir mis au monde, la femme a le droit et le devoir de ne vivre que pour son enfant durant trois ans. Elle n'est plus épouse avant tout, mais mère. » Il poursuit : « Ébranler les fondements de la polygamie chez les peuples primitifs équivaudrait à faire chanceler tout leur édifice social. Avons-nous le droit de le faire, sans être en mesure d'établir en même temps un nouvel ordre social adapté aux circonstances ? La polygamie ne continuerait-elle pas d'exister en fait avec cette seule différence que les femmes de seconde main, jusqu'alors légitimes, seraient considérées comme illégitimes ? »

Schweitzer va même jusqu'à déconseiller fortement aux autorités d'imposer la monogamie par la voie légale. Cette attitude devant la polygamie est, pour la plupart de mes témoins, la preuve que Schweitzer les respectait véritablement. Pour Obieghe, qui n'a jamais été polygame, se poser cette question du respect chez Schweitzer est malhonnête ou méchant. Devant ce qu'il considérait comme du scepticisme de ma part, il me demandait toujours de lui citer un Blanc qui venait chez des Noirs et qui ne voulait pas tout changer. Toutefois, le respect renvoie à une forme de pudeur ou de politesse que Schweitzer aurait eue, plutôt qu'à une acceptation des mœurs des Gabonais. Mes témoins n'ont d'ailleurs jamais considéré que le fait que Schweitzer tolérait leurs mœurs emportait sa conversion à celles-ci. Dès lors, pour Janvier, il n'y avait rien de choquant à ce que Schweitzer insiste dans ses écrits sur le fait que « la Mission doit assurément faire de la monogamie un idéal et une exigence du christianisme ». Néanmoins, mes témoins retiennent surtout le fait que Schweitzer rappelle souvent que le peuple d'Israël a connu lui aussi la polygamie, ce qui renforce la conviction, d'une part, que cet homme ne peut pas les condamner et que, d'autre part, cette pratique se retrouve même chez le peuple de son Dieu.

La plupart de mes témoins n'ont jamais lu *À l'orée de la forêt vierge,* et ceux qui l'ont fait ne s'en souviennent plus parfaitement. Si cela avait été le cas, ils auraient certainement trouvé un argument supplémentaire pour illustrer le respect que cet homme a pour eux. Face au versement de la dot, Schweitzer considère en effet que « ce qui importe, chez nous comme chez les peuples primitifs, c'est que cette coutume demeure un facteur accessoire et non point déterminant du choix. Nous n'avons donc pas à combattre l'achat des femmes en lui-même, mais à exercer sur les indigènes une action éducatrice, afin que la jeune fille ne soit pas donnée au plus offrant, mais à celui qui pourra la rendre heureuse et pour lequel elle ressent quelque inclination ».

Aujourd'hui il est peut-être difficile de mesurer en quoi une telle attitude a pu être révolutionnaire. Il faut se rappeler que le colonisateur (et le missionnaire appartient à cette catégorie) est venu pour conduire l'indigène sur la voie du progrès et pour cela, la « politique de la chicotte » lui sembla la seule envisageable pour le faire évoluer dans le bons sens, dans son intérêt, pensait-il. Chez Schweitzer, domine toujours l'idée de la conversion par les actes et non par la force, et la formule qui s'applique le mieux à lui est peut-être celle-ci : « Ne rien brusquer et ne pas condamner autrui. »

Un employeur atypique

Atadiè est un lieu de soins en même temps qu'un lieu où l'on accède au travail du Blanc. La colonisation est justifiée par la construction d'un ordre social ; le député radical des Ardennes Lucien Hubert, spécialiste à la Chambre des affaires coloniales, déclare que le droit le plus naturel et le plus sacré est le droit au travail. Pourtant, dans les faits, c'est à une obligation de travail que les populations sont confrontées : la colonisation se donne pour impératif de faire de « l'homme inerte et impuissant en face des hasards naturels, une force active et dirigée[1] ».

1. Lucien Hubert, *L'Éveil d'un monde. L'œuvre de la France en AOF*, Paris, Félix Alcan, 1909.

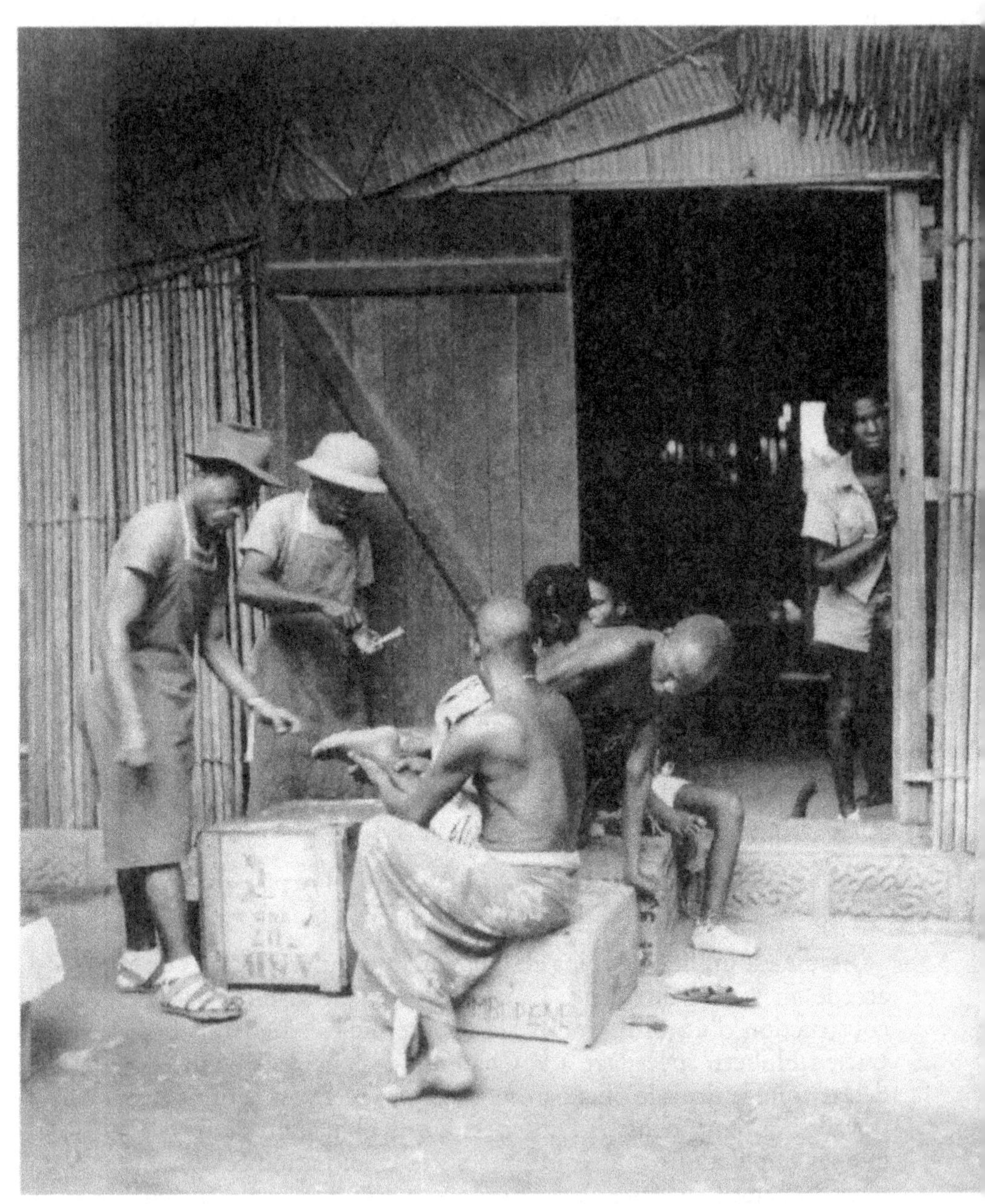

Village de lumière, 1954. Soins aux lépreux.

Avant même de se rendre au Gabon, dans son sermon du 26 janvier 1908, Schweitzer considère que le travail fait partie du bagage du missionnaire puisqu'il est au cœur de l'éducation des indigènes : « L'essentiel est qu'un chrétien vive parmi les hommes, qu'il les éduque petit à petit au travail et à un comportement civilisé, et que petit à petit il éveille en eux l'étincelle de l'esprit. » L'exhortation au travail n'a rien d'extraordinaire dans les sermons de Schweitzer.

Une fois sur place, même s'il ne prend pas toujours ses distances avec l'approche des autorités de la colonie, il ne se situe pas exactement dans la même perspective. Une double préoccupation l'habite en effet. Il craint que si les indigènes ne travaillent pas, ils ne finissent par disparaître puisque, personne ne cultivant plus la terre, la famine pourrait s'installer et décimer les populations. Dans une approche plus morale et religieuse, il a la conviction que le fait de ne pas travailler est un danger pour l'homme.

Cette crainte de voir les Noirs disparaître, et qui n'a aucun lien avec l'imminence d'une quelconque pandémie, est au cœur d'un discours qui a eu ses heures de gloire au XIXe siècle et qui a perduré pendant une bonne partie du XXe. Chez les explorateurs, puis dans des cercles plus larges, était apparue l'idée que la « race nègre » risquait de disparaître. Pour ce courant qui cherche à se renforcer à la fin du Second Empire, et qui souhaite un engagement de la France dans l'aventure coloniale[1], le souci de protéger cette « race » contre ses propres agissements est une justification. Si les Européens n'étaient pas présents, la barbarie reprendrait ses droits. Paul du Chaillu qui s'est rendu au Gabon à deux reprises entre 1855 et 1865 s'autorise même

1. Rappelons brièvement que l'essentiel de l'Empire colonial français est constitué après 1880 par la IIIe République, dans un contexte d'offensive conquérante et de compétition avec les deux autres puissances européennes, la britannique et l'allemande. Le milieu du XIXe siècle marque comme un temps de suspension : après la Révolution, la France a perdu son premier empire (Amérique/Louisiane, Saint-Domingue, Haïti) ; il ne lui reste que de nombreux comptoirs (dont Gorée au Sénégal) ; en 1830 a débuté la conquête de l'Algérie. Avant 1848, l'expansion s'est faite dans l'océan Indien et le Pacifique (Tahiti, îles Marquises). Sous Napoléon III, il y a comme un temps d'hésitation : en 1862, la campagne de Cochinchine se solde par la conquête ; l'investissement français se fait encore en direction de l'Asie et du Pacifique, peu en direction de l'Afrique noire, où il y a quelques implantations dans le golfe de Guinée. À cette période, seule marque d'intérêt pour l'Afrique, la conquête du Sénégal (Faidherbe est gouverneur du Sénégal à partir de 1854).

un jugement qui ne laisse pas beaucoup d'espoir : « Que cette race doive disparaître de la terre dans un temps plus ou moins éloigné, c'est malheureusement ce qui n'est guère douteux. Elle ira rejoindre les autres races inférieures qui l'ont précédée. Voilà l'histoire que nous lui prédisons[1]. » La « survie » des indigènes passera donc par la colonisation et le travail.

Mes témoins sont totalement en dehors de ces constructions idéologiques et de leur histoire. Le travail du Blanc permet d'accéder aux biens matériels, et si certains le trouvent même moins difficile que les formes de travail qu'ils connaissaient jusque-là, il ne leur viendrait pas à l'esprit de voir la notion de respect au cœur des relations qui se créent dans ce cadre. À plusieurs reprises, mes témoins, du moins ceux qui ont travaillé parfois à Atadiè – situation courante puisque toutes les personnes qui accompagnaient ou gardaient un malade pouvaient être sollicitées à tout moment –, ont insisté sur le fait que « Schweitzer était vraiment un homme bon ». De quelle bonté parlent-ils ? Par la suite, j'ai découvert les propos du poète et romancier congolais Sylvain Bemba, qui dit que durant la période coloniale, « le Blanc représentait la justice, le droit et la puissance, mais pas spécialement la bonté[2] ». Pourquoi Schweitzer échappait-il une fois de plus à ce qui semblait être la norme dans le monde colonial ?

Pour Janvier, les interrogations qui m'habitent étaient tout à fait compréhensibles. Il l'expliquait par le fait que je n'avais pas connu la période coloniale et que je n'avais pas d'éléments de comparaison. Mais, poursuivait-il, « nous autres, nous avons eu la possibilité de travailler chez Schweitzer, et chez d'autres personnes, des Noirs et des Blancs. À partir de là, nous avons pu comparer ».

Le jugement de mes témoins sur Schweitzer se fait toujours en tenant compte de cette dimension de comparaison et en fonction de ce qu'ils attendent d'un employeur. La relation entre l'employeur Schweitzer et les travailleurs gabonais n'est pas une relation de travail classique dans la mesure où elle ne naît pas d'un contrat dans le sens où on l'entend aujourd'hui. Aucune

1. Paul du Chaillu, *L'Afrique sauvage. Nouvelles excursions au pays des Ashangos*, Paris, Michel Lévy Frères Libraires éditeurs, 1868, p. 353.

2. Jean-François Delassus, *Africa Blues*, France 3, 1989.

règle ne semble avoir régi ce rapport de travail, si ce n'est celles que Schweitzer fixait. Dans cette relation de travail à Atadié, il n'y a pas de liberté de l'engagement : Schweitzer estime être dans son droit lorsqu'il demande à toutes les personnes habitant l'hôpital de travailler pour lui. Il s'agit pour lui de la contrepartie de l'hébergement offert au malade et à sa famille. Aurait-il organisé des formes de travail forcé au sein de son hôpital ?

Pour mes témoins, et même au-delà de ce cercle, les termes « travaux forcés » et « prestataires[1] » n'ont jamais été employés pour le travail que l'on faisait chez Schweitzer, pour une raison extrêmement simple : la personne qui accompagne un malade à l'hôpital sait qu'elle sera sollicitée pour mettre sa force de travail au service de l'hôpital. De plus, c'est souvent avec joie qu'elle le fait, puisque cela lui offre l'opportunité d'accéder aux biens du Blanc. Travailler permet de réaliser ce projet assez rapidement, et Schweitzer passe pour un patron généreux. La rémunération est uniquement en nature, constituée de vêtements, chaussures, ustensiles de cuisine que Schweitzer recevait du monde entier. Pour Janvier N. M., s'il s'était agi de travail forcé, il ne serait pas possible d'expliquer que ces mêmes personnes aient voulu par la suite être employées de manière permanente à l'hôpital. Rien ne les obligeait à travailler chez Schweitzer, si l'on excepte le cas particulier des lépreux, des épileptiques ou des diabétiques, contraints de résider à l'hôpital et employés à diverses tâches comme « demi-personnel ».

Comme je l'ai déjà montré, d'anciens malades ont fini par se mettre de façon permanente au service de Schweitzer. Chez eux, le sentiment qui domine est celui d'avoir travaillé pour un Blanc qui les respectait vraiment. Contrairement à ceux qui accompagnaient les malades, ce personnel avait droit à une rémunération en espèces. Elle était déterminée selon la nature du travail et l'ancienneté de l'employé. Cette rémunération était versée pour moitié à la fin du mois, l'autre moitié était répartie en parts hebdomadaires. Comme le rapporte le docteur Munz, ce procédé avait pour but de protéger le salarié : « Nous avions

1. D'après Marianne A., « prestataire » désigne l'obligation faite par l'administration coloniale à tout indigène qui ne pouvait justifier d'une activité professionnelle de se mettre à la disposition des autorités administratives dix à douze jours par an, en principe. Ceux qui ne se présentaient pas étaient passibles de peines d'emprisonnement.

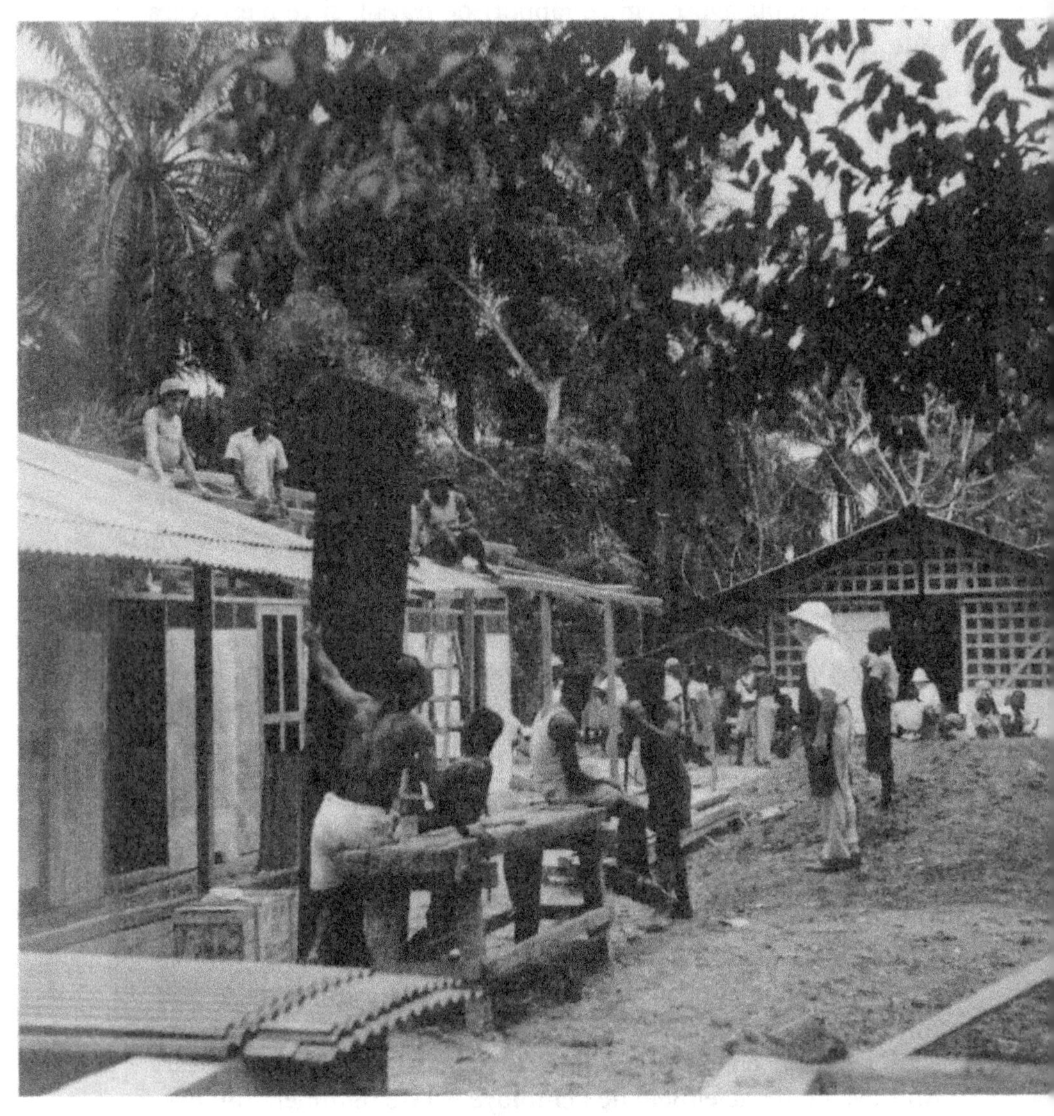

Vers 1953-1954, Schweitzer supervise la construction de la nouvelle structure destinée à accueillir plus de 400 lépreux.
Cette partie de l'hôpital prendra le nom de Village lumière.

constaté que lorsque le travailleur touchait d'un coup la totalité de son salaire, il fêtait avec tant d'ardeur que le lendemain il se trouvait presque démuni et, après une nuit blanche et des beuveries, souvent incapable de reprendre sérieusement le travail[1]. » Curieusement, ces restrictions décidées unilatéralement par l'employeur ne faisaient pas l'objet de critiques, au contraire. Pour nombre de mes témoins, c'est une illustration du fait que Schweitzer se préoccupait du sort de ses salariés, et qu'il ne considérait pas que son rôle se limitait au versement d'une rémunération. Cette fonction protectrice était, semble-t-il, très appréciée.

Qu'un employeur verse une rémunération à ses salariés n'a en soi rien de surprenant, quoique durant la période coloniale nombreux sont les récits de patrons ne versant pas régulièrement les salaires. Schweitzer ne serait pas tant célébré s'il s'en était uniquement tenu au respect de cette obligation. De même, le fait qu'il ait organisé un hébergement pour ses travailleurs n'en fait pas particulièrement un patron singulier, c'était là une pratique courante dans les chantiers forestiers. Ce qui force l'admiration chez Schweitzer, c'est que, selon mes témoins, il ait été un « homme simple ». Le mot « simple » renvoie ici à une forme d'humilité et d'exemplarité qui le caractérisaient.

Dans l'évocation de la simplicité de Schweitzer, le rapport qu'il entretient au travail occupe une place centrale dans les récits. C'est souvent le portrait d'un homme qui n'hésitait pas à travailler lui-même de ses propres mains, alors que, d'après mes interlocuteurs, « les gens qui ont fait des études aiment seulement donner des ordres ».

Regarder les autres travailler et se contenter de donner des ordres est assimilé à du mépris et à un manque de respect, puisqu'on considère ledit travail comme indigne de sa personne. Les représentations du travail au Gabon opèrent une distinction entre ce que l'on dit être le travail du Noir et ce que l'on dit être le travail du Blanc. Le premier renvoie à tout ce qui participe des activités physiques particulièrement pénibles, qui se déroulent dans un cadre rural. Le second est souvent un travail d'encadrement, supposé être non seulement plus agréable, mais

1. Jo et Walter Munz, *Albert Schweitzer's Lambarene. A Legacy of Humanity for Our World Today*, *op. cit.*, p. 162.

également plus noble et plus rémunérateur. Schweitzer ne renvoie pas du tout à l'image la plus répandue durant la période coloniale qui est celle du Blanc donnant des ordres à un Noir les exécutant. Voir un Blanc (qui plus est, un homme considéré à la fois comme riche et savant) se servir de ses mains et prendre part aux tâches physiques aux côtés des Noirs était pour le moins surprenant. Les connaisseurs de la légende schweitzérienne n'ignorent rien du poulailler que le « Grand Docteur » transforme en salle d'opération, ni des cases qu'il dresse sur un terrain concédé à la Mission protestante d'Andendé, lors de son arrivée au Gabon en 1913. Deux ans après son retour au Gabon, en 1926, il conçoit lui-même les plans de l'hôpital. Pour mes témoins, le fait que Schweitzer ait bâti de ses mains avec eux l'hôpital, même si ce trait est parfois exagéré, illustre le respect que cet homme portait à leur travail et à eux-mêmes.

Au crépuscule de sa vie, alors que ses forces le lâchaient, ceux qui sont passés à Lambaréné se souviennent que c'est toujours lui qui, tous les matins, sonnait (ou faisait sonner) la cloche pour appeler les travailleurs. Aux dires de mes interlocuteurs, cet acharnement au travail ne pouvait avoir qu'une seule explication : Schweitzer ne pouvait pas être Français. Si l'on en croit le géographe gabonais Marc-Louis Ropivia, « pour la majorité des Gabonais, les clichés sur la France et les Français sont les suivants : infériorité congénitale aux plans scientifique, technique et sportif par rapport à l'Allemand ou à l'Américain ; peuple paresseux, siestard, bureaucrate et incapable de grands travaux. Cette perception quelque peu fallacieuse a conduit la majorité des Gabonais, au contact d'autres peuples européens, à conclure que l'indolence, le manque de combativité, de professionnalisme et de réussite dont ils font preuve dans de très nombreux domaines seraient un héritage sociologique de la France[1] ».

Le respect de Schweitzer pour ces personnes trouve une autre illustration dans son acceptation de certaines coutumes locales. Pour comprendre de quoi il retourne, il convient de partir de la situation actuelle de certaines dispositions de nombreuses conventions collectives au Gabon qui ne sont pas en accord

1. Marc-Louis Ropivia, *L'Afrique et le Gabon au XXIe siècle, Révolution développementaliste ou développement du sous-développement*, Paris, Mare & Martin, 2007, pp. 275-276.

avec la réalité des coutumes. Des jours de congé sont prévus pour les événements comme les naissances ou les deuils, mais les autorisations d'absence ne s'appliquent en fait qu'à la famille nucléaire. C'est ainsi que le décès d'un cousin germain ne donne pas lieu en principe à des jours de congé, alors que chez les peuples du Gabon le terme « cousin » ne se traduit que par « frère ». Dans les faits, il s'est installé une pratique consistant à passer outre, mais si l'on devait appliquer le droit dans toute sa rigueur, de nombreux salariés seraient souvent sanctionnés. Avec Schweitzer, ces considérations étaient balayées et le travailleur pouvait retourner à son village quand un événement important nécessitait sa présence. Mes témoins ont souvent évoqué les retraits de deuil[1] pour lesquels, chez Schweitzer, les travailleurs pouvaient bénéficier des avances sur salaire. Ces mêmes avances étaient sollicitées pour le versement des dots, alors qu'on aurait pu imaginer Schweitzer, en tant que missionnaire, s'opposer à ce type de pratiques.

Schweitzer employeur montre à plusieurs reprises qu'il prend la défense de ses travailleurs, et adopte un comportement qui ne laisse aucune place aux brutalités, pourtant couramment admises et pratiquées à l'époque – aspect de son comportement qui a donné lieu à des propos particulièrement laudateurs chez mes témoins. Pour Janvier N. M., « il n'était pas méchant, il était trop bon. Il ne frappait pas les gens, il était vraiment trop sympa, contrairement aux autres Blancs[2] ». Jean-Paul N. M. rejette quant à lui toute suspicion sur Schweitzer, qui aurait exploité ou maltraité ses travailleurs : « Est-ce que tu penses qu'un Blanc qui maltraite les gens peut réussir à cacher son nom ? Tout le monde en aurait parlé. Dans les villages les gens ne seraient pas restés silencieux. »

1. Le retrait de deuil est un rituel célébré quelques mois après le décès. Il marque la séparation avec le mort, et doit permettre à celui-ci de s'en aller définitivement. Tant qu'il n'a pas été célébré, le mort n'est pas apaisé.

2. Quelques témoins m'ont toutefois fait remarquer que Schweitzer a lui aussi, comme les autres Blancs, parfois usé de la gifle. Le pasteur Keller qui a séjourné lui aussi à Lambaréné l'évoque également : « En observant un peu l'attitude du docteur avec les Noirs, il nous a semblé qu'il savait les prendre mieux que nous autres peut-être : il se fâche avec eux, les attrape, les gifle même de temps en temps, mais la minute d'après il rit avec eux. L'orage est passé, et avec ceux qui sont vraiment malades il est d'une douceur et d'une égalité d'humeur parfaites », in Archives personnelles de Jean Keller.

Comme pour étayer son propos, Jean-Paul M. N., rejoint en cela par Douglas N. et Gabriel E. O., estime que dès lors que l'on compare Schweitzer à d'autres Blancs, eux aussi des employeurs, la différence est criante. Deux noms sont souvent revenus dans ces échanges pour montrer en quoi Schweitzer était différent de ses homologues. Le premier est celui de Will Forchex, responsable à Lambaréné de la Société du Haut-Ogooué (SHO), qui fut à la fin du XIXe siècle l'une des plus importantes compagnies concessionnaires du Gabon, que tous mes témoins appelaient Wilme Ndongo pour des raisons que j'ignore[1]. Le second est un homme de triste réputation du nom de Dilos.

S'agissant de Forchex, le récit de Jean-Paul M. N. donne un éclairage sur ce que pouvaient être les qualités de Schweitzer dans le contexte de l'époque. J'ai fait le choix de retranscrire presque intégralement ce qu'il m'a déclaré :

« Tu veux parler de Schweitzer ? Regarde un peu quelqu'un comme Wilme Ndongo ! Billie Bi Nguema, un vieux de chez nous qui était tailleur chez Schweitzer, avait organisé le retrait de deuil de sa mère. Schweitzer lui-même a donné l'autorisation d'aller le faire au lac Zilé, et il lui a remis de la marchandise[2] pour cela. Comme c'était souvent le cas, lorsqu'il apprenait qu'il y avait une cérémonie, Wilme Ndongo avait fait savoir que les gens devaient danser jusqu'à minuit. À l'heure dite, il débarqua avec Maïssa, un de ses travailleurs tchadien, et son chien. Il tira quelques coups de feu… Tout le monde s'éparpilla… La danse était finie. […] Billie Bi Nguema s'en retourna chez Schweitzer qui se fâcha, et il fallut l'intervention du commandant pour le calmer. Il décida pendant un long moment de ne pas recevoir les travailleurs de la SHO dans son hôpital. »

Les propos de Jean-Paul apportent la confirmation de l'acceptation par Schweitzer des coutumes de ses travailleurs, mais il révèle également la facette d'un employeur capable de les défendre, même lorsqu'ils sont dans le cadre de leur vie privée. Quel intérêt Schweitzer avait-il en effet à s'opposer à ce Wilme Ndongo pour un litige qui ne concernait pas l'hôpital ?

1. C'est à la fin de mes conversations que j'ai pu savoir que Wilme Ndongo s'appelait Will Forchex et ce, grâce à Janvier N. M. qui était le seul à se rappeler du véritable nom de cet homme.

2. Ce vocable désigne les biens que l'on peut recevoir.

Pour mes témoins, cette réaction, qui n'est pas isolée (puisque Schweitzer a eu souvent des problèmes relationnels avec des Européens qui s'en prenaient à ses travailleurs) montre à quel point le « Grand Docteur » aimait non seulement ces hommes, puisqu'il n'acceptait pas qu'ils soient maltraités, mais les respectait également puisqu'il soutenait leur combat, qui est celui de pouvoir célébrer leurs moments sociaux selon leurs règles. Jean-Paul M. N. insistait d'ailleurs pour montrer que Schweitzer avait une pratique en accord avec ses actes : « Il n'interdisait pas aux gens de faire leurs cérémonies, par exemple à Abongo [village situé à un kilomètre de l'hôpital Schweitzer]. On faisait des célébrations, des danses et on ne l'a jamais entendu intervenir. »

Il n'est pas étonnant dans ce contexte que Schweitzer jouisse d'une estime particulière chez mes témoins. Pour autant, le seul exemple de Wilme Ndongo ne paraissait pas suffisant puisque nombre d'entre eux n'arrêtaient pas de me répéter : « J'espère que tu écriras tout ce qu'on te dit là, il ne faut pas cacher les choses que nous avons vécues ici ! »

Dans tous les récits, pour signifier la singularité de Schweitzer, le nom qui revenait en permanence était celui de Dilos. C'est en le comparant à cet homme que Janvier N. M. a évoqué, s'agissant du « Grand Docteur », un récit « qui donnait un intense plaisir à l'écouter ».

Pour les populations du Moyen-Ogooué, Dilos représente certainement le mieux la figure emblématique du colon, de l'employeur cruel tel qu'il sévissait dans les années 1950. Pour Emmanuel B. et Gabriel E. O., « Dilos n'était même pas méchant, c'était un fou [...]. C'était un Blanc court[1] qui réussissait à terroriser tout le monde on ne sait pas trop comment ». C'est dans la région de Ndjolé que Dilos a commis ses crimes. Connu comme commerçant mais surtout comme prospecteur d'or et bénéficiant de la complicité des autorités coloniales, Dilos fut l'auteur de tristes exploits que je laisse à Gabriel E. O. le soin de narrer :

« C'est un homme qui se promenait toujours avec un nerf d'hippopotame pour pouvoir frapper tout ce qui passait à portée de sa main [...]. Dès qu'un de ses travailleurs se disait malade, il se proposait de l'enterrer dans un grand trou qu'il faisait creuser

1. Se dit d'un homme de petite taille.

par les Kotas[1]. Il lui arrivait d'attacher aux arbres des travailleurs qu'il soupçonnait de voler de l'or ou même de s'amuser à tirer sur eux pour faire peur. Même sa femme Ayombo, une Myéné, le quitta parce qu'elle ne pouvait plus le supporter. Il fut chassé de Ndjolé alors que Léon Mba venait de prendre le pouvoir, à la suite d'un énième drame. Pensant qu'il avait été une fois de plus volé, Dilos décida de brancher au courant Pierre Ateme-Angoue, un homme du village Mbilanten. Celui-ci [décédé en 2006] est demeuré paralysé jusqu'à la fin de ses jours. Dilos fut donc exilé à Port-Gentil, où il est mort. Il y a été enterré puisqu'il ne pouvait plus rentrer en France pour des raisons que j'ignore. »

Avec Schweitzer, on est donc bien loin d'aussi sanglants rivages, et c'est en tenant compte de la personnalité des individus présents au Gabon à cette période, comme l'ont toujours réclamé mes témoins, qu'il faut envisager tous les discours qui le concernent. L'attitude qui est la sienne ne se limite pas à ses travailleurs. Dans ses rapports avec les malades, le respect est également présent.

La facilité d'aller à l'essentiel de chacun

À l'heure où le verbe « communiquer » est la nouvelle panacée pour les difficultés relationnelles, il est malvenu de faire l'éloge du silence ou de l'économie de mots. Pourtant, partager un moment de silence est une expérience aussi enrichissante que d'échanger des paroles. Si mes témoins ont apprécié Schweitzer et considéré que cet homme les respectait, ce n'est certainement pas du fait de ses talents en communication. Lorsqu'on le célèbre, comme c'est encore le cas aujourd'hui, c'est aussi, pour reprendre l'expression de Janvier N. M., parce qu'il « était un homme qui nous laissait tranquille, et allait à ce qui était essentiel ». Cette appréciation vient contrarier le reproche qui lui a été fait le plus souvent, celui de ne pas s'être suffisamment intéressé à ceux qui vivaient à côté de lui. Doit-on en conclure que Schweitzer n'aurait fait que se plier à la volonté des Gabonais ? À quoi peut correspondre cette

1. Groupe ethnique du Gabon.

demande qu'on les « laissât tranquilles », telle qu'exprimée par Janvier N. M. ?

S'il est vrai que, dans ses écrits, les critiques les plus féroces trouveront aisément des arguments pour le vouer aux gémonies, avec la même facilité ses admirateurs y trouveront aussi de nombreuses justifications pour sanctifier Albert Schweitzer. Après avoir justifié la colonisation dans *Histoires de la forêt vierge*, il se présente comme un homme extrêmement respectueux de la pensée des indigènes : « Je m'étonne également des idées et des sentiments que je surprends chez les Noirs. Leur esprit est occupé des problèmes de l'existence humaine, même s'ils nous en parlent rarement [...]. J'ai eu avec des indigènes des entretiens qui m'ont impressionné. [...] D'après ce que j'ai vécu durant mon long séjour au Gabon avec l'indigène, je ne doute donc pas que quiconque se donne la peine de chercher à découvrir sa véritable personnalité est amené à la respecter et à l'estimer. » Comme le note André Gounelle, « incontestablement, Schweitzer [pense] que nous avons beaucoup à apporter aux Africains, [mais] nous avons aussi à les écouter, à apprendre et à recevoir d'eux[1] ».

Pour mes témoins, Schweitzer les a respectés parce qu'il n'a pas eu l'attitude habituelle des Blancs, qui est de poser des questions sur tout. Il ne s'est pas comporté comme un ethnologue ou un anthropologue venu scruter les populations. Comme me le faisait remarquer Janvier, « les Blancs se trompent lorsqu'ils pensent que cela nous intéresse lorsqu'ils nous noient sous un flot de questions auxquelles nous n'avons pas souvent de réponse [...]. Souvent tu passes plus de temps à inventer des réponses puisqu'il faut toujours répondre au Blanc qu'à partager quelque chose avec eux [...]. S'ils se contentaient d'observer simplement ce que nous faisons, ils apprendraient davantage sur nous. Le "Grand Docteur" était un homme trop respectueux pour te poser des questions qui pouvaient te déranger, c'est pour cela que tout le monde l'aimait. »

Ce qui a pu être considéré comme du mépris par certains en Occident dans les années 1950-1960 était vécu au Gabon comme une forme de pudeur de la part de Schweitzer. Qu'il se

1. André Gounelle, « Schweitzer et la diversité des cultures », *Études schweitzériennes*, n° 2, 1991, p. 13.

soit comporté ainsi ne peut nullement surprendre ceux qui se sont intéressés quelque peu à l'histoire de cet homme. Une fois de plus, Schweitzer ne fait qu'appliquer des règles qu'il revendique pour lui-même. Il convient pour cela de lire *Souvenirs de mon enfance*. Ce livre fut écrit à la hâte en janvier 1924 à la suite d'une rencontre avec le pasteur Oskar Pfister, psychanalyste en correspondance avec Sigmund Freud qui collectionnait les souvenirs d'enfance des « grands hommes », croyant pouvoir en tirer des enseignements pour l'éducation. Schweitzer se mit à écrire très vite ce livre dans le but que Pfister ne publiât pas les épisodes qu'il lui avait confiés sur son enfance. Dans ce livre, dont l'inspiration doit, comme le dit Jean-Paul Sorg[1], quelque chose à la psychanalyse, Schweitzer s'est élevé contre certaines formes d'impudence pratiquées au nom de la science (psychanalyse). Il estime que nul n'a le droit de se donner le droit, sous couvert de la science ou d'amour, d'exiger de l'autre qu'il se livre entièrement à lui et lui révèle tous ses secrets : « Nous sommes un mystère les uns pour les autres et il est bon, il est sain que nous le restions, que nous soyons préservés, respectés des parts d'ombre entre les hommes et que nous renoncions au jeu de la transparence », écrit-il. Connaître une personne dit Jean-Paul Sorg, ce n'est pas connaître son « petit tas de secrets », c'est croire en elle.

D'aucuns pourraient être enclins à penser que son refus d'interroger l'autre va à l'encontre du discours sur la fraternisation des êtres humains, tel qu'on l'entend formulé régulièrement. Pour autant, il ne m'a pas semblé avoir entendu une forte demande en ce sens de la part de mes témoins. Il est frappant que, durant les huit ans pendant lesquels ces conversations se sont déroulées, personne n'ait regretté que Schweitzer ait eu peu de Noirs comme amis. La réponse qui m'était souvent faite peut se résumer par cette formule : « Mais pourquoi voulais-tu que l'on devienne son ami ? » Même chose avec la question de la séparation des cimetières. Douglas N. estime, un peu excédé : « Pourquoi veux-tu exiger que les Blancs soient enterrés avec les Noirs ? Est-ce qu'ils étaient ensemble ? Étaient-ils du même monde ? » Lorsque l'on se penche sur la période coloniale, force est de reconnaître que le discours de fraternisation était contenu

1. Jean-Paul Sorg, *Albert Schweitzer. Humanisme et mystique*, Albin Michel, 1995.

dans les bagages du colon, mais ne faisait pas du tout partie des attentes des populations. Ce que mes témoins, et bien d'autres, attendaient de Schweitzer, c'est qu'il soulageât leurs souffrances, et leur apportât des biens. C'est d'abord à ce niveau que se situait la relation avec lui.

Pour autant, il ne faut pas confondre le « laisser tranquille » dont il est question ici avec une marque d'indifférence. Au contraire, Schweitzer sait aller à l'essentiel de ce qui est notre humanité. Dans l'univers colonial, de manière curieuse, le Noir est un être invisible. Schweitzer fait partie de ces rares Blancs qui arrivent à le voir. Pour Janvier, « ce qui te surprend chez Schweitzer, c'est que c'est un Blanc qui salue les Noirs ». Ce propos m'avait paru exagéré au début de nos conversations, mais par la suite j'ai recueilli de nombreux récits allant dans le même sens. Je ne reprendrai ici que celui d'Émile M. N. : « Je travaillais dans un bureau et lorsqu'un Blanc entrait pour voir notre chef qui était lui aussi un Blanc, il demandait toujours : "il n'y a personne ici", sans même te saluer. »

Dans un sermon de juillet 1919, Schweitzer dit ce que représente le fait de saluer : « En saluant, un homme déchire juste un instant le voile de l'étrangeté qui le sépare de l'autre. Il fait connaissance avec un "inconnu", il le reconnaît comme un homme. » Il s'affirme ainsi comme un défenseur des salutations et n'hésite pas à le rappeler dans le même sermon de juillet 1919 : « Il importe donc que nous ne nous laissions pas abuser par ces manières nouvelles, froides et sottes, qu'un certain esprit moderne introduit dans nos mœurs, et il serait bon, au contraire que nous préservions cette forme naturelle de la politesse qui enjoint de saluer les gens pour peu que les lieux et les circonstances s'y prêtent. Quelle profonde signification dans une salutation comme "bonjour" ; les hommes en se voyant se souhaitent une bonne journée, ils s'aiment donc et aiment la vie. »

Ces paroles ne sont pas restées lettre morte puisqu'à Atadiè tous mes témoins se souviennent avoir entendu Schweitzer saluer en utilisant le terme *Mbolo,* comme le font les Gabonais. Il semble qu'il soit allé encore plus loin en reprenant également les termes qui renvoient au respect, comme « Maman » par exemple lorsqu'il s'adressait à une femme âgée, alors qu'il aurait pu user du « Madame ». Il faut se mettre à la place d'un Gabonais qui entend Schweitzer appeler sa mère ou sa grand-mère

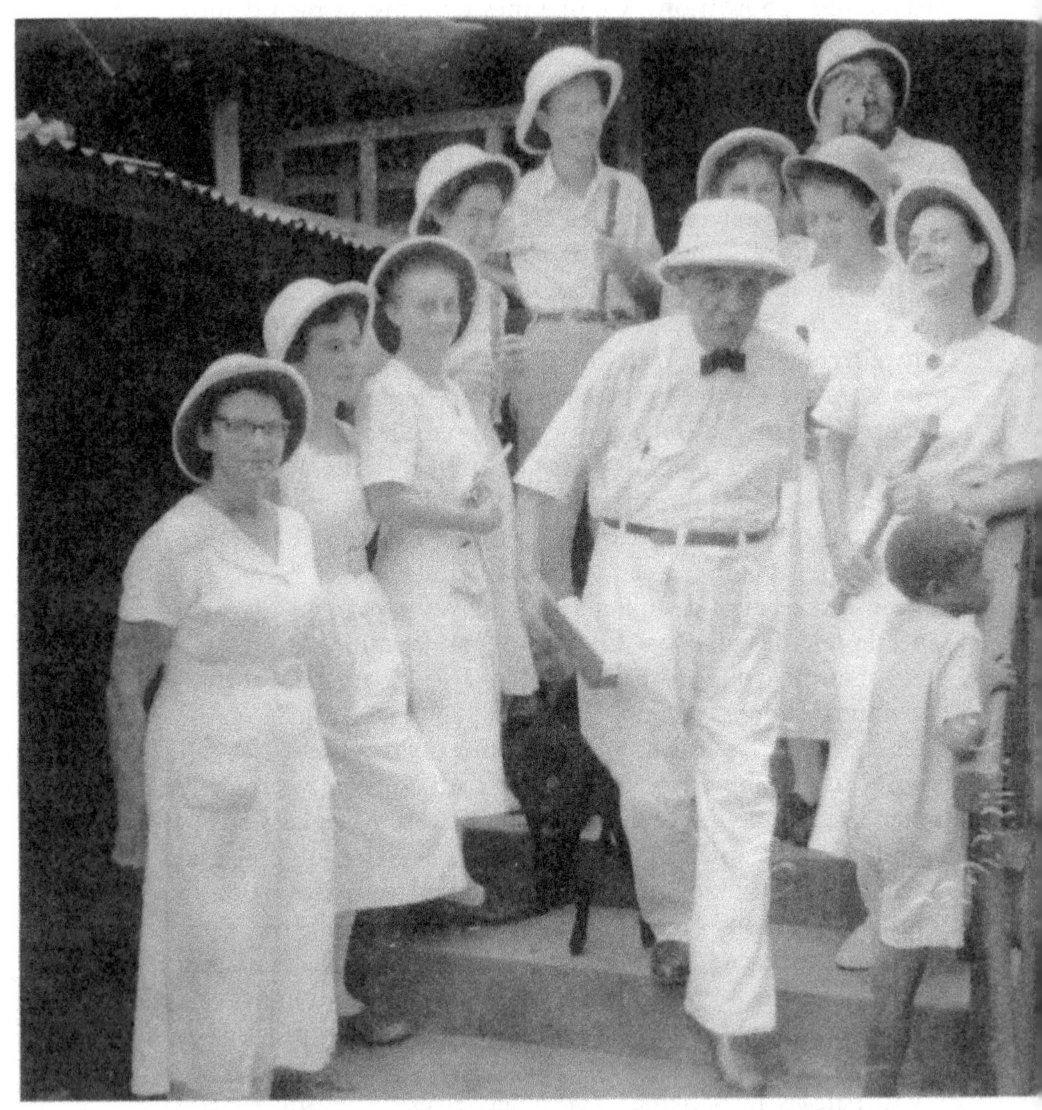

Noël 1958 à Lambaréné. De gauche à droite : Maria Lagendijk, Margrit Hitty
Elisabeth Anderegg, Almut Lehmann, Dr Reinhard Lindner, Catherine Riedinge
Frank Krawolitisky, Eliane Lehmann, Devika Frankenbach. Au centre,
Albert Schweitzer. Les sept femmes sont des infirmières.

« Maman » : il se crée automatiquement un capital de sympathie pour cet homme qu'il est difficile ensuite de détruire, d'autant plus que dans un autre domaine, qui est celui de relations avec les femmes, où le colonisateur n'a pas laissé que des bons souvenirs, il aura également une attitude exemplaire.

L'exemplarité avec les femmes

Au lendemain de la sortie du film de Bassek Ba Kobhio, *Le Grand Blanc de Lambaréné*, en 1994, une nouvelle polémique est lancée à propos de Schweitzer. Dans cette œuvre cinématographique, il est fortement suggéré qu'il aurait entretenu une relation (toute platonique, certes) avec une jeune Gabonaise. Bien qu'un film soit avant tout une fiction, cette insinuation ne visait, d'après mes témoins, qu'à salir la mémoire du « Grand Docteur ». Pour Janvier, « Schweitzer ne faisait pas partie de ces Blancs qui venaient faire du désordre avec nos femmes. Il nous respectait, nos femmes et nous [...] ? Même avec les femmes blanches, il ne faisait rien. » D'autres témoins s'étant prononcés dans le même sens, il m'est apparu utile de m'arrêter un instant sur les relations que Schweitzer entretenait avec les femmes.

L'histoire de l'hôpital Atadiè est aussi celle de ces nombreuses femmes anonymes ou célèbres qui ont donné quelques années de leur vie pour participer à l'œuvre de Schweitzer. Pour mesurer l'importance qu'elles y ont eue, il suffit de visiter le cimetière où Schweitzer est enterré. Sept des neuf tombes sont celles de femmes. Aux côtés du « Grand Docteur », il y a la sépulture de « Mademoiselle Emma », de son vrai nom Emma Hausknecht qui était une infirmière originaire de Colmar, et qui avait rejoint Schweitzer en 1925. C'est elle qui a eu le « privilège » d'inaugurer ce cimetière en 1956. Un an plus tard, ce sont les cendres d'Hélène Schweitzer qui y prendront place, avant que Schweitzer ne suive le même chemin un dimanche après-midi de septembre 1965. Aujourd'hui, sont enterrées dans ce cimetière Mathilde Kottmann, la première infirmière à avoir rejoint Schweitzer au Gabon en 1924, Ali Silver, sa fidèle secrétaire, Maria Lagendijk, la « doctoresse », Erica Anderson, son amie et photographe durant les dernières années de sa vie, et la fille de Schweitzer, Rhena, décédée en 2009.

En visitant le site de l'hôpital aujourd'hui, il est difficile de réaliser que ces lieux ont été fréquentés par des personnages célèbres en leur temps comme Marion Mayer, l'ancienne femme d'Otto Preminger, Olga Deterding, la richissime héritière de l'ancien patron de la compagnie pétrolière Shell Sir Henri Deterding, qui a séjourné régulièrement à Lambaréné entre 1956 et 1965, ou encore la Sud-Africaine Clara Urquhart et l'Anglaise Joan Clent. Toutefois, évoquer l'exemplarité de Schweitzer avec les femmes peut paraître étonnant si l'on s'intéresse à sa vie personnelle, surtout au regard des exigences actuelles. Ses nombreux détracteurs n'ont jamais hésité à le présenter sous les traits d'un homme absolument détaché des siens et notamment de sa femme et de sa fille. Alors qu'il n'est que jeune pasteur, au moment où il célèbre le mariage d'Elly Knapp avec le futur président de la République fédérale allemande, Theodor Heuss (1949-1959), en avril 1908, il prend soin d'indiquer dans sa prédication : « Un couple ne doit pas vivre pour soi-même, mais pour une tâche commune[1]. » Jamais avare de reproches, Gerald McKnight signale qu'entre 1938 et 1958 il n'a pas fêté son anniversaire avec sa fille (ils sont nés tous les deux un 14 janvier), et que Rhena n'est venue au Gabon pour la première fois que dans les années 1950. De même, quand on examine la vie de Schweitzer, on s'aperçoit qu'il a en fait passé très peu de temps avec sa femme, celle-ci étant souvent contrainte de rester en Europe à cause de sa santé fragile. Pour reprendre la formule de Pierre Lassus dans son *Albert Schweitzer*, on peut dire que « d'une façon générale, il semble qu'il ait considéré le mariage plus comme une association à but altruiste que comme le lieu d'expression d'une passion amoureuse ».

Néanmoins, ces aspects n'ont pas particulièrement intéressé mes interlocuteurs. C'est ainsi que l'importance accordée à la célébration d'un anniversaire fait partie de ces bizarreries que l'on prête aux Blancs. De même, très peu de personnes ont noté le fait que Mme Schweitzer n'était pas souvent au Gabon. Comme le confirme Janvier N. M., « même sa femme, on ne la voyait pas ! Pour sa fille, c'est bien après qu'on a su qu'il avait un enfant ». Pour Douglas N., « Madame Hélène ne venait pas souvent en bas, là où étaient les malades. Je ne me souviens l'avoir vue qu'une seule fois. » Ce constat doit être considéré

1. Pierre Lassus, *Albert Schweitzer, op. cit.*, p. 81.

comme révélateur de la discrétion dans laquelle a évolué Hélène Schweitzer lorsqu'elle était à l'hôpital.

L'exemplarité de Schweitzer ne se déduirait donc pas des relations qu'il aurait entretenues avec sa fille et sa femme, puisque celles-ci étaient, comme on vient de le voir, peu connues à Lambaréné. C'est plutôt dans son rapport aux autres femmes présentes à Lambaréné que s'est développée l'idée de sa singularité. Douglas N. s'indigne : « Comment, dans le film, peut-on dire que Schweitzer a désiré une Gabonaise alors que même dans son hôpital où il y avait beaucoup de femmes, il ne les regardait pas ? » Pour les colons, il était de bon ton de critiquer les mœurs des indigènes, mais ils n'avaient pas une attitude exemplaire. Partis d'une société soumise à de nombreux interdits sexuels, nombre d'Européens considéraient l'Afrique comme « un continent doté de toutes les couleurs du libertinage et de l'immoralité[1] ». L'anthropologue Éric Deroo rapporte les fantasmes et les comportements des colons : « Aussi les scènes représentant les corps indigènes, celui des femmes surtout, sont-elles prétexte à toutes les transgressions des codes occidentaux. Sous couvert de préoccupations scientifiques ou tout simplement de curiosité touristique équivoque, l'espace et les populations coloniales servent de décors et de modèles à une multitude d'images transgressives [...]. Pour de nombreux coloniaux, mais aussi de métropolitains à qui étaient adressées les innombrables cartes postales de ces représentations, le charme des terres lointaines a pris le visage d'une petite congaï pour l'Indochine ou d'une moussou pour l'Afrique noire. Ces femmes incarnent le dépassement de normes trop policées de la société d'origine, leur supposée liberté de mœurs semble autoriser des plaisirs sans contraintes[2]. »

Charles-Didier Gondola, historien de l'Afrique noire, ne dit pas autre chose quand il écrit : « Quant à la Négresse, son corps finit par être sexualisé à outrance et devint une occasion pour les colons de briser les tabous de leur propre société et d'assouvir

1. Ada Martinkus-Zemp, « Européocentrisme et exotisme : l'homme blanc et la femme noire (dans la littérature française de l'entre-deux-guerres) », *Cahiers d'Études africaines*, volume XIII, 1973, p. 76.

2. Éric Deroo, *L'Illusion coloniale*, Paris, Tallandier, 2005, p. 128. Voir également Régine Goutalier, Yvonne Knibiehler, *La Femme au temps des colonies*, Paris, Stock, 1985, p. 21 : « La femme colonisée leur apparaissait au mieux comme une partenaire toujours accueillante, au pire comme une femelle qui n'attendait aucun ménagement. »

des désirs pervers, alors qu'en métropole elle paraissait exotique, donc érotique, parce qu'on la représentait comme possédant une libido déréglée et une hubris sexuelle quasi animale[1]. » Pour Ada Martinkus-Zemp, « si l'homme africain peut remplir auprès du Blanc, un certain nombre d'activités qui conviennent plus ou moins bien, qui font qu'il est plus ou moins à sa place, la femme africaine ne saura jouer auprès du Blanc qu'un rôle : celui de maîtresse[2] ». La sexualité est ainsi le seul lien possible entre le Blanc et la Noire.

Néanmoins, dans cette relation, on peut distinguer plusieurs dimensions. La femme noire peut n'être qu'un simple objet que les Blancs se transmettent. C'est ce que l'on peut voir dans le roman de Christian Mégret, *Les Anthropophages* : « J'ai une mousso à la maison [dit un Blanc à un autre]. Je pourrai vous la laisser en partant [...], avec la batterie de cuisine. [...] Tu as bien fait de ne pas prendre la mienne. En somme elle avait assez servi[3]. »

Assez proche de cette première fonction, la Noire peut aussi être totalement animalisée, comme cela est exposé en des termes crus : « Je me demande ce qu'un homme peut trouver auprès de ces créatures ; pour moi ce sont des bêtes[4]. » Dans le même registre, on peut encore lire que les Noires sont « de jolis animaux qui obéissent à la coutume et à l'instinct[5] ». Réduites à cet état, leur place est par terre, aux pieds de leur maître, même si cette situation peut évoluer comme dans ces lignes : « Margot dormant au pied du lit de son Blanc est un jour effrayée par un serpent. Depuis cet incident, Margot coucha toujours près de moi. C'est ainsi que, pour une cause futile, on met de côté le respect humain, les conventions, et qu'on se laisse prendre aux liens de la “vie noire”[6]. »

Enfin, la Noire peut être une compagne. Comme le rappelle Marcel Peyrouton dans *Le Char des dieux*, « un Blanc ne pourrait

1. Charles-Didier Gondola, *Africanisme, la crise d'une illusion*, L'Harmattan, 2007, p. 77.
2. Ada Martinkus-Zemp, *op. cit.*, p.p. 61-62.
3. Christian Mégret, *Les Anthropophages*, Paris, A. Fayard et Cie, 1937, p. 17.
4. Marcel Peyrouton, *Le Char des dieux*, Préface du Maréchal Lyautey, de l'Académie française, Paris, Editions de France, 1930, p. 31.
5. Robert Randau, *Des Blancs dans la cité des Noirs*, Paris, Albin Michel, 1935, p. 9.
6. René Marchand, *La Nuit verte*, Paris, L. Fournier et Cie, 3e éd., 1930, p. 84.

voir en celle [une Noire] qu'il aurait choisie une compagne, au sens plein du terme. Elle ne serait qu'un aimable dérivatif, quelque chose de charmant, mais de secondaire ». Néanmoins, même ce statut de seconde zone ne manquera pas de soulever des difficultés pour le Blanc dans son milieu d'origine. On peut noter à cet égard que ce type de relations s'installe comme un des thèmes principaux de la littérature, puis du cinéma pendant de nombreuses années. Tomber amoureux d'une telle créature, n'est-ce point le début de la déchéance ?

Dans une telle atmosphère, Schweitzer n'aurait pu échapper à ce type d'unions entre un colonial et une indigène. Or, malgré les insinuations de Bassek Ba Kobhio, rien n'indique qu'il l'ait fait. Que ce soit à Atadiè ou à Gunsbach, dans les documents iconographiques que l'on peut consulter, la dimension érotique est totalement absente. Dans ses écrits, les seules évocations des Noires que Schweitzer s'autorise, renvoient au mariage, à la polygamie ou encore au travail colossal que les femmes abattent dans la société gabonaise. À aucun moment, il n'est question du physique de la femme noire que d'autres présentent comme étant particulièrement érogène. On ne retrouve pas non plus les allusions courantes sur les danses des Noires si pleines de symbolisme érotique, quand elles ne sont pas tout simplement assimilées à des débauches sexuelles. Même quand il s'agit de définir l'adultère, c'est aux hommes qu'il s'en prend, comme dans son sermon du 23 mars 1930 : « C'est quand un homme prend la femme d'un autre homme. » Chez Schweitzer, les critiques se concentrent sur les hommes, puisque l'adultère les empêche d'avoir leur femme à eux.

Vis-à-vis des Européennes, Schweitzer fait preuve de la même retenue. Au vu du nombre élevé de femmes qu'on rencontrait dans son hôpital, il aurait pu relever de cette confrérie des coloniaux qui noyaient leur ennui dans la sexualité. Pourtant, alors que Gerald McKnight dit « l'attraction véritablement magnétique que Schweitzer exerce sur les jeunes et jolies femmes[1] », il semblerait qu'il n'ait eu de liaison amoureuse avec aucune des Européennes venues travailler à Lambaréné. Mes témoins m'ont fait remarquer que des rumeurs avaient circulé, faisant état du soupçon d'une relation soit avec « Mademoiselle Mathilde »,

1. Gerald McKnight, *Albert Schweitzer. A Biography*, *op. cit.*, p. 130.

soit avec « Mademoiselle Emma », mais pour eux, ce n'était que pure calomnie. Sur ce point, Janvier N. M. est catégorique et il faut prendre son propos comme une conclusion : « On n'a pas entendu parler des histoires de femmes avec lui. C'était un Blanc bizarre, on ne sait pas s'il courait les femmes ou pas. »

La prise de responsabilité dans l'action

Si mes interlocuteurs ont été relativement diserts sur les illustrations du respect que Schweitzer éprouvait pour eux, il leur a été un peu plus difficile d'expliquer les raisons qui ont poussé Schweitzer à agir ainsi. Pourtant, ce qui était frappant et enrichissant dans nos échanges, c'est la grille de lecture qu'ils me renvoyaient, en rapport avec leurs propres représentations du monde. Il a souvent été question du Blanc rempli de bonté, évoqué comme un ancêtre revenant parmi les siens. Mais cette explication, recevable s'agissant du médecin Schweitzer, ne convainc pas totalement pour ce qui est de l'employeur. La différence tient pour moi au fait que la forme de travail introduite par le Blanc ne correspond à aucune autre forme de travail connue jusque-là. De ce fait, l'employeur, quel qu'il soit, est toujours envisagé comme un Blanc, et cette vision perdure encore. N'oublions pas que le mot « Blanc » sert aussi à signifier « payer », et c'est exactement ce que l'on exige d'un employeur. Cette observation surprendra certainement les tenants du comparatisme qui croient trouver en Afrique l'équivalent de toutes les institutions occidentales. Or, s'il est vrai qu'avant l'arrivée des Européens, la notion de travail n'était pas inconnue chez les peuples qui forment l'actuel Gabon, quoique la littérature coloniale ait toujours insisté sur la paresse congénitale des peuples de la forêt, il est exagéré de prétendre que le salariat y était présent. Le travail que l'on connaît se déroule dans trois cadres principalement : l'activité individuelle pour son propre compte, l'entraide familiale ou vicinale et l'esclavage.

De ce fait, j'ai privilégié une autre explication que mes témoins ont avancée et qui renvoie directement à la religion. Pour la plupart d'entre eux, Schweitzer adoptait ce comportement parce que, tout simplement, il était venu au Gabon expier ses péchés et ceux des siens. Janvier N. M. était encore plus précis : « Schweitzer pensait que les Blancs nous avaient tellement fait souffrir qu'il devait réparer cela. » Mes interlocuteurs insistaient également sur le fait qu'il devait y avoir d'autres raisons et qu'on devait les retrouver dans ce que Schweitzer lui-même avait dit ou écrit. Pour cela ils me conseillaient : « Il faut que tu ailles toi-même voir ses livres, ils sont chez vous là-bas en France, et tu pourras peut être apporter des réponses à nos questions. » J'espère avoir satisfait leurs attentes.

En lisant et relisant Schweitzer, je me suis aperçu que les dires de mes témoins n'étaient pas si éloignés de sa pensée, même s'il faut nuancer. L'idée de l'amour et du service du prochain que l'on évoque toujours au Gabon s'agissant de Schweitzer se retrouve dans ses écrits et constitue l'une des clefs pour comprendre son engagement. Chez mes interlocuteurs, Schweitzer est quelqu'un d'extraordinaire parce qu'il accepte d'endosser la responsabilité des méfaits commis par ses semblables. Cette perception renvoie à la conception de la responsabilité collective que l'on retrouve chez les peuples du Gabon : je suis responsable non seulement de mes actes, mais également de ceux de tous mes semblables. Ce raisonnement s'applique donc à Schweitzer : c'est un Blanc, il répare les fautes commises par d'autres Blancs.

Pour comprendre la relation que Schweitzer a entretenue avec les Gabonais, il importe de remonter à son enfance et aux conditions dans lesquelles est né l'appel de l'Afrique chez lui. Pour son biographe Pierre Lassus, c'est « une émotion esthétique et affective » que Schweitzer enfant aurait éprouvée à la vue d'un monument à la gloire de l'amiral Bruat, sculpté par Bartholdi[1] à Colmar[2]. Dans *Souvenirs de mon enfance*, il l'évoque en ces termes :

« C'est à Colmar que me fut désigné le but de mes futures navigations. Le monument de Bruat m'avait de tout temps intéressé par les statues qui représentaient les populations lointaines. Je m'attachais particulièrement à celle du Noir d'Afrique. Je découvris une mélancolie dans la pose et les traits de cet Hercule qui éveilla ma compassion et qui me fit réfléchir sur le sort des

1. Originaire de Colmar et auteur de la statue de la Liberté, dressée sur l'île de Staten à New York.

2. Ce monument fut détruit par les Allemands en 1940. À Lambaréné, Schweitzer avait toujours la photographie de cet Africain sculpté accrochée au mur, en face de son lit.

Noirs. Chaque fois qu'on passait devant au Champ-de-Mars, je demandais qu'on fît le détour ou qu'on me permît de le faire pour être un instant devant le monument [...]. Dans la suite, habitant Mulhouse, où je fréquentais le lycée, je gardais l'habitude de venir à chacun de mes passages à Colmar contempler la statue. À partir de 1896 [...], j'eus l'occasion de séjourner maintes fois à Colmar [...] et d'être en tête à tête avec mon nègre. C'est cette œuvre de Bartholdi qui m'a transmis l'appel à la tâche à laquelle je me suis consacré à trente ans. »

Pourtant, cette explication ne me paraît pas suffisante. Nombreuses sont les personnes qui éprouvent des émotions affectives à la vue d'une œuvre d'art, cela n'en fait pas par la suite des individus respectueux de ceux qui leur sont différents. Chez Schweitzer, il me semble plutôt que c'est dans la nature de l'action qui est la sienne qu'il faut comprendre ce que mes témoins considèrent comme de l'amour. À vingt et un ans, il se fait la promesse de se consacrer à un service purement humain à partir de l'âge de trente ans. Ce moment est décrit en ces termes dans *Ma vie et ma pensée* :

« Aux vacances de la Pentecôte 1896, je m'éveillai à Gunsbach par un rayonnant matin d'été et l'idée me saisit soudain que je ne devais pas accepter mon bonheur comme une chose toute naturelle, mais qu'il me fallait donner quelque chose en échange. [...]. Je réfléchis à cette idée, [...] et j'en vins, dans le calme, avant de me lever, à la conclusion que j'avais le droit de vivre pour la science jusqu'à ma trentième année, et devrais me consacrer ensuite à un service purement humain. Je m'étais demandé bien souvent ce que signifiait pour moi la parole de Jésus : "Celui qui veut garder sa vie la perdra, mais celui qui perd sa vie pour moi et pour l'Évangile, la gardera." J'en avais maintenant découvert le sens. Au bonheur extérieur s'ajoutait la joie intérieure. Je ne voyais pas encore clairement sous quelle forme se réaliserait ce projet futur : je me laisserais guider par les circonstances. Mais j'étais fermement décidé à assumer un service directement humain. »

La décision de devenir médecin est, faut-il le rappeler, directement liée à cette volonté d'accomplir un « service humain ». Si les Missions africaines à Paris n'avaient pas accepté d'emblée ses services, on ne parlerait pas du docteur Schweitzer aujourd'hui. La médecine, et beaucoup le lui ont reproché, n'est donc qu'un moyen de se mettre au service des autres. On pourrait encore se montrer sceptique sur la place de l'amour dans cette relation médicale entre Schweitzer et les Gabonais. Pourtant, si l'on en croit Schweitzer, « l'éthique du respect de la vie comprend en elle-même tout ce que couvrent les notions d'amour, de dévouement, de partage de souffrances, de partage de joies et d'engagement pour le bien ».

J'userai d'un argument supplémentaire qui, s'il n'illustre pas directement l'amour, permet d'y arriver. Contrairement à ce que l'on a noté chez bien d'autres qui ont écrit sur les sociétés africaines, Schweitzer s'en tient uniquement, dans ses quelques récits concernant le Gabon, à des appréciations d'ordre moral, alors qu'il est courant à l'époque, en particulier sous la plume de médecins qui se font théoriciens racialistes, de s'attarder sur les imperfections, voire la laideur, du Noir, et sur ses traits physiques monstrueux. On peut le vérifier dans la littérature du début du XXe siècle, comme le rapporte Yves Monnier : « Tout chez l'Africain appartient au règne du mal, les traits de son visage, sa gestuelle, ses comportements, ses sentiments ; il porte en lui toutes les imperfections du monde et sa fiche d'identité n'est qu'un long catalogue des tares et des vices qui discréditent l'humanité[1]. »

L'iconographie coloniale est également intéressante à cet égard. Selon Éric Deroo, « tout un ensemble de codes iconiques y participent, mettant par exemple en exergue des yeux en boule de loto, des bouches énormes et béantes, des dents blanches et longues qui prétendent renvoyer à l'animalité, à l'anthropophagie[2] », etc.

Schweitzer ne laisse pas prise à ces clichés dans ses écrits parce qu'il considère les Gabonais comme des hommes, faisant partie de la même humanité que lui et avec qui des liens particuliers se sont noués. C'est auprès d'eux qu'il est venu pratiquer la religion de l'amour. Pour s'en convaincre, il suffit de lire cette transcription d'une partie de l'allocution qu'il prononce le 18 avril 1963, date anniversaire de son arrivée au Gabon :

« J'ai été un chançard, d'aller à Lambaréné. Parce que à Lambaréné j'ai trouvé ce que j'ai cherché : de l'affection, la confiance, et de la générosité. [...] Et je ne sais pas, si j'avais été quelque

1. Yves Monnier, *L'Afrique dans l'imaginaire*, L'Harmattan, Paris, 1999, p. 53.
2. Éric Deroo, op. cit., p. 132.

part ailleurs, si toute cette sympathie se serait créée entre ceux qui habitent là et moi qui suis venu. Mais le fait est que la sympathie s'est créée entre nous, et que je vous appartiens jusqu'à mon dernier souffle. »

Ce sont cette sympathie et cet amour qui fondent la responsabilité dont Schweitzer s'est senti investi.

Je paraphraserai ici Jean-Paul Sorg qui estime que vivre, c'est mener plusieurs combats ». Dans le cas de Schweitzer, il en relève trois : le combat pour réparer les maux du colonialisme, le combat pour le droit des animaux et celui contre les expérimentations nucléaires. Je ne m'arrêterai qu'au premier de ces combats. Eu égard à ce que j'ai écrit auparavant sur cet homme, qui a dans une certaine mesure justifié l'entreprise coloniale, en relevant plusieurs passages de ses livres, cette assertion détone un peu. Pourtant, dans les faits, sa position sur le colonialisme est bien plus complexe, et c'est seulement à la lumière de celle-ci que l'on peut comprendre son attitude respectueuse et le sentiment qu'il donne de vouloir réparer des fautes commises par d'autres.

Schweitzer suppôt du colonialisme ? Il suffit de lire ses sermons pour finir par être convaincu du contraire.

Pour ceux qui le prennent pour un « bochophile », il faut quand même rappeler qu'il commence à critiquer la colonisation longtemps avant même de s'embarquer pour l'Afrique et qu'il dénonce la violence qui se déroule dans les colonies sous l'égide du « Dieu allemand ». Il est donc difficile de le suspecter d'un quelconque opportunisme. Ses plus farouches détracteurs partageraient certainement les mots qu'il prononce à l'occasion de la fête des missions dans l'église Saint-Nicolas de Strasbourg (alors en territoire allemand) le 6 janvier 1905 :

« Nos États si fiers de leur haute civilisation ne sont là-bas que des rapaces... Où sont ceux qui consacrent des forces désintéressées... à instruire ces peuples, à les cultiver ? Où sont les ouvriers, les artisans, les instituteurs, les médecins qui s'en vont vers ces contrées lointaines pour accomplir un devoir culturel ? Nulle part... les nations dites chrétiennes ont spolié les terres des indigènes, ont réduit ceux-ci en esclavage, ont lâché sur eux la meute des vauriens de chez nous et détérioré la race par l'alcool et le reste... Belle civilisation, en vérité, qui bafoue et foule au pied la dignité humaine et les droits de l'homme... qui ignore son vide, sa misère, son verbiage et sa grossièreté étalés devant ceux qui traversent les mers et qui voient ses agissements là-bas, quelle autorité a-t-elle pour parler de dignité humaine et de droits de l'homme ?[1] »

Quelques mois plus tard, le 2 septembre 1905, dans une lettre adressée à Hélène Bresslau, il précise les raisons de son engagement :

« Merci de tout ce que tu m'écris sur le Congo. Quelle brave fille vous êtes ! Je vous vois si bien posant des questions au milieu de l'assemblée. Comprenez-vous maintenant que c'est une œuvre humaine, plutôt que religieuse, que je veux entreprendre et qu'il faut dans ces grandes forêts des hommes capables pour protéger les malheureux nègres des fauves blancs ? Qu'importe la fièvre ! Que me parlez-vous de fièvre ! Je la surmonterai[2]. »

Dans le contexte de l'époque, alors qu'il a déjà fort à faire avec ses conceptions théologiques hétérodoxes, on peut considérer que Schweitzer fait preuve d'un certain courage.

Devenu Français, il continuera à dénoncer les méfaits de la colonisation, alors que certains continuent à mettre cette critique sur le compte de ses origines allemandes[3]. C'est ainsi qu'après avoir donné l'impression de justifier le travail forcé, il va non seulement s'élever contre cette pratique, mais aussi rejeter l'argument classique de la paresse du Noir. Pour lui, « la nature fournit à l'indigène, pour un travail minime, à peu près tout ce dont il a besoin dans son village. La forêt lui offre du bois, du bambou, du raphia et de l'écorce pour construire une case qui le protège du soleil et de la pluie. Il n'a plus qu'à planter quelques bananiers et du manioc, à pêcher et à chasser ; cela lui permet de pourvoir à ses besoins, sans être obligé de rechercher un gain régulier ». L'objectif qui est le sien est donc de protéger l'indigène contre le colon, mais également contre lui-même. Schweitzer a en effet observé dans *À l'orée de la forêt vierge* qu'en ville des dangers le guettent, notamment l'alcool : « Le primitif est bon à quelque chose tant qu'il est dans son village, où il a l'appui moral de sa

1. Cf. Albert Schweitzer, *Vivre. Paroles pour une éthique du temps présent*, Paris, Albin Michel, 1970, p. 75.

2. Albert Schweitzer, *Correspondance 1901-1905, L'amitié dans l'amour*, Jérôme Do Bentzinger Editeur, 2005, p. 219.

3. L'ouvrage d'André Audoynaud, *Albert Schweitzer et son hôpital à Lambaréné* (Paris, L'Harmattan, 2005), illustre parfaitement cette obsession avec une surabondance de renvois à la germanité de Schweitzer pour justifier son comportement.

famille et de sa parenté. Sorti de son milieu, il perd ses quelques principes de moralité. Les agglomérations de travailleurs indigènes sont des foyers de démoralisation. » En partant de ce constat, il instituera que le malade se présente avec ses proches qui l'assisteront pendant l'hospitalisation. C'est selon lui, un moyen de lutter contre le fléau qu'est l'alcoolisme qui naît de l'oisiveté et de l'ennui. C'est ce même souci qui le conduit à privilégier le versement de salaires en nature : « Verser un salaire en argent à l'indigène revient en fait à affamer toute une famille car le salarié rentre rarement avec sa paye au village. Le salaire en nature a lui au moins des retombées positives pour l'ensemble de la famille. Ainsi, les aliments et les vêtements sont remis proportionnellement au nombre d'individus à la charge du salarié. »

Schweitzer est condamné unanimement dans certains milieux au motif qu'il était contre l'indépendance du Gabon. S'il est tentant de considérer cette attitude comme une marque de mépris, il me paraît utile d'avoir à l'esprit le contexte de l'époque. Il est de bon ton aujourd'hui de présenter l'Afrique des années 1950 comme un continent habité par la fièvre indépendantiste. Or, cette approche ne correspond nullement à la réalité dans le cas du Gabon. Il suffit pour cela de réécouter nombre de discours de l'époque pour se rendre compte qu'en 1958 par exemple, au moment où, en France, l'on vote la Constitution de la Communauté, rares sont ceux qui pensent que deux ans plus tard l'Afrique francophone sera indépendante. Même si elle n'excluait pas cette éventualité, pas plus que Schweitzer d'ailleurs, la classe politique gabonaise était majoritairement convaincue que le pays n'était pas encore prêt pour être indépendant.

Ces débats n'ont pratiquement pas eu d'écho chez mes témoins. Ce qui leur paraissait le plus important, c'est que cet homme qui avait quitté son pays était venu s'installer parmi eux en se comportant réellement comme devrait le faire celui qui vient d'ailleurs. Il n'a perturbé ni leurs existences ni leurs croyances. Schweitzer se considérait comme l'invité des Gabonais, et à ce titre, il se disait qu'il était impératif de les respecter, de bien observer leur manière de vivre, et surtout ne pas entrer en conflit avec eux. Cette approche rejoint parfaitement les représentations de mes témoins, et c'est ce qui explique que le malentendu de départ entre ces hommes et Schweitzer ait été au final productif.

Bibliographie

Ouvrages

R. Amadou (éditeur), *Albert Schweitzer*, Paris, Éditions de la Main jetée, 1951.

R. Arnault, *Albert Schweitzer. L'homme au-delà de la renommée internationale*, Paris, De Vecchi, 2009.

R. Aronowitz, *Making Sense of Illness. Science Society and Disease*, Cambridge University Press, 1998.

L.-P. Aujoulat, *Aujourd'hui l'Afrique*, Paris, Casterman, 1958.

J. Bardolph (éditeur), *Littérature et maladie en Afrique. Image et fonction de la maladie dans la production littéraire*, Paris, L'Harmattan.

C. Béraud, *Petite encyclopédie critique du médicament*, Paris, Ed. de l'Atelier, 2002.

A. Boureau, *Satan hérétique. Naissance de la démonologie dans l'Occident médiéval (1280-1330)*, Paris, Odile Jacob, 2004.

R. Bureau, *La Religion d'Eboga*, doctorat d'État, Paris V, 1971.

G. Cesbron, *Il est minuit docteur Schweitzer*, Paris, Presses Pocket, 1952.

W. T. Close, *Médecin de Mobutu : vingt ans au Congo parmi les puissants et les misérables*, Bruxelles, Le Roseau vert, 2007.

M. De Crisenoy, *Le Héros du Congo Pierre Savorgnan de Brazza*, Paris, SPES, 1938.

E. de Rosny, *La Nuit, les yeux ouverts*, Paris, Le Seuil, 1996.

E. de Rosny (éditeur), *Justice et sorcellerie*, Paris, Karthala, 2006.

F. Delacroix, *Les Procès de sorcellerie au XVIIe siècle*, Paris, G. Harvard Fils Éditeurs, 10e éd., 1896.

E. Deroo, *L'Illusion coloniale*, Paris, Tallandier, 2005.

P. du Chaillu, *L'Afrique sauvage, Nouvelles excursions au pays des Ashangos*, Paris, Michel Lévy Frères Libraires éditeurs, 1868.

B. Dujardin, *Politiques de santé et attentes des patients. Vers un nouveau dialogue*, Paris, Karthala/Ed. Charles Leopold Mayer, 2003.

T. Fasmer Dahl, *L'Histoire merveilleuse d'Albert Schweitzer*, Paris, G. P., 1955.

D. Fassin, *Pouvoir et maladie en Afrique*, Anthropologie sociale dans la banlieue de Dakar, Paris, PUF, 1992.

F. Faure, *Le Diable dans la brousse*, Paris, Je sers, 1934.

A. Furetière, *Dictionnaire universel*, 3 vol, Amsterdam, 1690 ; reprint, Paris, 1978.

R. Goutalier, Y. Knibiehler, *La Femme au temps des colonies*, Paris, Stock, 1985.

L. Hubert, *L'Éveil d'un monde. L'œuvre de la France en AOF*, Paris, Félix Alcan, 1909.

Y. Jaffré. et J.-P. Olivier de Sardan (éditeurs), *La Construction sociale des maladies. Les entités nosologiques populaires en Afrique de l'Ouest*, Paris, PUF, coll. « Les champs de la santé », 1999.

M. Jenicek, R. Cléroux, *Épidémiologie, principes, techniques, application*, Paris, Vigot Maloine, 1987.

A. Kabou, *Et si l'Afrique refusait le développement ?*, Paris, L'Harmattan, 1991.

R. Kieckhefer, *European Witch Trials : Their Foundations in Popular and Learned Culture, 1300-1500*, Berkeley, University of California Press, 1976.

R. Kieckhefer, *Magic in The Middle Age*, Cambridge University Press, 2000

P. Laburthe-Tolra, *Initiations et sociétés secrètes au Cameroun. Essai sur la religion beti*, Paris, Karthala, 1985.

P. Lassus, *Albert Schweitzer*, Paris, Albin Michel, 1995.

H. Lavignotte, *L'Évu : croyance des Fang du Gabon*, Paris, Société des missions évangéliques, 1952.

F. Lebrun, *Se soigner autrefois*, Paris, Le Seuil, 1995.

P. Legendre, *Ce que l'Occident ne voit pas de l'Occident*, Paris, Mille et une nuits, 2005.

C. Lévi-Strauss, *Le Totémisme aujourd'hui*, Paris, PUF, 1962.

P. Lunel, *L'Abbé Pierre, l'insurgé de Dieu*, Paris, Stock, 1989.

M. Maestrutti, *Imaginaire des nanotechnologies. Mythes et fictions de l'infiniment petit*, Paris, Vuibert, 2011.

R. Marchand, *La Nuit verte*, Paris, L. Fournier et Cie, 1930.

C. Mathis, *L'Œuvre des pastoriens en Afrique Noire*, Paris, PUF, 1946.

S. Mbondobari, *Archäologie eines modernen Mythos. Albert Schweitzers in europäischen und afrikanischen Text und Bildmedien*, Francfort, Peter Lang, 2003.

C. Mégret, *Les Anthropophages*, A. Fayard et Cie, Paris, 1947.

P. Merand, *La Vie quotidienne en Afrique Noire, à travers la littérature africaine*, Paris, L'Harmattan, 1984.

Ministère français des Affaires étrangères, *Évaluation de la coopération française dans le secteur de la santé au Gabon*, Paris, 2002.

Y. Monnier, *L'Afrique dans l'imaginaire*, Paris, L'Harmattan, 1999.

V. Y. Mudimbe, *L'Odeur du père*, Paris, Présence africaine, 1982.

W. Munz, *Albert Schweitzer im Gedächtnis der Afrikaner und in meiner Erinnerung*, Bern und Stuttgart, Verlag Paul Haupt, 1991.

J. et W. Munz, *Cœur de gazelle et peau d'hippopotame. Les dernières années d'Albert Schweitzer à Lambaréné et l'évolution de son hôpital jusqu'à nos jours*, Colmar, Jérôme Do Bentzinger, 2006.

B. Mve-Ondo, *Sagesse et initiation à travers les contes, mythes et légendes fang*, Libreville, Centre culturel Saint-Exupéry/Sépia, 1991.

A. Nandy, *L'Ennemi intime*, Paris, Fayard, 2007.

S. Ndaot, *Le Procès d'un prix Nobel*, Paris, La Pensée universelle, 1983.

P. Nora, *Les lieux de mémoire* (3 tomes), Paris, Gallimard, 1997.

L. Ostergaard-Christensen, *At Work With Albert Schweitzer*, London, Allen and Unwin, 1962.

A. Perrier, *Gabon, un réveil religieux 1935-1937*, Paris, L'Harmattan, coll. « Racines de présent », 1988.

M. Peyrouton, *Le Char des dieux*, Préface du Maréchal Lyautey, Paris, Les Éditions de Paris, 1930.

J. Poirier, F. Salaün, *Médecin ou malade ? La médecine en France aux XIXe et XXe siècle*, Paris, Masson, 2001.

S. Poteau et G. Leser, *Albert Schweitzer, homme de Gunsbach et citoyen du monde*, Strasbourg, Editions du Rhin, 1994.

R. Randau, *Des Blancs dans la cité des Noirs*, Paris, Albin Michel, 1935.

A. Raponda-Walker, *Dictionnaire étymologique des noms propres gabonais*, Paris, Les Classiques africains, 1993.

A. Raponda-Walker, R. Sillans, *Les Plantes utiles du Gabon*, Paris, Le Chevalier, 1961.

A. Raponda-Walker, R. Sillans, *Rites et croyances des peuples du Gabon*, Dakar, Présence africaine, 1962.

N. Reix, G. Bos, *Le Médecin face aux mourants*, Paris, Connaissances et savoirs, 2004.

M. L. Ropivia, *L'Afrique et le Gabon au XXIe siècle, Révolution développementaliste ou développement du sous-développement*, Paris, Mare & Martin, 2007.

J. Roux, « La tragédie sanitaire en Afrique noire est-elle une fatalité ? », in *Peut-on être vivant en Afrique*, Paris, PUF, 2000.

M. Sauvage, *Les Secrets de l'Afrique Noire*, Paris, Denoël, 1937.

J.-P. Sorg, *Albert Schweitzer, Humanisme et mystique*, Paris, Albin Michel, 1995.

J. Tonda, *Le Souverain moderne, le corps du pouvoir en Afrique centrale (Congo, Gabon)*, Paris, Karthala, 2005.

A. Tradigo, *Icônes et saints d'Orient*, Paris, Hazan, 2005.

Articles

P.-L. Agondjo-Okawé., « Les Droits fonciers coutumiers au Gabon (Société Nkomi, groupe Myéné) », *Revue juridique et politique. Indépendance et Coopération*, n° 4, oct.-déc., 1970.

J.-M. Amat-Roze, « La santé en Afrique, un continent, deux mondes », in M. Lesourd (éditeur.), *L'Afrique. Vulnérabilité et défis*, Du temps, Nantes, 2003.

M. Arnold, « "Vous les Noirs, nous les Blancs..." L'opposition entre Européens et Africains dans les sermons de Schweitzer à Lambaréné (1913-1931) », *Revue d'histoire et de philosophie religieuses*, t. 83, n° 4, 2003.

P. Daney, « Sur les croyances des indigènes de la subdivision de Sindara (Gabon, A.E.F.) », *Revue anthropologique* 34, 1924, p. 272-282.

R. P. O. Davies, K. Tocque, M. A. Bellis M.A., T. Remmington, « Historical declines in tuberculosis in England and Wales : improving social conditions or natural selection ? », *Vesalius* (revue de l'International society for the history of medecine), volume V, n° 1, juin 1999.

G. E. Dever, « An Epidemiological Model for Health Policy Analysis », *Social Indicators Research, Volume 2, Number 4*, 1975, pp. 453-456.

M. F. Dippold, « L'image du Cameroun dans la littérature coloniale allemande », *Cahiers d'Etudes Africaines*, vol. XIII, 1973.

A. Elloue-Engone, « De la théologie à la mystique », *Études schweitzériennes* n° 11, 2003.

P. Erny, « Schweitzer, la colonisation et les cultures africaines », *Études Schweitzériennes* n° 2, 1992.

M. Fadiké, « Le droit, les sorciers, les magiciens, guérisseurs, féticheurs et marabouts », *Revue ivoirienne de droit*, Abidjan, 1972.

A. Gounelle, « Albert Schweitzer et la diversité des cultures », in *Études schweitzériennes* n° 2, 1991.

J. C. Huck, « La psychiatrie à Lambaréné du temps d'Albert Schweitzer à nos jours », *Études schweitzériennes*, n° 7, 1995.

E. Jougla, S. Rican, F. Péquignot, A. Le Toullec, « La mortalité » in *Les inégalités sociales de santé*, Inserm-La Découverte, Paris, 2000.

P. Kapitaniak, « Du progrès et de la promotion des démons : démonologie et philosophie naturelle dans l'épistème européenne aux XVIe et XVIIe siècle », *Études épistèmes*, n° 7, printemps, 2005, p. 53.

A. Martinkus-Zemp, « Européocentrisme et exotisme : l'homme blanc et la femme noire (dans la littérature française de l'entre-deux-guerres) », *Cahiers d'Études africaines*, volume XIII, 1973.

Sources audiovisuelles

V. Anderson., J. Hill, *Albert Schweitzer*, 1960, 120 mn.

Bassek Ba Kobhio, *Le Grand Blanc de Lamabaréné*, 1994, 94 mn.

J.F. Delassus, *Africa Blues*, France 3, Paris, 1989.

France Culture, émission *L'Histoire en marche*, 18 janvier 1993.

FR3, *Paroles de l'Ogooué*, Ces hommes du bout du monde (dans la série), coproduction FR3-Sertis-SLAU Production, Paris, 1991.

A. Haguet, *Il est minuit docteur Schweitzer*, 95 mn, 1952.

G. Millar, *Albert Schweitzer, Ein leben für Afrika*, 2009, 109 mn.

ORTF, « Docteur Schweitzer », *Cinq colonnes à la une*, émission du 2 juin 1961.

Œuvres de Schweitzer

Eugène Munch, Mulhouse, traduit en anglais, Imprimerie J. Brinkmann, 1898.

Die Religionsphilosophe Kants. 1. Die Religionsphilosophische Skizze der Kritik der reinen Vernunft, Freiburg I. B., C. A. Wagners, 1899.

Die Religionsphilosophie Kants von der Kritik der reinen Vernunft bis zur Religion innerhalb der Grenzen der blossen Vernunft, Tübingen, J.-C. Mohr (Paul Siebeck), 1899.

Kritische Darstellung unterschiedlicher neuerer historischer, Abendmahlsauffassungen, Freiburg I. B., C. A. Wagners, 1901.

Das Abendmahl im Zusammenhang mit dem Leben Jesu und der Geschichte des Urchristentums.

1. *Das Abendmahlsproblem auf Grund der Wissenschaftlichen Forschung des 19. Jahrhunderts und der historischen Berichte*, Tübingen, J.-C. Mohr, 1901.
2. *Das Messianitäts- und Leidensgeheimnis. Eine Skizze des Lebens Jesu*, traduit en anglais et japonais, Tübingen, J.-C. Mohr (Paul Siebeck), 1901.

Jean-Sébastien Bach, le musicien poète, Leipzig, Breitkopf & Härtel, 1905.

Deutsche und französische Orgelbaukunst und Orgelkunst, Leipzig, Breitkopf & Härtel, 1906.

Von Reimarus zu Wrede. Eine Geschichte der Leben-Jesu-Forschung, J.-C. Mohr (Paul Siebeck), 1906.

Johann-Sebastian Bach, Leipzig, Breitkopf & Härtel, 1908.

Règles internationales pour la construction des orgues, Strasbourg/Vienne, 1909.

Johann-Sebastien Bach's Präludien und Fugen für Orgel, 5 premiers volumes avec CH. M. Widor, New York, Schirmer, 1911/14, volume 6 avec E. Nies-Berger, New York, Schirmer, 1954. Volume 7 et 8 avec E. Nies-Berger, New York, Schirmer, 1967.

Geschichte der Paulinischen Forschung von der Reformation bis auf die Gegenwart, Tübingen, J.-C. Mohr (Paul Siebeck), 1911.

Mitteilungen von Prof. Dr Albert Schweitzer aus Lambarene. Erster Bericht, Strasbourg, M. Dumont Schaubert, 1913.

Die psychiatrische Beruteilung Jesu, Darstellung und Kritik, traduit en japonais et anglais, Tübingen, J.-C. Mohr (Paul Siebeck), 1913.

Geschichte der Leben-Jesu Forschung, Tübingen, J.-C. Mohr (Paul Siebeck), 1913.

Mitteilungen von Prof. Dr Albert Schweitzer aus Lambarene. Dritter Bericht, Strasbourg, M. Dumont Schauberg, 1914.

Zwischen Wasser und Urwald, Berne, Paul Haupt, 1921.

Kulturphilosophie

1. *Verfall und Wiederaufbau der Kultur,* Berne, Paul Haupt, 1923
2. *Kultur und Ethik,* Munich, CH Beck'sche, 1923.

À l'orée de la forêt vierge, Strasbourg, Librairie Évangélique, 1923.

Das Christentum und die Weltreligionen, Berne, Paul Haupt, 1924.

Aus meiner Kindheit und Jugendzeit, Strasbourg/Munich, Librairie Évangélique/CH Bech'sche, 1924.

Nouvelles de Lambaréné, du printemps à l'automne 1924, Strasbourg, Librairie Évangélique, 1925.

Mitteilungen aus Lambarene, Frühjahr bis Herbst 1924, Berne, Paul Haupt, 1925.

Mitteilungen aus Lambarene, Herbst 1924 bis Herbst 1925, Strasbourg, Imprimerie alsacienne, 1926.

Souvenirs de mon enfance, Lausanne, Éditions de la Concorde, 1926.

Orgelbaukunst und Orgelkunst, Leipzig, Breitkopf & Härtel, 1927.

Mitteilungen aus Lambarene, Herbst 1925 bis Sommer 1927, traduit en anglais, néerlandais et suédois, Strasbourg, Librairie alsacienne, 1928.

Selbst Darstellung, Leipzig, Felix Meiner Verlag, 1929.
Die Mystik des Apostels Paulus, Tübingen, J.-C. Mohr (Paul Siebeck), 1930.
Aus meinem Leben und Denken, Leipzig, Felix Meiner Verlag, 1931.
Goethe Gedenkrede, Munich, CH Beck'sche, 1932.
Die Weltanschauung der indischen Denker, CH Beck'sche, 1934.
Les Grands Penseurs de l'Inde, Paris, Éditions Payot, 1936
Afrikanische Jagdgeschichten, Strasbourg, Éditions des Sources, 1936.
Afrikanische Geschichten, Leipzig, Felix Meiner Verlag, 1938.
Histoires de la forêt vierge, Paris, Éditions Payot, 1941.
Das Spital im Urwald, Berne, Paul Haupt, 1948.
Goethe : der Mensch und das Werk, Amsterdam, Bermann-Fischer Verlag, 1949.
Goethe, drei Rede, Munich, Biederstein Verlag, 1949.
Goethe, vier Reden, Munich, CH Bech'sche, 1950.
« Goethe, l'homme et l'œuvre », Strasbourg, *Saisons d'Alsace* n° 1 – 1950, 1950.
Ein Pelikan erzählt aus seinem Leben, (photographies d'Anna Wildikan), Hambourg, Richard Meiner Verlag, 1950.
Le Pélican du docteur Schweitzer, photographies d'Anna Wildikan, Paris, Éditions Sun, 1952.
Goethe, Olten, VOB, 1953.
Das Problem des Friedens in der heutigen Welt, Munich, CH Beck'sche, 1954.
Friede oder Atom-Krieg, Munich, CH Beck'sche, 1958.
Paix ou guerre atomique, Paris, Albin Michel, 1958.
Ma vie et ma pensée, Paris, Albin Michel, 1960.
Le Secret historique de la vie de Jésus, Paris, Albin Michel, 1961.
La Mystique de l'apôtre Paul, Paris, Albin Michel, 1962.
Histoire de mon pélican, Paris, Albin Michel, 1963.

Table des matières

Maison Albert Schweitzer
Centre de diffusion – Archives centrales – Musée

Lorsqu'Albert Schweitzer revenait en Europe pour ses tournées de concerts et de conférences grâce auxquelles il finançait son hôpital-village de Lambaréné, il résidait dans sa maison à Gunsbach, le petit village alsacien qui l'aurait vu grandir.

Cette maison est aujourd'hui le siège de l'Association internationale de l'œuvre du docteur Schweitzer de Lambaréné (AISL), qui a pour mission de diffuser sa pensée et son éthique du respect de la vie dans le monde entier.

Elle abrite également les archives centrales, composées de milliers d'ouvrages, de photos, de lettres…, régulièrement consultées par les chercheurs.

Dans la partie de la maison consacrée au musée, le public peut se laisser guider sur les traces du prix Nobel de la paix et sentir sa présence à travers de nombreux objets lui ayant appartenu.

Pour tout renseignement
Maison Albert Schweitzer
8 rue de Munster
F-68140 Gunsbach
00 33 (0)3 89 77 31 42
www.schweitzer.org

Dans la même collection

Série Matériaux

Hadrien France-Lanord,
Paul Celan et Martin Heidegger. Le sens d'un dialogue, 2004.

Ernst H. Kantorowicz,
Mourir pour la patrie et autres textes, 2004.

Ernst H. Kantorowicz,
Laudes Regiae. Une étude des acclamations liturgiques et du culte du souverain au Moyen Âge, 2004.

Ashis Nandy,
L'Ennemi intime. Perte de soi et retour à soi sous le colonialisme, 2007.

Clemens Pornschlegel,
Penser l'Allemagne. Littérature et politique aux XIXe *et XX*[e] *siècles*, 2009.

Émile Poulat,
Scruter la loi de 1905. La République française et la Religion, avec le concours de Maurice Gelbard, 2010.

Harold J. Berman,
Droit et Révolution. L'impact des Réformes protestantes sur la tradition juridique occidentale,
traduit de l'anglais par Alain Wijffels, 2011.

Joseph Mélèze Modrzejewski
Un peuple de philosophes. Aux origines de la condition juive, 2011.

Série Summulæ

Le Façonnage juridique du marché des religions aux États-Unis,
sous la direction de Laurent Mayali,
avec les contributions de Laurent Mayali,
John C. Yoo, Jesse H. Choper et John P. Dwyer, 2002.

Lyne Bansat-Boudon,
Pourquoi le théâtre ? La réponse indienne, 2004.

Pierre Legendre,
Ce que l'Occident ne voit pas de l'Occident. Conférences au Japon, 2004.

La Balafre. À la jeunesse désireuse... Discours à de jeunes étudiants sur la science et l'ignorance, 2007.

Le Point fixe. Nouvelles conférences, 2010.

Jean-Robert Armogathe,
L'Antéchrist à l'âge classique. Exégèse et politique, 2005.

Michael Stolleis,
L'Œil de la Loi. Histoire d'une métaphore, 2006.

Gabriel Le Bras,
La Police religieuse dans l'ancienne France, 2010.

Photocomposition Nord Compo
Villeneuve-d'Ascq

www.ingramcontent.com/pod-product-compliance
Lightning Source LLC
LaVergne TN
LVHW020551230826
846091LV00002B/456

* 9 7 8 2 2 1 3 6 7 2 5 4 0 *